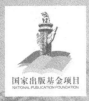

"十二五"国家重点图书出版规划项目

国医大师临床研究

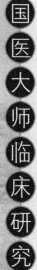

张琪临床医学丛书

张琪 肾病论治精选

中华中医药学会 组织编写

张佩青 曹洪欣 总主编

李淑菊 张佩青 主编

科学出版社

北京

内 容 简 介

　　本书是"十二五"国家重点图书出版规划项目《国医大师临床研究·张琪临床医学丛书》分册之一，获得国家出版基金资助。本书系国医大师张琪教授数十年来诊治肾脏疾病的经验集锦，从其对肾病的认识、论治肾病的学术思想和临证经验三篇进行整理和总结。在简要介绍中医肾病学基本理论的基础上，从病因、病机、治则治法探究张琪教授对肾病理论的认识，并系统总结其治疗肾病的学术思想以及运用中医药诊治原发性肾小球疾病、继发性肾小球疾病、尿路感染、尿路结石和肾衰竭等肾脏疾病的经验及部分临床医案。本书理论与实践相结合，从理、法、方、药不同的角度阐明老中医的经验，实用性较强。

　　本书可供广大中医临床医生尤其是中医肾病工作者阅读，具有较高的临床参考价值和学术价值。

图书在版编目（CIP）数据

张琪肾病论治精选／张佩青，李淑菊主编．—北京：科学出版社，2014.1
（国医大师临床研究·张琪临床医学丛书）

国家出版基金项目·"十二五"国家重点图书出版规划项目

ISBN 978-7-03-039180-3

Ⅰ．张… Ⅱ．①张… ②李… Ⅲ．肾病（中医）-中医疗法 Ⅳ．R242

中国版本图书馆 CIP 数据核字（2013）第 276566 号

责任编辑：郭海燕　曹丽英／责任校对：张怡君
责任印制：赵　博／封面设计：黄华斌　陈　敬

科 学 出 版 社 出版
北京东黄城根北街 16 号
邮政编码：100717
http://www.sciencep.com

北京虎彩文化传播有限公司印刷
科学出版社发行　各地新华书店经销

*

2014 年 1 月第 一 版　开本：787×1092　1/16
2024 年 3 月第九次印刷　印张：13
字数：367 000

定价：78.00 元
（如有印装质量问题，我社负责调换）

《国医大师临床研究》丛书编辑委员会

《国医大师临床研究》丛书序

2009 年 6 月 19 日，人力资源和社会保障部、卫生部和国家中医药管理局在京联合举办了首届"国医大师"表彰暨座谈会。30 位从事中医临床工作（包括民族医药）的老专家获得了"国医大师"荣誉称号。这是新中国成立以来，中国政府部门第一次在全国范围内评选国家级中医大师。国医大师是我国中医药事业发展宝贵的智力资源和知识财富，在中医药的继承创新中发挥着不可替代的重要作用。将他们的学术思想、临床经验、医德医风传承下来，并不断加以发展创新，发扬光大，是继承发展中医药学，培养造就高层次中医药人才，提升中医药软实力与核心竞争力的重要途径。

为了弘扬中华民族文化，广泛传播和充分利用中医药文化资源，满足中医药人才队伍建设的需要；进一步完善中医药传承制度，将国医大师的学术思想、经验、技能更好地发扬光大。科学出版社精心组织策划了"国医大师临床研究"丛书的选题项目，这个选题首先被新闻出版总署批准为"十二五"国家重点图书出版规划项目，后经科学出版社遴选后申报国家出版基金项目，并在 2012 年获得了基金的支持。这是国家重视中医药事业发展的重要体现，同时也为中医药学术传承提供良好契机。国家出版基金是国家重大常设基金，是继国家自然科学基金、国家社会科学基金之后的第三大基金，旨在资助"突出体现国家意志，着力打造传世精品"的重大出版工程，在"弘扬中华文化，建设中华民族共有精神家园"方面与中医药事业有着本质和天然的相通性。国家出版基金设立六年以来，对中医药事业给予了持续的关注和支持。

作为我国成立最早、规模最大的中医药学术团体，中华中医药学会长期以来为弘扬优秀民族医药文化、促进中医药科学技术的繁荣、发展、普及推广发挥了重要作用。本丛书编辑出版工作得到了中华中医药学会大力支持。国家卫生和计划生育委员会副主任、国家中医药管理局局长、中华中医药学会会长王国强亲自出任丛书主编。

作为中国最大的综合性科技出版机构，60 年来科学出版社为中国科技优秀成果的传播发挥了重要作用。科学出版社为本丛书的策划立项、稿件组织、编辑出版倾注了大量心血，为丛书高水平出版起到重要保障作用。

本丛书同时还得到了各位国医大师及国医大师传承工作室和所在单位的大力支持，并得到各位中医药界院士的支持。在此，一并表示感谢！

本丛书从重要论著、临床经验等方面对国医大师临床经验发掘整理，涵盖了中医原创思维与个性诊疗经验两个方面。并专设《国医大师临床研究概览》分册，总括国医大师临床研究成果，从成才之路、治学方法、学术思想、技术经验、科研成果、学术传承等方面疏理国医大师临床经验和传承研究情况。这既是对国医大师临床研究成果的概览，又是研究国医大师临床经验的文献通鉴，具有永久的收藏和使用价值。

文以载道，以道育人。丛书将带您走进"国医大师"的学术殿堂，领略他们深邃的理论造诣，卓越的学术成就，精湛的临床经验；丛书愿带您开启中医药文化传承创新的智慧之门。

《国医大师临床研究》丛书编辑委员会

2013 年 5 月

路 序

吾友张琪教授天性敦敏，无涉虚浮，皓首穷经，师而不泥，诊病疗疾，出奇制胜，化险为夷，诚吾辈之翘楚，国医之栋梁。近闻张老于九十大寿之际，又将其学术思想和宝贵经验系统整理成书，即将付梓，欣喜之余，仅弁言数行，以表贺忱。

张老系首获国医大师殊荣之一，但其素性谦和，毫无骄姿，而是愈感不足，团结同道，唯善是从。不尚空谈重疗效，知行合一。常曰："医乃活人之道，余不自欺亦不欺人也。"故博及各科，尤精研肾病数十载，救人无数，成果丰硕，蜚声华宇。医之大者天下为公，寿臻耄耋，常思中医之振兴，多次建言献策，可谓用心良苦。年虽九十，犹亲临一线，为民服务，实杏苑之楷模。

夫名垂青史者，非独名钟鼎于庙廊，垂竹帛于殿堂。《左传》有言："太上立德，其次立功，其次立言，谓之不朽。"而张老利济苍生七十载，起民之天札，而增其寿者，难以数计。自轩辕尊岐伯为天师，探鸿蒙之秘，阐生生之机。制九针，尊养生。神农尝百草，医药始成，开世界医学之先。厥后仲景、皇甫、思邈等历代医家，纷纷著书立说，使中国医药学不断发展，日臻完善。至于近代，运气有别，习性有异，新知不应束之高阁，古论不能弃之不用，发皇古意，融汇新知，为治学之道。张老于鲐背之年，医湛德高，仍好学不倦，立言以传后世，毫无保留公之于众，乃龙江医派今之旗帜。

张老养生有术，守恒有节，九十高龄仍耳聪目明，心广体健，实大德者有其寿，为中医之福。研索经典，老而弥坚，博采众长，推陈创新，临证思维，跃然纸上。叹书之宏富，辨病与辨证之精，立法处方遣药之妙等，足可为后世登堂入室之舟楫。

吾与张老，既是同乡，又是同道，相知相交数十年，互相砥砺，切磋学问，日有所益。惜吾辈年事已高，不觉间年近期颐，忆往昔民生之多舛，国医之浮沉，感慨良多。曾几何时，中医将废，幸中医同道奋起反抗，仗义执言。看今朝，中医药事业蒸蒸日上，国泰民安，不仅国内繁荣发展，且走出国门，跻于世界医学之林，为人类造福，吾辈欢欣鼓舞，难以言表。

祝张老福体康泰，传承后学，再续佳作。愿我后学，若能参阅本书，捷足先登，步入大医之途，则幸矣！

壬辰年孟冬于北京怡养斋

颜　序

　　杏林耆宿，张琪国医大师，河北乐亭名医之后。幼承庭训，早窥国医之堂奥；未及弱冠，只身闯荡东北。从事中医药临床、教学、科研工作七十春秋，既登堂执鞭，饱育桃李，又坚守临证，未尝一日懈怠；既衷岐黄仲景，遍览金元明清诸家，又与时俱进，借鉴今人之医学成果，通古贯今，活人无算，为北疆龙江医派当今之旗帜，名扬寰宇。近年来兼任上海同济大学中医大师人才传承首席教授，循循善诱，不远万里，几下江南，大家风范，为世所重。为医精勤，诊必有得。关心中医事业，八老上书，传为佳话。

　　余与张琪先生以医会友，交厚数十载，谈医论艺，获益良多。今逢老友九十寿诞，门人弟子将其历年著作、论文、验案、讲课资料多方整理，汇成一帙。余觉其收罗宏博，取舍谨严，珠玉琳琅，皇然巨制，蔚为大观，兹一出版，必将补苴前失，嘉惠后来，诚为医门盛事，意至美也。欣见杏林又增大作，乐为之序。

颜德馨

壬辰大雪于餐芝轩

总 前 言

张琪是我国著名中医学家、中医临床家、中医教育家，全国著名中医肾病专家，首届国医大师，黑龙江省中医研究院的创建人之一，全国肾病治疗中心奠基人，位列黑龙江省四大名医，当代龙江医派的旗帜，是黑龙江中医发展史上的一座丰碑，更为中医学术上的一代宗师。

张琪历任黑龙江省祖国医药研究所（现黑龙江省中医研究院）研究员、内科研究室主任、副所长、技术顾问；黑龙江中医药大学教授、博士生导师；中华中医药学会常务理事、顾问、终身理事；中国中医科学院学术委员会委员；国务院首批享受政府特殊津贴专家；首批全国老中医药专家学术经验继承工作指导老师；曾当选第五届、第六届全国人民代表大会代表，第七届、第八届黑龙江省政协常委；九三学社黑龙江省省委员会常委、顾问。

张琪出生于中医世家，少承庭训，克绍箕裘，自幼熟读中医经典，秉承祖父"不为良相，便为良医"的谆谆教诲，勤学不倦。青年时期，他亲历国难，为解民众之疾苦，他不顾中医界每况愈下之前景，毅然决然地投身于哈尔滨汉医讲习所，精研中医理论，密切临床实际，博采众长，开始了悬壶济世的一生。新中国成立后，张琪积极响应政府号召，办诊所，兴教学，抓科研，为中医药事业的振兴与发展奔走呼号，鞠躬尽瘁。张琪以其精湛的医术和正派的为人，深受业内外人士的赞颂。

黑龙江省祖国医药研究所自1956年开始筹建，张琪作为其创建人之一，将对中医的满腔热情全部倾注在该所的建设与发展上，奉献出了自己全部精力。并于20世纪60年代即开始致力于肾病的研究和治疗，至今该所已成为全国闻名的肾病治疗中心。张琪从医70年，肩负临床、教学、科研重任，硕果累累，桃李满园。

张琪为学，首重经典，博及医源，探幽索微，无一时虚度。他遍览群书，殚见洽闻，深谙儒家思想精髓，医儒相汇，堪称一代儒医之典范。张琪治学勤勉求真，既不自欺，更不欺人，不尚空谈，但求务实。《脉学刍议》、《张琪临证经验荟要》、《张琪临床经验辑要》、《中国百年百名中医临床家丛书·张琪》、《国医大师临床丛书·张琪肾病医案精选》、《跟名师学临床系列丛书·张琪》、《国医大师临床经验实录·国医大师张琪》等经验集均已付梓，皆源于临床有效实例，真实完整地反映了他的学术思想和临床经验，获得业界人士的广泛赞誉。

张琪为医，怀普治苍生之情，成造福桑梓之事，处世济贫苦，行医为人民。他详审病机，辨证精准，遣方用药，切中肯綮，运用多元化思想，善用大方复法辨治内伤疑难杂病，尤以治肾病经验宏富。他思求经旨，博采众方，师古而不泥，在昌明国粹的同时，不忘融汇新知。利用现代医学技术，结合70年中医临床、教学与科研经验，开展了多项科研课题，成绩斐然，并将科研成果应用于临床，制成系列中成药，减轻了患者的身心痛苦，降低了患者的经济负担，在百姓心中是济世活人的苍生大医。

张琪为师，非常重视中医学术薪火相传，青蓝为继，他承岐伯以《内经》教黄帝、长桑以秘药传扁鹊、公乘阳庆以禁方授仓公之遗风，传道授业，尽心竭力。数十年来，他言传身教，无论其著书立作，或临证讲授，所思所悟，悉心教诲。如今张琪培养的众多弟子，多得心法真传，并在各自领域有所建树。张琪杏坛播春雨，学生杏林散芬芳。张琪以其巨人般宽厚的臂膀，承载着弟子们在中医界的赫赫丰功。

张琪为人，性情平和，如水随形，善利万物而不争；淡泊名利，清净高远，具有崇高的追求和高尚的意趣，将省疾诊病奉为第一要务。其以"不求尽如人意，只愿无愧我心"为座右铭，在自心坦荡之余不忘众生，以海纳百川的胸襟，壁立千仞的气度，广施德泽，行仁义之事，俯仰无愧，心无萦纡，是其能荣登寿域之缘由。生活中，他遵养生之法，御守恒有节之术，虽星霜染鬓，但面色红润，精神矍铄，得享鲐背之寿。

本丛书概括了张琪七十春秋为中医界做出的重要贡献，是对其为人、为医、为师的总结，本丛书成书之时恰逢张琪九十华诞，忝为贺礼。疏漏之处敬祈识者斧正。

《国医大师临床研究·张琪临床医学丛书》编委会

2012 年 10 月 1 日

目　录

第一篇　张琪对肾病的认识

第二篇　张琪论治肾病的学术思想

第三篇　张琪论治肾病的经验

第一篇　张琪对肾病的认识

第一章　肾与肾脏的中医理论

第一节　肾的解剖、五行属性、经络

肾位于人体腰部，脊柱两侧，左右各一枚，右侧微下，左侧微上，其外形椭圆弯曲，形若豇豆。早在《内经》就有了肾高肾下、肾偏倾均可为病的记载，并明确提出"腰者肾之府"。明代赵献可在《医贯·内经十二官论》曰："肾有二，精所舍也。生于脊膂十四椎下，两旁各一寸五分，形如豇豆，相并而曲附于脊外。"宋代吴简著《欧希范五脏图》中记载："肾则有一在肝之右，微下；一在脾之左，微上。"《难经正义·卷三》补充道："肾左上有脾胃及大肠下廻盖之。"元代滑伯仁谓"附脊之第十四椎"。以上古籍中提出的肾的解剖位置和形态，与现代解剖学所描述的基本一致。然而对于肾的重量的阐述，则出入较大。《难经·四十二难》："肾有两枚，重一斤一两。"《医学入门》、《类经图翼三卷》：肾重"一斤二两"。《难经正义·卷三》的说法与此则出入甚大，称其"重约三四两"。对于肾色泽的认识，《医贯》曰："有黄脂包裹，里白外黑，各有带二条。"《十四经发挥》说"肾色黑紫"，《三才图绘·肾神》曰"如缟映紫"，总的来说都认为肾外为紫或黑色，里为白色。

肾的五行归类属水，"水曰润下"。"润"，即滋润、濡润之义，"下"，下行，向下。"润下"，即是指水具有滋润下行的特点。故引申为凡是具有滋润、下行、寒凉、闭藏等性质或作用的事物，皆归属于水。肾主藏精，为封藏之本，肾在脏腑中的位置属下，为"阴中之至阴"符合水的下行、闭藏的特性。肾又主水，《素问·逆调论》说："肾者水脏，主津液。"是指肾有主持和调节人体津液代谢的作用，所以肾在五行主水。

肾经之循行：足少阴肾经，起于足小趾端下，斜行于足心（涌泉穴）出于舟骨粗隆之下的然谷穴，沿内踝后，分出进入足跟，向上沿小腿内侧后缘至腘内侧，直上股内侧后缘，至尾骨部（长强穴）贯穿脊柱，入于肾，络膀胱。直行者：从肾上行，穿过肝和膈肌，进入肺中，至俞府穴沿喉咙上达舌根两旁。分支：从肺中分出，络于心，注于胸中（膻中穴处），交于手厥阴心包经。《灵枢·经脉》说："肾足少阴之脉，起于小指之下，斜走足心，出于然谷之下，循内踝之后，别入跟中，以上踹内，出腘内廉，上股内后廉，贯脊属肾，络膀胱。其直者，从肾上贯肝膈，入肺中，循喉咙，挟舌本。其支者，从肺出，络心，注胸中。"足少阴肾经的主要病症包括有口干热、舌干、咽喉干燥、肿痛、脊柱、大腿内侧后缘疼痛、发凉、肌肉萎缩、足心热痛、嗜睡、面色发黑、饥不欲食、咳唾带血、气喘、眼花、视物不清、易惊恐、黄疸、腹泻、心烦、心痛等；《灵枢·经脉》："是动则病，饥不欲食，面如漆柴，咳唾则有血，喝喝而喘，坐而欲起，目䀎䀎如无所见，心如悬若饥状，气不足则善恐，心惕惕如人将捕之，是为骨厥。是主肾所生病者，口热，舌干，咽肿，上气，嗌干及痛，烦心，心痛，黄疸，肠澼，脊、股内后廉痛，痿厥，嗜卧，足下热而痛。"

第二节 肾与肾脏的生理功能

一、肾藏精，主生长、发育与生殖

精是构成人体的基本物质，也是人体各种机能运动的物质基础，这包括先天之精和后天之精。先天之精禀受于父母，后天之精来源于饮食，由脾胃化生两者贮藏于肾，称为"肾精"。"肾精"是人体生长发育和生殖功能的物质基础，影响到人体的各个脏腑。藏精，是肾的主要生理功能。即是说，肾对于精气具有闭藏作用。肾对于精气之闭藏，主要是为精气在体内充分发挥其应有效应创造良好条件，不使精气无故流失，从而影响机体的生长、发育和生殖能力；肾主生殖：生殖，即生育繁殖，即是人类繁衍后代的保证。中医学认为，生殖与肾的关系极为密切。肾的精气是构成胚胎发育的原始物质，又是促进生殖功能成熟的物质基础。人从幼年开始，肾的精气逐渐充盛，就有齿更发长等变化；发育到青春时期，肾的精气充盛，产生了一种"天癸"的物质，于是男子就产生精子，女子就开始按期来月经，性机能逐渐成熟，而有生殖的能力；待到老年，肾的精气渐衰，性机能和生殖能力随之减退至消失，形体也就逐渐衰老，故《素问·上古天真论》说："丈夫八岁，肾气实，发长齿更；二八，肾气盛，天癸至，精气溢泻，……；七八，天癸竭，精少，肾藏衰，形体皆极，八八，则齿发去。女子，七岁肾气盛，齿更发长，二七，而天癸至，任脉通，太冲脉盛，月事以时下，……七七，任脉虚，太冲脉衰少，天癸竭，地道不通，故形坏而无子也。"这充分地反映了肾的精气在主持人体生长发育和生殖功能方面的作用。如果肾精亏损，则小儿发育迟缓，筋骨痿软，智力发育不全等；成年人则有早老早衰，头昏耳鸣，精力减退等；女子生殖器官发育不全，月经初潮来迟，经闭，不孕等；男子则有精少不育等。

二、肾主骨生髓，通于脑

骨，即骨骼，是构成人体的支架，并有保护内脏、支撑躯体和运动的作用。肾藏精，精生髓，髓居于骨腔中者称之为骨髓，骨的生长发育有赖于骨髓的充盈及其所提供的营养。如《素问·痿论》所说："肾主身之骨髓"；《素问·解精微论》说："髓者，骨之充也。"所以，骨骼的生长、发育、修复等，均赖肾精的滋养。肾精充足，则骨髓生化有源，骨骼得髓之滋养而坚韧有力，不易损折。若肾精虚少，骨髓化源不足，不能营养骨骼，在小儿表现为囟门迟闭、骨软无力等发育不良之症；老年人则表现为骨质疏松、脆弱易折等。

髓有骨髓和脊髓之分，脊髓上通于脑，所以《灵枢·海论》说："脑为髓之海"。脑的功能是主持精神思维活动，故又称："元神之府"。因脑髓又赖于肾精的不断化生，如肾精亏虚者，除出现腰酸腿软等症外，还会出现头晕、失眠、思维迟钝等症状。

三、肾主水液

水，即水液，是体内一切正常液体的总称。肾主水，有广义、狭义之别。广义而言，肾主水，是指肾具有藏精和主持水液代谢的作用。即如《素问·上古天真论》所说："肾者主水，受五脏六腑之精而藏之"；《素问·逆调论》云："肾者，水脏，主津液"。狭义而言，肾主水是指肾具有主持和调节人体水液代谢的作用。人体水液代谢是由多个脏腑共同参与的、非常复杂的生理过程。肾主水，是通过肾的气化作用实现的。肾的气化对水液代谢的调节，主要表现在以下三个方面：

促进各脏腑的气化作用：肾为先天之本，肾阴、肾阳是各脏阴阳之根本，肾的气化是全身气化的总动力，具有促进各脏腑气化的作用。体内的津液，来源于胃。经胃的受纳、腐熟，小肠的泌别清浊，形成津液。既成之津液，经脾的运化、转输作用，上达于肺；肺中之津液，经肺的气化作用，分为清浊两部分，其清中之清者，在肺宣发作用下，布散肌腠、皮毛，或经心脉输布脏腑组织；其清中之浊者，经肺之肃降作用，由三焦水道，下达膀胱；其浊液，则在肺之宣发作用下，形成汗液，由玄府排泄而出。到达膀胱之津液，在肾的气化作用下，清升浊降，清者得以四布，浊者形成尿液排出体外。即如《灵枢·经脉别论》所说："饮入于胃，游溢精气，上输于脾，脾气散精，上归于肺，通调水道，下输膀胱，水精四布，五经并行。"津液之成，依赖胃的受纳、脾的运化，以及小肠主津、大肠主液的作用；津液的输布，则依赖于脾的转输、肺的宣降，以及肾的气化作用，而肾的气化作用是贯穿始终的。肾为先天之本，肾中精气为全身气化的总动力，脾胃的运化、肺的宣发肃降及三焦的气化功能，皆须以肾的气化为动力。肾气充足，则各脏腑气化充足，功能正常；若肾气亏虚，则脾肺气化失常，三焦输布障碍，而致水液不布，停聚体内，则为痰饮、水肿等症。故此，清代李延昰在《脉诀汇辨》中说："肾属下焦，统摄阴液"；清代何梦瑶在《医碥》中亦云："精、髓、乳、汗液、津、泪、溺皆水也，并属于肾"。

主司膀胱的开合：尿液的排泄，对于维持水液出入量的平衡具有重要的作用。肾司二阴，主二便。膀胱的开合与尿液的排泄有关，而膀胱的开合，依赖于肾的气化。肾的气化正常，则膀胱开合正常，浊液得泄。若肾的气化失常，则影响膀胱的开合，导致膀胱开合不利，而见尿少、水肿等症；或致膀胱约束无权，而见多尿、遗尿等症。正如《素问·水热穴论》所说："肾者，胃之关也。关门不利，故聚水以从其类也。上下溢于肌肤，故为胕肿。胕肿者，聚水而生病也。"《医门法律》亦指出："肾者，胃之关也。肾司开合，肾气从阳则开，阳太盛则关门大开，水直下为消；肾从阴则合，阴太盛则关门常合，水不通而为肿。"

与三焦气化有关：三焦为水液运行之道路，"三焦者，决渎之官，水道出焉。"（《素问·灵兰秘典论》）人体水液的正常运行，又是肺脾肾等脏腑共同作用的结果，因此，水液代谢常常与脾肺肾及三焦的气化有关。由于肺居上焦，脾位中焦，肾居下焦，故三焦气化与肺脾肾的功能密切相关。尤其与肾的气化关系密切。《难经·六十六难》曰："三焦者，元气之别使也，主通行三气，经历于五脏六腑。"《灵枢·本输》云："少阳属肾，肾上连肺，故将两脏。三焦者，中渎之府也，水道出焉。"指出肾主藏精，为先天之本，具有统帅三焦、膀胱的作用，并与肺的功能有关。"肾合三焦、膀胱。三焦、膀胱者，腠理毫毛其应"（《灵枢·本脏》），故肾的气化功能正常，则三焦水道通利，气化正常，水液输布、排泄正常；若肾的气化失司，则会导致三焦气化失常，水道不利，水液停聚，而致水肿、胀满等症。即如《景岳全书》所说："凡水肿等症，乃肺脾肾三脏相干之病。盖水为至阴，其本在肾；水化于气，故其标在肺；水唯畏土，故其制在脾。今肺虚气不化精而化水，脾虚土不制水而反克，肾虚水无所主而妄行。水不归经则逆而上泛，故传入于脾而肌肉水肿，传入肺则气急喘息。虽分言之而三脏各有所主，然合而言之，则总由阴盛之害，而病本皆归于肾。"

四、肾主纳气

纳，即收纳、摄纳之意。肾主纳气，是指肾有摄纳肺所吸入的清气，防止呼吸表浅的生理功能。人体的呼吸虽然由肺来主司，但中医认为呼吸功能的正常与否还与肾密切相关。具体表现为，由肺吸入的清气必须下达到肾，由肾来摄纳之，这样才能保持呼吸运动的平稳和深沉，从而保证体内外气体得以正常交换。实际上肾主纳气是肾的封藏作用在呼吸运动中的具体体现。《难经·四难》说："呼出心与肺，吸入肾与肝。"《类证治裁·喘症》亦说："肺为气之主，肾为气之根，肺主出气，肾主纳气，阴阳相交，呼吸乃和。"肾的纳气功能，在呼吸运动中起着重要作用。因此，肾的纳气功能正常，则呼吸均匀和调。如果肾的纳气功能减退，摄纳无权，则肺气上浮而不能下行，即可出现呼吸表浅，动则气喘，呼多吸少或呼吸困难等症，中医称之为"肾不纳气"。

第三节　肾的生理特性

一、肾主封藏、主蛰

《素问·六节藏象论》曰："肾者，主蛰，封藏之本，精之处也。……通于冬气。"蛰是指自然界昆虫、兽类的冬眠现象，此喻指肾有潜藏、封藏、闭藏的生理特性，是说肾之生理特性像冬令阳气下潜，万物收藏，百虫伏蛰，地户封闭一样而藏伏，是封藏的根本。封藏是肾的重要生理特性。肾为先天之本，生命之根，藏真阴而寓元阳，为水火之脏。肾藏精，精宜藏而不宜泄；肾主命火，命火宜潜不宜露，人之生身源于肾，生长发育基于肾，生命活动赖于肾。肾是人体阴精之所聚，肾精充则化源足；封藏之性可体现在藏精、纳气、固胎、主司月经及二便等多个方面。肾主藏精，宜藏而不宜泻；肾主命火，宜潜而不宜露。肾气封藏则精气盈满，人体生机旺盛。若肾之封藏失职就会发生遗精、早泄、喘息、滑胎、崩漏、小便清长、遗尿、尿失禁、大便滑脱不禁等症。正由于肾之性在于封藏，其病理多为封藏失职，精气外泄而呈现虚证，故治疗则宜补养精气而兼以固秘。诚如叶天士所言："非涩无以固精。"

二、肾为水火之宅

人的精气藏于肾，阴阳水火也宅居于肾，以肾为根基。故张介宾《类经附翼·求正录》云："命门（肾）者，为水火之府，为阴阳之宅，为精气之海，为死生之窦。"《理虚元鉴·卷之一》曰："肾之为脏，合水火二气，以为五脏六腑之根。"正由于肾为水火之脏，真阴真阳为人身脏腑阴阳之根本，所以，全身水火阴阳失调之病变，常与肾之阴阳失调有关，重视对肾的调理是其治疗大法之一。另外，肾为水火之宅，故对肾阴阳失调的病变，在治疗时当重视阴阳之间的对立统一关系，不仅要"善补阳者，必于阴中求阳"；"善补阴者，必于阳中求阴"（《景岳全书·新方八阵》），而且在温肾时要固护真阴，泻火时勿伤真阳。岳美中论温补肾阳法说："在急遽救逆的情况下，非仲景四逆辈莫济，是接火续焰，可暂而不可久，所谓刚剂回阳法也；在慢性肾阳衰微的情况下，施以温养，是填油壮焰，则须假以时日，是柔剂养阳法也。"赵晴初论温补肾阳法引《阅微草堂笔记》曰："艺花者培以硫黄，则冒寒吐蕊，然盛开之后，其树必枯。盖郁热蒸于下，则精华涌于上，涌尽则立枯耳。"

三、肾恶燥

《素问·宣明五气》："五脏所恶，……肾恶燥，是谓五恶。"明代马莳解释说："肾主水，其性润，而肾燥则精涸，故恶燥。"肾为水脏，主藏精，主津液，燥性干涩，易伤津液，耗损肾阴，甚则骨髓枯竭，故肾具有恶燥的特性。肾恶燥，即恶六淫之中的燥邪。燥有内伤外感之别，内燥多为津伤化燥所致，多由汗、吐、下太过，或由亡血失精而导致阴液亏耗以及久病耗伤肾阴，肾为水脏，内燥自然为肾所恶。

四、与冬气相应

以运气学说中五运来推论，主运立冬后四日为终运水，水运为冬季的主运。由于肾在五行属水，而水在天为寒，因此冬季在气候变化上以寒冷为主气，在人体与之相应，肾气较旺，以骨节方面疾病较多，容易感冒为特点。在五脏之中，肾属阴中之阴，而冬季阴气最盛，同气相应，故肾与冬气相通应。《素问·四气调神大论》云："冬三月，此谓闭藏，水冰地坼，无扰乎阳，早卧晚起，必待日光，使志若伏若匿，若有私意，若已有得，去寒就温，无泄皮肤，使气亟夺，此冬气之应，养藏之道也。逆之则伤肾，春为痿厥，奉生者少。"

第四节　肾的生理联系

一、肾其华在发

肾其华在发，是指肾的精气充盛，可以显露在头发上，即发为肾之外候。故《素问·五脏生成》说："肾之合骨也，其荣发也。"发的生长与脱落，荣润与枯槁，不仅和肾中精气的充盛程度有关，而且还和血液的濡养有关。所以，又有"发为血之余"的说法。但头发的生长，根本在于肾，这是因为肾藏精，精能化血而充养头发的缘故。因此，头发的荣枯、黑白等变化常随着肾中精气盛衰的变化而变化。从幼年时期开始，肾的精气开始充盛，头发开始生长；青壮年时期，肾的精气旺盛，因而头发乌黑发亮，到了老年，肾中精气渐衰，故头发变白，枯槁少华，容易断落。这些都属于正常的生理变化。在临床所见，凡未老先衰，头发枯萎，或早脱早白者，多与肾中精气亏损有关。

二、在窍为耳与二阴

耳：为听觉器官，是清阳之气上通之处，属清窍之一，与肾、心等脏关系密切，手足少阳和手太阳经脉循行于耳部。耳为肾之外窍。《素问·阴阳应象大论》说："肾主耳，……在窍为耳。"肾藏精生髓通脑，而肾脉贯脊，督脉属肾贯脊络脑，故肾中精气可通过足少阴肾经、督脉上达于脑，输养于耳窍。唐容川《中西汇通医经精义》谓："肾主脑髓，耳通于脑，路甚直捷，所以肾开窍耳也。"《灵枢·脉度》曰："肾气通于耳，肾和则耳能闻五音矣。"所以，耳的听觉灵敏与否，与肾中精气的盈亏有密切关系。肾中精气充盈，髓海得养，则听觉灵敏；反之，肾中精气虚衰，髓海失养，则听力减退，耳中鸣响，甚或耳聋。老年人肾中精气虚衰，故多见听力失聪。另外，耳与心、肝、脾等脏也有一定联系。《证治准绳·杂病》曰："肾为耳窍之主，心为耳窍之客。"又称"心寄窍于耳"。一方面心属火，肾属水，心火肾水互济互调精气方能上达清窍而使听觉聪敏；另一方面，心主神志，而听觉功能又与心神密切相关。故临床上心血暗耗，心神不宁可致耳鸣、耳聋，甚或幻听；心火上炎、心肾不交，可致耳胀、耳鸣或突发性耳聋等病症。《严氏济生方》曰："忧愁思虑得之于内，系于心，心气不平，上逆于耳，亦致聋聩、耳鸣、耳痛、耳痒、耳内生疮，或为聤耳，或为焮肿。"胆经绕耳并入耳中，肝胆之气升发有度，清阳上灌诸窍，则耳聪目明；若肝胆气逆，升发太过，气火循经上冲，则头痛目眩，耳鸣暴聋；肝胆湿热上扰，则耳道肿痒，甚或流脓。脾主运化而升清，清阳之气上奉诸窍，则耳目灵敏；若脾虚运化无力，清阳之气不升，清窍失养，亦可致听力减退。

前阴：是男女外生殖器及尿道的总称，有排尿和助生殖功能。男性前阴包括阴茎、阴囊和睾丸，《内经》称为"宗筋之所聚"，后世医家又把男性外生殖器统称为"外肾"。女性前阴包括尿道口和阴道，后者还是排泄月经和娩出胎儿的通道。肾开窍于前阴，对生殖和排尿均有作用。肾中精气充盛到一定程度，产生天癸，促进性器官的发育及性机能的成熟，以维持正常的生殖功能。若肾中精气亏虚，或肾之阴阳失调，则可导致人体性器官发育不良和生殖能力减退，男性出现阳痿、遗精、早泄、少精及不育等，女性可见月经异常及不孕等。肾主水液，尿液的生成与排泄在很大程度上取决于肾的功能状态，若肾中阳气不足，气化或固摄失司，则可见尿少、水肿，或尿频、尿多、遗尿、尿失禁、尿有余沥等小便异常的病症。另外，前阴的功能状态尚与肝、脾等脏有关。肝为筋之主，足厥阴肝经入阴毛，绕阴器，前阴又为宗筋之所聚，故肝之主疏泄与藏血功能，均对男女生殖功能有明显影响。况且肝主疏泄与肾主封藏的功能协调，又是前阴生殖功能维持正常的基本保证。肝血充足，肝气疏泄调畅，宗筋得养，则前阴的生殖功能正常。若情志所伤，肝郁不舒，男子可见阳痿不举、精瘀、性欲障碍；女子可见性淡漠，或痛经、经闭等月经不调。肝气亢逆，相火偏旺，男子多见阳强易举，早泄梦遗；女子性欲亢进，或有崩漏。若肝经湿热下注，则可致阳痿、尿浊、阴肿阴痒、带下量多黄臭等。脾主运化、升清与统血，对前阴功能皆有影响。若脾失健运，水湿内停，下注前阴，女子可见白带量多清稀，男子可见阴肿水疝。若脾气不升而下陷，女子可见子宫脱垂，甚则阴户脱出；男子可见疝气。此外，脾虚气陷尚可导致排尿异常。

后阴：即肛门，《内经》称为"魄门"，其主要生理功能是排泄粪便。肾开窍于后阴，乃指肾中精气阴阳对后阴的启闭排便有重要的调节作用。若肾阴虚，失于滋润，则肠燥便秘，排出困难；若肾阳虚或肾气不固，封藏不及，则便溏久泄不止，甚至大便失禁；亦有肾阳虚衰，大肠失于温煦，导致肠寒气滞，而见大便秘结。后阴是大肠的下口。大肠传导功能正常，后阴启闭适度有时，粪便排泄顺畅正常。若大肠燥热或液亏，则大便干结，甚则肛裂出血；大肠湿热，则便下脓血，肛门滞重或灼热。大肠的传导功能又受肺、脾胃等脏腑的影响。肺与大肠相为表里，肺气的肃降有助于大肠的传导，可促进粪便的排泄。若肺热壅盛，失于肃降，大肠传导不利，亦易致大便秘结。脾主运化功能直接影响粪便的润燥，而脾主升清功能对维持肛肠正常位置至关重要。若脾失健运，水谷不得运化，则致肠鸣飧泄；脾气下陷，则病久泻，脱肛；脾不统血，则见便血。另外，大肠的传导作用也是胃的降浊功能的延伸和体现，故胃失和降，亦可致大便秘结。

三、在志为恐

恐是指对某类物体、某种境遇或某些活动怀有强烈惧怕的情绪体验。日常生活中人们常惊恐相提并论，但惊为不自知，是突然的外界刺激所引起的情绪体验；而恐为自知，意识到情境的可怕而怯惧。《素问·举痛论》曰："恐则气下，惊则气乱。"说明两者的性质有较大差异。肾在志为恐，主要表现为在病理情况下，恐易伤肾，即极度恐惧时，肾伤而封藏失职，表现为遗精、二便失禁、滑胎流产等。《灵枢·本神》说："恐惧不解则伤精，精伤则骨酸痿厥。"

四、在液为唾

唾为口津中生于舌下，从口中唾出的部分，能润泽口腔，并与食物搅拌，有利于食物的下咽。《素问·宣明五气》说："肾为唾。"张志聪注曰："肾络上贯膈入肺，上循喉咙挟舌本，舌下廉泉玉英，上液之道也。"唾为肾液，故肾的病理变化，常导致唾的分泌异常，如肾虚、肾寒常见多唾，肾阴亏虚常见唾液分泌不足而口舌干燥。由于生理之唾为肾精所化，若多唾或久唾，则易耗伤肾中精气，故前人对之极为重视，有"金津"、"玉液"、"醴泉"等名称。古代养生家则主张以舌抵上腭，待津唾渗出至满口后再咽之，认为此法可以保养肾精，强体防病，延年益寿。如《医心方》云："口为华池，中有醴泉，漱而咽之，溉润脏身，活利百脉，化养万神。"

五、肾与膀胱相表里

膀胱具有贮存、排泄尿液的功能。《素问·灵兰秘典论》说："膀胱者，州都之官，津液藏焉，气化则能出矣。"《灵枢·经脉》说："肾足少阴之脉……贯脊属肾络膀胱。"肾与膀胱通过经脉的相互络属而构成表里关系。肾主水，尿液的生成与肾的气化功能密切相关。尿液贮存于膀胱，当尿液达到一定量时，通过肾的气化作用，控制膀胱的开阖，就会自主地排出体外，如气化失司，则膀胱不利，可出现小便不利或癃闭。

第五节　肾与他脏的关系

一、肾与心的关系

肾与心的关系，主要体现在心肾相交（水火相济）、精神互用、精血互化、君相互助等方面。

心肾相交（水火相济）：心肾相交理论的形成，是从阴阳、水火关系逐步发展起来的。《内经》云："水火者，阴阳之征兆也。"孙思邈在《千金方·卷十三·心脏方》中提出："夫心者火也，肾者水也，水火相济。"明代周子干在《慎斋遗书·卷一·阴阳脏腑》中明确提出："心肾相交，全凭升降。"《素问·六微旨大论》："升已而降，降者为天；降已而升，升者为地；天气下降，气流于地；地气上升，气腾于天。"心居上焦属阳，五行中属火；肾居下焦属阴，五行中属水；心位居上，故心火必须下降于肾，使肾水不寒；肾位居下，故肾水必须上济于心，使心阳不亢。肾无心之火则水寒，心无肾之水则火盛。由此可知，心肾相交是对心肾两脏之间相互滋生、相互制约的生理功能的高度概括。

精神互用：心藏神，为人体生命活动的主宰。肾藏精，精生髓充脑，脑为元神之府。其神可以益精，积精可以养神。精能化气生神，为肾气之本；神能驭精役气，为精气之本。明代戴思恭在《推求师意·杂病门》中说："心以神为主，阳为用；肾以志为主，阴为用。阳者气也，火也；阴者精也，水也。凡乎水火既济，全在阴精上乘，以安养神；阳气上藏，以安其志。"

精血互化：精与血都是维持人体生命活动的必要物质，精血之间可以相互互化。心主血，肾藏精，心血肾精同属阴，精可生血，血亦可化精。心血循冲任之脉流入肾中，与肾精化合为精；肾精入冲脉任上注于心，与心血化合为血。

君相互助：心为君火，肾为相火（命门火）。君火在上，离照当空，使五脏治而万物盛，为一身之主宰；肾藏精，内寄相火，主生主化，潜藏不露则生机不息，为阳气之根；心火为肾阳之统帅，肾阳为心阳之根基，二者相制相养、相辅相成、互为协调。

二、肾与肺的关系

肾与肺的关系，主要体现在水液代谢、呼吸运动方面的协调与依存关系，以及肺肾之阴相互滋生等方面。

水液代谢方面：肺主通调水道，为水之上源；肾总司气化，为主水之脏。肺宣发肃降而主行水的功能，有赖于肾阳的蒸腾气化；反之，肾司气化而升降水液，主开阖功能，也有赖于肺气的宣发肃降。肺肾协调，相互为用，保证人体水液的正常输布与排泄。

呼吸运动方面：肺主气司呼吸，以主呼吸之气；肾主纳气，以维持呼吸深度。肺肾配合，共同完成呼吸功能。《类证治裁·喘证》说："肺为气之主，肾为气之根。肺主出气，肾主纳气，阴阳相交，呼吸乃和。"肺在司呼吸时，其气肃降，有利于肾之纳气；而肾气充足，摄纳有权，也有利于肺气的肃降。

阴液互滋：肺肾之阴也是相互滋生的。肺属金，肾属水，金能生水，水能润金。肺阴充足，输精于肾，使肾阴充盛；肾阴为诸阴之本，肾阴充盛，上滋于肺，使肺阴充足。肺肾之阴，相互滋生，从而维持肺肾两脏之阴的充足与协调平衡。

三、肾与脾的关系

肾与脾的关系，主要体现在先后天相互资生、水液代谢方面。

先后天相互资生：脾主运化水谷精微，化生气血，为后天之本；肾藏精，为先天之本。脾的运化，有赖于肾阳的温煦蒸化，始能旺盛；肾中精气亦赖脾胃运化的水谷精微的不断补充，方能充盛。后天与先天，两者相互资生，互相促进，缺一不可。《景岳全书·杂症论脾胃》曰："人之始生，本乎精血之源；人之既生，由乎水谷之养。非精血，无以立形体之基；非水谷，无以成形体之壮……是以水谷之海，本赖先天为之主；而精血之海，由赖后天为之资。"

水液代谢：脾主运化水液，关系到水液的生成与输布，其需得到肾阳的温煦蒸化；肾主水，司开阖，在肾气、肾阳的气化作用下，支持全身水液代谢平衡，其需赖脾气的制约，即所谓"土能制水"。脾肾两脏相互协同，共同完成水液的新陈代谢。

四、肾与肝的关系

肾与肝的关系，主要体现在精血同源（乙癸同源）、疏泄封藏互用、阴液互养等方面。

精血同源（乙癸同源）：肝藏血，肾藏精，精血相互资生。《张氏医通·诸血门》说："气不耗，归精于肾而为精；精不泄，归精于肝而化清血。"即肾精化为肝血。而肾受五脏六腑之精而藏之。封藏于肾的精气，也需依赖于肝血的滋养而保持充足。肾精肝血，一荣俱荣，一损俱损。二者相互滋生，相互转化，精能生血，血能生精，且均化源于脾胃运化水谷精微，故肝肾同源，精血同源。因天干配属五行，肝属乙木，肾属癸水，故也称为乙癸同源。

疏泄封藏互用：肝主疏泄，肾主封藏，二者之间存在着相互为用、相互制约的关系。肝主疏泄可使肾气开合有度，肾气闭藏以制约肝气疏泄太过。疏泄与封藏，相反而相成，从而调节女子的月经来潮和男子的排精功能正常。

阴液互养：肝属木，肾属水，水能涵木，故《类证治裁·卷之首》云："凡肝阴不足，必得肾水以滋之。"肾阴充盛则能滋养肝阴，肝阴充足亦能滋养肾阴，肝肾之阴互相滋养。阴能制阳，肝肾之阴充盛，不仅能相互资生，而且能制约肝阳不使其偏亢，抑制相火不使其上炎，从而保持肝肾的协调平衡。

第二章　张琪对肾病理论的探究

第一节　肾病病因

　　病因是导致疾病发生的原因，包括外因、内因、病理产物形成的病因；其中外因包括外感邪气和疠气；内因包括七情内伤、饮食不节、劳逸失度及外伤等；病理产物形成的病因包括痰浊、瘀血等；外感邪气包括异常的风、寒、暑、湿、燥、火，称为六淫，《灵枢·百病始生》说："夫百病之始生也，皆生于风雨寒暑"；疠气是具有强烈传染性的疫疠之气。七情内伤是为喜、怒、忧、思、悲、恐、惊等情志活动太过而导致疾病，如《素问·阴阳应象大论》说"人有五脏化五气，以生喜怒悲忧恐。故喜怒伤气，寒暑伤形。暴怒伤阴，暴喜伤阳。厥气上行，满脉去形。喜怒不节，寒暑过度，生乃不固。"饮食不节或异常而起病，如《素问·生气通天论》中提出："因而饱食，筋脉横解，肠澼为痔。因而大饮，则气逆"；劳逸过度，如《灵枢·百病始生》云："起居不节，用力过度，则络脉伤"，"若入房过度，汗出如浴，则伤肾"《灵枢·邪气脏腑病形》。其他还包括如外伤、交通事故、虫兽叮咬、用药不当等皆可致病。病人本已患病，在疾病发展过程中，产生了一些病理产物，如瘀血、痰饮等，这些病理产物可以进一步作用于人体，形成痰浊中阻或瘀血阻络等引起新疾病。

　　根据中医辨证论治原则，证是疾病发生发展过程中某一阶段的实质，包括病因。病因是疾病的不同阶段，起着不同的作用并占据不同地位，或单一，或夹杂；故针对疾病病因的认识，必须具有整体、辨证和发展的观点；张琪教授根据多年的临床经验，针对肾病的病因有以下认识。

一、外感风、寒、湿、热、毒

　　风、寒、湿、热、毒共同的致病特点包括：①外感性：多从肌表、口鼻侵犯人体发病；②季节性：如春季多风病，长夏多湿病，冬季多寒病等；③地区性：北方多寒病，久居潮湿环境多湿病；④相兼性：风、寒、湿、毒既可以单独侵袭人体发病，又可以两种或两种以上相兼同时侵犯人体而致病，如风寒袭表、风热袭表、湿毒内侵等；⑤转化性：在一定条件下，外邪侵犯人体其证候可以发生转化。

（一）风邪

1. 风邪的基本特征

　　《黄帝内经》曰："风气也，徐缓为气，急疾为风。人之生也，感风气以生；其为病也，因风气为病，是以风为百病之长。"《金匮要略》也提出：风气虽能生万物，亦能害万物。都指出了当风气超过了某种常态，则成为引起疾病的病因。风邪的性质和致病特征：风性轻扬，善行数变，风胜则动，为百病之长，这是风邪的基本特点。

　　（1）轻扬开泄：风为阳邪，其性轻扬升散，具有升发、向上、向外的特性。所以风邪致病，易于伤人上部，易犯肌表、腰部等阳位。肺为五脏六腑之华盖，伤于肺则肺气不宣，故现鼻塞流涕、咽痒咳嗽等。风邪上扰头面，则现头晕头痛、头项强痛、面肌麻痹、口眼歪斜等。风邪客于肌表，可见怕风、发热等表证。因其性开泄，具有疏通、透泄之性，故风邪侵袭肌表，使肌腠疏松，汗孔开张，而出现汗出、恶风等症状。

（2）善行数变：风善动不居，易行而无定处。"善行"是指风邪具有易行而无定处的性质，故其致病有病位游移，行无定处的特性。如风疹、荨麻疹之发无定处，此起彼伏；行痹（风痹）之四肢关节游走性疼痛等，均属风气盛的表现。"数变"，是指风邪致病具有变化无常和发病急骤的特性。如风疹、荨麻疹之时隐时现，癫痫、中风之猝然昏倒，不省人事等。因其兼挟风邪，所以才表现为发病急，变化快。总之，以风邪为先导的疾病无论是外感还是内伤，一般都具有发病急、变化多、传变快等特征。

（3）风性主动："风性主动"是指风邪致病具有动摇不定的特征。常表现为眩晕、震颤、四肢抽搐、角弓反张、直视上吊等症状，故称"风胜则动"。如外感热病中的"热极生风"，内伤杂病中的"肝阳化风"或"血虚生风"等证，均有风邪动摇的表现。

（4）风为百病之长：风邪是外感病因的先导，寒、湿、燥、热等邪，往往都依附于风而侵袭人体。如：与寒合为风寒之邪，与热合为风热之邪，与湿合为风湿之邪，与暑合则为暑风，与燥合则为风燥，与火合则为风火等。所以，临床上风邪为患较多，又易与六淫诸邪相合而为病。故称风为百病之长，六淫之首。风与肝相应，风为木气，通于肝。外感风邪可导致胃脘痛、腹胀、肠鸣、呕吐、泄泻等。这是风邪伤肝，木盛克土所致。

2. 风邪与肾病

早在《内经》中就有因为风邪导致肾病的论述，《素问·水热穴论》云："肾者，至阴也，至阴者，盛水也。肺者，太阴也，少阴者，冬脉也，故其本在肾，其末在肺，皆积水也。……肾者，胃之关也，关门不利，故聚水而从其类也。上下溢于皮肤，故为胕肿，胕肿者，聚水而生病也。"《素问·奇病论》亦指出风邪犯肾，即为肾风："有病庞然有水状，切其脉大紧，身无痛者，形不瘦，不能食，食少，名为何病？岐伯曰：病生在肾，名为肾风，肾风而不能食，善惊，惊已，心气痿者死"。风水是肾风的一种表现，《素问·水热穴论》："勇而劳甚则肾汗出，肾汗出逢于风，内不得入于脏腑，外不得越于皮肤，客于玄府，行于皮里，传为胕肿，本之于肾，名曰风水。"《金匮要略》中论述五邪中人时提及"大邪中表"即指风邪；若禀赋内亏，腠理不固，风邪亦可长驱直入，内犯脏腑。桂林古本《伤寒杂病论》中载："风为百病之长……中于项，则下太阳，甚则入肾"，"风病，面浮肿，脊痛不能正立，隐曲不利，甚则骨痿，脉沉而弦，此风邪乘肾也，柴胡桂枝汤主之"。另外《诸病源候论·小便血候》云："风邪客于少阴则尿血。"

张琪教授认为慢性肾炎急性发作而见面目浮肿或周身浮肿，尿少黄赤、恶寒发热等症多为风寒之邪犯肺，肺气不宣，水气不行而致；对于急性肾炎及急性尿路感染见尿血鲜红或尿色如红茶、恶寒发热等症多为外感风寒之邪，表邪不解，循经入里化热，热伤肾与膀胱血络所致；肾病蛋白尿的发生，为风邪其性开泄，风邪客于肾，则致肾不藏精，精气下泄而形成蛋白尿。

（二）寒邪

1. 寒邪的基本特征

寒邪，是指其致病具有寒冷、凝结、收引等特性的外邪。寒邪为病多发于冬季，亦可见于其他季节。

寒为阴邪，易伤阳气："阴胜则寒"，"阴胜则阳病"，感受寒邪，最易损伤人体阳气。阳气受损,失其正常温煦气化作用,则可出现机能减退的寒证,如寒邪侵袭肌表,卫阳被遏,失于温煦,可见恶寒;寒邪直中脾胃,脾阳受损,则可见脘腹冷痛,呕吐,腹泻;寒邪直中少阴,伤及心肾,心肾阳虚,则可见畏寒蜷卧,手足厥冷,下利清谷,小便清长,精神委靡,脉微细等。

寒性凝滞:人体气血津液的运行,全赖一身阳和之气的温煦推动。阴寒邪盛,阳气受损,温煦推动失职,则经脉气血为寒邪所凝而阻滞不通,不通则痛,故寒邪伤人多见疼痛。

寒性收引:"寒则气收",寒邪侵袭人体,可使气机收敛,腠理、经络、筋脉收缩而挛急。如寒邪袭表,毛窍腠理闭塞,卫阳被郁不得宣泄,故见恶寒发热,无汗;寒客血脉,则气血凝滞,血脉挛缩,可见头身疼痛,脉紧;寒客经络关节,经脉拘急收引,则可见肢体屈伸不利,或厥冷不仁。

2. 寒邪与肾病

古代文献即有对于寒邪伤肾的论述,《伤寒论·辨少阴病脉证并治》:"少阴病,下利清谷,里寒外热,手足厥逆,脉微欲绝,身反不恶寒,其人面色赤,或腹痛,或干呕,或咽痛,或利止,脉不出者,通脉四逆汤主之"。此为寒邪伤肾,虚阳格拒于外或格拒于上的真寒假热之戴阳证;劳累汗出或遇气候异常变化之际,风邪夹寒而成风寒之邪,先伤于皮腠,进而内束于肺,渐致寒引邪降,下移于肾,此即"肺移寒于肾"。寒邪夹湿,湿可从寒化而成寒湿之邪,则易致阳虚阴盛,造成肾脏病的产生。"湿化寒而阳愈虚,阳虚则真火内败,寒湿更积蓄而不消"。《杂证会心录》云:"寒湿之邪伤肾,遂成肾着、肾泄、肿胀、痰饮等病变。"寒为阴邪,寒邪伤阳,以致阳虚者更虚,阴邪盛者更盛,则蛋白尿难以根除。

张琪教授认为慢性肾炎初期,见小便清长,尿后余沥等症,寒邪阴凝,诸病水液,澄澈清冷,阳气虚衰,气不化水所致;慢性肾炎见周身浮肿,面苍形寒,尿短少等症,多为寒湿凝聚中焦,运化失职,水湿潴留所致。

(三) 湿邪

1. 湿邪的基本特性

湿为长夏主气。夏秋之交,阳热下降,氤氲熏蒸水气上腾,潮湿充斥,故为一年之中湿气最盛的季节。湿邪为病,亦有外湿、内湿之分。外湿多由气候潮湿,或涉水淋雨,居处潮湿等外在湿邪侵袭人体所致。内湿则是由于脾失健运,水湿停聚所形成的病理状态。外湿和内湿虽有不同,但在发病过程中又常相互影响。伤于外湿,湿邪困脾,健运失职则易形成湿浊内生;而脾阳虚损,水湿不化,亦易招致外湿的侵袭。湿邪的性质及致病特点主要内容如下:

湿为阴邪,易阻遏气机,损伤阳气:湿邪侵及人体,留滞于脏腑经络,最易阻遏气机,使气机升降失常,阻滞不畅,常可出现胸闷脘痞、小便短涩、大便不爽等症状。此外,湿为阴邪,易损伤阳气。脾主运化水湿,其性喜燥而恶湿,故外感湿邪,留滞体内,常先困脾气,使脾阳不振,运化失职,水湿停聚,出现腹泻、尿少、水肿、腹水等病症。

湿性重浊:"重",即沉重或重着之意。是指感受湿邪,常可见头重如裹,周身困重,四肢酸懒沉重等症状。若湿邪留滞经络关节,则阳气输布受阻,故见肌肤不仁,关节疼痛重着等,又称"湿痹"或"着痹"。"浊",即秽浊,多指分泌物秽浊不清而言。其临床症状,如面垢眵多、大便溏泻、下痢黏液脓血、小便浑浊、妇女白带过多、湿疹浸淫流水等,都是湿邪秽浊的临床表现。

湿性黏滞:"黏",即黏腻,"滞",即停滞。湿邪黏腻停滞,主要表现在两个方面:一是指湿邪致病临床表现多黏滞不爽:如排出物及分泌物多滞涩而不畅,二是指湿邪为病多缠绵难愈,病程较长或反复发作。

湿性趋下，易伤阴位：湿邪伤人，其病多见于下部，如下肢水肿明显。此外，淋浊、带下、泻痢等病证，亦多由湿邪下注所致。

2. 湿邪与肾病

早在《内经》中就有因为湿邪致肾病的论述，《素问·六元正纪大论》说："湿盛则濡泄，甚则水肿胕肿。"感染湿热之邪或湿热之邪缠绵不去，常常是病情反复和迁延不愈的主要原因。

张琪教授认为在慢性肾炎病程的每一个阶段，都与湿邪有关。湿邪既是病理产物，又是致病因素；湿邪多与风、热、寒、毒合并作用于人体，表现为风湿侵袭、湿热蕴结、寒湿凝聚、湿毒壅盛、水湿内停等病理变化；水湿不运，水闭不通，可见小便不利；水湿泛溢肌肤，可见肢体浮肿；湿邪客与膀胱，气化失司，水道不利，则尿涩滞，灼热疼痛；湿邪内蕴，脾经下陷，清浊相混而出现蛋白尿；湿郁化热，热伤血络而尿血。

（四）热邪

1. 热邪的基本特征

火热之邪，是指其致病具有炎热、升腾等特性的外邪。四季皆可发病。火邪的性质及致病特点主要内容如下。

火为阳邪，其性炎上：火热阳邪伤人，多见阳热症状，如高热，恶热，烦渴，汗出，脉洪等症。火热阳邪，与心相应，常可上炎而扰乱神明，可见心烦失眠，狂躁妄动，神昏谵语等症。且火热病证，多表现于头面部位。

火易耗气伤津：火热最易迫津外泄而消灼阴液，使人体阴津耗伤。故火热致病，除有热象外，常伴有口渴喜饮，咽干舌燥，小便短赤，大便秘结等症。同时，阳热亢盛，实火为患，最能损伤人体正气，而使全身机能衰退。

火易生风动血：火热之邪，燔灼肝经，损耗阴液，致使筋脉失其滋养濡润，热极生风，因而发作肝风内动。表现为高热，神昏谵语，四肢抽搐，目睛上窜，颈项强直，角弓反张等症。同时，火热之邪可以加速血行，甚则灼伤脉络，迫血妄行，导致各种出血，如吐血、衄血、便血、尿血、皮肤发斑及妇女月经过多、崩漏等病症。

火易致肿疡：火热之邪入于血分，可会聚于局部组织，腐蚀血肉，发为痈肿疮疡。故说："痈疽原是火毒生"。如临床所见，疮疡局部红肿高突灼热者，为属阳属火。

2. 热邪与肾病

古代文献中对于热邪致肾病的论述，《医方考》中说："下焦之病，责于湿热。"下焦之病多属肾病一类。

张琪教授认为在肾病中湿热之邪从外所受或由内伤产生，当表现为湿热并重时，一阴一阳，如油入面，胶着难开，热被湿遏，热蒸湿动，热得湿而愈炽，湿得热而愈胶，湿热交合，有形阻滞，气机郁阻，气郁失宣；认为肾盂肾炎、膀胱炎、急性肾小球肾炎、过敏性紫癜性肾炎等症见尿血鲜红或尿黄赤，尿道灼热或疼痛等，多为湿热毒邪蕴结下焦，灼伤血络，迫血妄行而致；张琪认为尿路结石其病多因湿热久蕴煎熬尿液，结为砂石，阻塞尿路所致，故排尿艰涩而中断。

（五）毒邪

1. 毒邪的基本特征

毒邪是肾脏病发病中的一种致病因素，包括能对机体产生毒害作用的各种致病物质。"毒"

有内毒、外毒之分。外毒是指由外而来，侵袭机体并造成毒害的有毒物质；内毒是指因脏腑功能和气血运行失常使机体内的生理或病理产物不能及时排除，蓄积体内而产生的有毒物质。内毒的特点：多在疾病过程中产生，一方面为原有疾病的病理产物，另一方面又是新的病因，既能加重原有的病情，又能产生新的病证。

肾脏疾病中的毒邪，主要是脏腑功能失调和气血运行失常产生的"内毒"，同时也有部分"外毒"在内。此外，根据毒邪致病的证候属性，毒邪可概括为热毒、火毒、湿毒、痰毒、浊毒等。毒性火热、秽浊、致病强，有的具有一定的传染性和流行性。毒邪可致热，耗气伤阴；毒能致郁，郁热夹杂；毒能生痰，痰热胶结；毒能蕴湿，缠绵难愈；毒能瘀血、动血、腐肉，损伤脏腑器官。

2. 毒邪与肾病

张琪教授认为慢性肾衰竭"毒邪"致病的表现包括浊毒与瘀毒。水、湿、浊邪壅塞三焦，阻滞气机，气因水壅，水因气闭，水湿浊邪不得下泄，清浊相干，久则酿为浊毒，从而产生肾衰的种种表现，如面色晦暗、舌苔浊腻、恶心呕吐、纳呆厌食等；久病多瘀，久病入络，或气虚无力推动致瘀，或湿浊痰阻，气机不畅，郁而成瘀，瘀积成毒以致慢性肾衰竭后期多有瘀血的倾向，如表现为唇甲青紫、舌质暗、舌有瘀斑、瘀点、腰部刺痛固定等。

二、痰浊、瘀血

痰浊是机体水液代谢障碍形成的病理产物，外感六淫，内伤七情，饮食劳倦均导致痰浊形成。痰浊的形成，还与脏腑功能有关，脏腑中肺、脾、肾、肝、三焦、膀胱与水液代谢关系最为密切。痰浊形成则随气机升降流行，内而脏腑，外致筋骨皮肉，无处不到，从而进一步造成各种复杂的病理变化。痰浊致病具有以下特点：

阻滞气血运行：痰浊为有形之邪，可随气流行，或停滞于经脉，或留滞于脏腑，阻滞气机，障碍血行，引发多种病证。

影响水液代谢：痰浊作为继发性致病因素，可进一步影响肺、脾、肾活动，而使水液代谢障碍加重，导致水湿不运，或水液不布，或水液停蓄。

易于蒙蔽心神：痰浊为病，随气上逆，易于蒙蔽清窍，扰乱心神，出现某些神志病证。

致病广泛，变幻多端：痰浊病邪，随气流行，内而脏腑，外而四肢百骸、肌肤腠理，可停滞于某些部位而引发多种病证。由于致病面广，发病部位不一，且易于兼邪致病，故病证繁多、症状复杂，因而有"百病多由痰作祟"之说。

病势缠绵，病程较长：痰浊皆由体内津液积聚而成，均具有重浊黏滞的特性，因而痰浊致病均表现为病势缠绵，病程较长，多易反复发作，缠绵难愈。

张琪教授认为痰浊是慢性肾衰竭的重要致病因素之一。肾为水脏，肾气不足，失于蒸腾气化，不能分清泌浊，以致痰浊内聚，因虚致实。邪实又常损伤后天脾胃，脾虚运化失调，水湿内停，日久蕴而化浊，留于体内。故张琪教授认为痰浊是贯穿慢性肾衰始终的病理因素。

瘀血是指血液停聚，不能正常循行，又称为蓄血。导致瘀血的原因不外乎外邪入侵，情志内伤，饮食，劳逸以及外伤等。张琪教授临床十分重视瘀血学说，指出导致瘀血的因素有：气滞血瘀、气虚血瘀、寒凝血瘀、热灼血瘀、痰湿血瘀、水蓄血瘀、风血相搏、外伤血瘀等；然而瘀血病证的致病特点主要包括以下几点：

疼痛：一般多表现为刺痛，痛处固定不移，拒按，夜间痛甚。

肿块：外伤肌肤局部，可见青紫肿胀；积于体内，久聚不散，则形成癥积，按之有痞块，位置固定不移。

出血：其血色多呈紫暗色，伴有血块。

望诊：往往还可见到面色黧黑、肌肤甲错、唇甲青紫、舌色紫暗或有瘀点、瘀斑，或舌下静脉曲张等表现。

切诊：则多见细涩、沉弦或结代等脉象。

张琪教授认为瘀血既是病理产物，又是致病因素，肾病可以导致瘀血的形成，而且瘀血又可以使肾病加重或病情缠绵难愈。瘀血在肾病的发生发展中可以表现在任何一个阶段。在肾病的初中期，是由于其他疾病、外伤或病变本身损伤血络而造成瘀血，瘀血既可以使病情不愈，又可以导致病情加重；肾病后期，病情日久，迁延不愈，"久病入络"则出现瘀血阻滞。

第二节　肾病病机

张琪教授对于肾病中医病机的认识可以从以下几个疾病方面得以了解，具体如下：

慢性肾炎：张琪教授认为慢性肾炎虽然表现特点不尽相同，但就其疾病演变过程分析，与肺脾肾功能失调，三焦气化失司密切相关，尤其脾肾虚损贯穿慢性肾炎的始终。病程日久，病机错综复杂，复因失治误治，每呈虚实并见，寒热错杂之势。

血尿：对于血尿的病机，张琪教授认为其病机较复杂，热邪为患是其主要病因，但临床中血尿病人常以表里同病，瘀热互结、寒热虚实夹杂等情况兼夹出现。

慢性肾衰：张琪教授认为本病病机多为脾肾两虚，升降失司，湿浊毒邪内蕴，耗损气血，日久形成虚实夹杂，寒热互见的本虚标实之错综复杂的症候。

尿路感染：张琪教授通过临床观察，认为劳淋特点为本虚标实，虚实夹杂，病邪常易起伏而致病情反复发作、缠绵难愈。并认为本病虽病机复杂，但属气阴两虚膀胱湿热证最为多见。

糖尿病肾病：张琪教授认为本病病机多为脾肾两虚，水液代谢失衡，日久浊毒内蕴，久病成瘀，湿毒与血瘀互结，虚实夹杂、寒热并见，属本虚标实之证。并认为气阴两虚贯穿本病始终。

过敏性紫癜性肾炎：张琪教授认为本病病机多为毒热迫血妄行，或日久不愈，或失治误治，往往耗伤气血，损伤脾肾，而成热邪未去，正气已伤之虚实夹杂之候。

总之，张琪教授认为肾病病程大多迁延日久，病机错综复杂，复因失治误治，变证百出，大多呈现虚实相见，寒热错杂的情况。因为正虚则易留邪，邪留则更伤正，所以虚实寒热互见，这也是病情缠绵难愈的主要因素。

第三节　治则治法

张琪教授认为中医临证要病症结合，然辨证必求于本，本于八纲，本于脏腑，不论疾病如何复杂或简单，都要辨清寒热、虚实、阴阳、表里以明确病性；辨清脏腑，找到病位，强调脏腑辨证。提出治疗肾病的治疗原则可归纳为治本为主，重视脾肾，标急宜攻，标本兼顾，病症结合，调整气血、阴阳。

一、张琪教授治疗肾病尤重视脾肾

在五脏之中，脾与肾为"后天"与"先天"，在生理上相互资助，相互促进，病理上相互影响。张琪教授崇尚前贤李东垣补脾治后天和张景岳补肾治先天的学说，在脏腑辨证中，尤其重视脾肾两脏，提出调补脾肾理论。

张琪教授推崇"水为万物之源，土为万物之母，二脏安和，则一身皆治，二脏不和，则百病丛生"的理论。张琪教授认为："虚证虽有五脏之不同，阴阳气血之区别，但脾肾尤为重要。盖脾为后天之本，气血生化之源。肾为先天之本，主藏精。二者为五脏之根本。"

《素问·厥论》曰："脾主为胃，行其津液者也"，脾的运化水谷精微功能正常，机体消化吸收功能方才健全，才能为生化精、气、血、津液提供养料，使脏腑、经络、四肢、百骸及筋肉皮毛组织得到充分濡养，从而进行正常的生理功能活动，反之，脾病不能为胃行其津液，四肢不得禀水谷气，"气日以衰，脉道不利，筋骨肌肉皆无气以生，故不用焉"（《素问·太阴阳明论》）。肾为先天之本，五行属水，主骨生髓，主水液代谢。《素问·逆调论》称："肾者，水脏，主津液。"《素问·水热穴论》云："肾者，胃之关也，关门不利，故聚水而从其类也……，聚水而生病也。"充分说明，一旦肾失气化、主水失司，就会使水湿积聚，浊毒内蕴。此外，脾阳根于肾阳，脾之健运，须借肾阳之温煦，而肾中精气亦赖于脾所运化的水谷精微的充养。

调补脾肾理论，在临床上应视患者的具体情况灵活运用。调就是调理脾胃，补即是补肾。调脾重在促使脾气健运，不可过用香燥之品，以免伤津耗液，影响气血生化；补肾有滋补和温补之别，不可过用滋腻碍脾之物，以免造成脾气呆滞。

常用调补脾肾的方法：

1. 温中散寒法

本法用于脾阳式微、寒邪充斥所致脐腹痛或上下攻冲作痛，或寒邪凝聚运化失司而腹胀满、呕逆不能饮食，或二便不通、四肢厥逆，脉象沉紧，舌苔白滑等症。常用方剂有附子粳米汤、大建中汤、东垣之寒胀中满分消汤等，用于治疗肾病综合征重度腹水等。

2. 辛开苦降法

本法用于寒热互结中焦脾胃升降失常之证。症见心下痞满，胃脘痛，腹胀满，恶心呕吐不能食，浮肿小便少，手足心热，大便不调，舌质红苔白腻，脉象弦滑等症，甚至高度浮肿、大量腹水等症。常用仲景之半夏、甘草、生姜三泻心汤治疗慢性胃炎等；东垣中满分消丸治疗肾病综合征腹水等。

3. 补脾胃升阳除湿法

本法用于脾胃虚弱、清阳不升、湿浊内蓄之证。症见怠惰嗜卧，四肢不收，口苦口干，饮食无味，大便不调，小便频数等。东垣升阳益胃汤、升阳除湿汤为常用方剂，治疗肾小球肾炎水肿、顽固性蛋白尿、紫癜性肾炎血尿等。

4. 温补脾胃法

本法用于脾胃虚寒证。其临床表现为腹满痛，呕吐，下利溏薄清谷，纳呆、喜暖畏寒，手足冷，舌淡滑润，脉沉或沉迟无力。宜用理中丸。若脾胃虚弱寒象不显者可用补益脾胃法，常用方剂四君子汤、六君子汤、理脾镇惊汤等。

5. 健脾胃益气血法

本法适用脾胃虚弱、气血不足之证。表现为四肢乏力，肌肉消瘦，面色萎黄，少气懒言，眩晕，脉细数，常用归芍六君汤，治疗肾性贫血等。

6. 温运化浊法

本法用于湿浊中阻、脾胃不和、升降失常所致脘闷呕恶，纳呆便溏，或便滞不爽，苔白腻，脉濡缓。选用方剂有《太平惠民合剂局方》藿香正气散、《温病条辨》五加减正气散、自拟化浊饮等，用于慢性肾衰竭氮质血症、尿毒症期等。

7. 温运化饮法

本法用于脾阳不足，津液不得敷布，聚湿生痰，痰饮停聚而见脘闷、食不得下、呕吐清水痰涎等，若痰饮上犯，扰及心窍或清空则可见心悸、怔忡、眩晕、头痛，舌胖大苔白腻，脉滑等。常用苓桂术甘汤加味等。

8. 滋脾益胃阴法

本法用于脾胃阴液不足之证。证见不更衣而无所苦之脾约证及胃阴不足引起饥而不欲食，或纳呆、口干不欲饮，或胃中嘈杂，或胃脘隐痛、五心烦热，舌红、脉细数等症。甘露饮为临床常用方。常用化裁治疗慢性肾衰竭等。

9. 滋阴补肾法

本法用于肾阴不足、虚热内生、经脉失养所引起的病证。其临床表现为腰酸膝软，头晕耳鸣，五心烦热或骨蒸潮热，舌红少苔，脉细或细数等。一般首选六味地黄汤、左归饮等方。治疗慢性肾炎尿血等。

10. 温补肾阳法

本法用于肾阳不足、温煦失职、气化失司所表现的证候。常见有腰膝酸软冷痛，神疲乏力，头晕，形寒肢冷或浮肿而尿少，或泄泻、腹痛，或带下量多、阳痿、早泄，或尿清长，或夜尿多，舌淡嫩苔白滑，脉沉弱或沉迟无力等。常用八味肾气丸、右归丸、真武汤加味等以温补肾阳，治疗肾性水肿等。

11. 脾肾双补法

本法用于脾肾两虚证，表现为面色苍白，倦怠乏力，气短懒言，腹胀呕恶，腰膝酸痛，小腹冷痛，腹泻不止，畏寒肢冷，夜尿频多，颜面及四肢浮肿，舌淡胖而有齿痕，苔白滑，脉沉细迟弱。常用方剂为张琪教授经验方脾肾双补方、加味参芪地黄汤，治疗慢性肾衰竭、慢性肾炎、糖尿病肾脏疾病、慢性肾盂肾炎及反复发作的尿路感染等。

二、提出治疗慢性肾炎十四法

（1）宣肺解表，利水清热法：本法针对风寒犯肺，肺气不宣，水气不行之证。用于慢性肾炎急性发作而见面目浮肿或周身浮肿，尿少黄赤，咽喉肿痛，恶寒发热头痛，咳嗽气喘，苔薄白，舌尖赤，脉滑或滑数等。

（2）宣肺温肾利水法：针对肺气失宣及肾阳衰微开合失司之水气内停之证。用于慢性肾炎症见周身浮肿或头面部浮肿及上半身肿甚，小便不利，畏寒肢冷，周身酸楚，面色苍白，舌苔白滑，脉沉或弱。

（3）清利三焦水热法：针对水邪挟热弥漫三焦，水热壅结之证。用于慢性肾炎、肾病综合征见高度浮肿，头面遍身皆肿，腹膨大，小便不利，尿黄浊量少，大便秘，口舌干燥而渴，脉沉滑或沉数有力。

（4）清热利湿和中法：针对脾湿胃热，湿热互结于中焦，健运失职之证。用于慢性肾炎见顽固性浮肿，腹胀满，呕恶不食，口苦口干，小便短赤，舌苔黄腻或白腻而干，舌质红，脉滑。

（5）温中散寒除湿法：针对寒湿凝聚中焦，运化失职，水湿潴留之证。用于慢性肾炎见周身浮肿，脘腹膨隆胀满，面苍形寒，四肢厥冷，尿短少，呕恶纳少，舌淡嫩苔白滑，脉沉缓或沉迟。

（6）清利湿热，散结逐饮法：针对湿热壅滞下焦，气化失常，水湿泛滥之证。症见腰以下及膝胫足踝肿甚，小便不利，尿色黄赤，舌苔白腻或黄腻，脉沉滑有力。

（7）温肾健脾清肺利水法：针对肺热、肾寒、脾虚之上热下寒之证。症见周身浮肿，尿少，腰酸痛，口干渴，咽痛，畏寒肢冷，四肢困重，大便不实，舌红苔白，脉沉或滑。

（8）健脾行气利水法：针对脾虚不运，气滞水蓄之腹水证。症见腹胀腹满，周身浮肿，小便不利，神疲面苍，食少纳呆，腰痛乏力，大便溏泄，舌质淡，苔白滑或滑腻，脉沉缓或沉弱。

（9）化瘀利水法：针对水停日久，瘀血阻滞，或病久入络，瘀血内阻，气化不利，水湿内停之证。用于浮肿屡治不消，面色晦暗，腰痛如刺或痛处固定，舌质紫暗或瘀点瘀斑，脉细涩。

（10）益气养阴，清热利湿法：针对气阴两虚，湿热留恋之证。用于周身乏力，少气懒言，口干舌燥，食少纳呆，五心烦热，无浮肿或微有浮肿，舌淡红或舌尖赤，苔薄白或苔白微腻，脉细数或滑。

（11）补气健脾胃，升阳除湿法：针对脾胃虚弱，清阳不升，湿热留恋之证。用于体重倦怠，面色萎黄，饮食无味，口苦而干，肠鸣便溏，尿少，舌质淡，苔薄黄，脉弱。

（12）补肾摄精法：针对肾气不足，固涩失司，精微外泄之证。症见腰酸乏力，头晕耳鸣，遗精滑泄，蛋白尿，舌体胖，舌质淡红，脉沉或无力。

（13）清热利湿解毒法：针对湿热毒邪蕴结下焦，精微外泄之证。用于慢性肾炎日久，水肿消退或无水肿，腰痛，尿黄赤或尿混浊，口干咽痛，口苦，舌质红，苔白腻，脉滑数。

（14）健脾益肾，清热利湿法：针对病久，脾肾两虚夹有湿热之证。症见小便混浊，轻度浮肿，尿蛋白不消，腰酸膝软，倦怠乏力，舌苔白腻，脉沉缓。

三、提出治疗血尿八法

（1）清热利湿解毒止血法：针对湿热毒邪蕴结下焦，灼伤血络，迫血妄行之证。用于肾盂肾炎、膀胱炎、急性肾小球肾炎、过敏性紫癜性肾炎等疾病症见尿血鲜红或尿黄赤，尿道灼热或疼痛，腰痛，小腹胀痛，口干，舌质红，苔黄腻，脉滑数。

（2）疏风清热利湿解毒法：针对外邪侵袭，湿热蕴蓄下焦之证。用于急性肾小球肾炎及急性尿路感染见尿色鲜红或尿色如浓茶，恶寒发热，肢体酸痛，咽痛，尿频尿急涩痛，或腰痛，舌边尖红，苔白干，脉洪数或滑数。

（3）泄热逐瘀凉血止血法：针对热壅下焦，瘀热结滞，血不归经之证。用于急性肾炎、过敏性紫癜性肾炎、急慢性肾盂肾炎及膀胱炎见尿血色紫或尿如酱油色，或镜下血尿，排尿涩痛不畅，小腹胀痛，腰痛，便秘，手足热，舌暗红或红紫少津，苔白而干，脉滑或滑数。

（4）益气阴利湿热止血法：针对气阴两虚，湿热留恋，血失固涩，溢于脉外之证。用于急性肾小球肾炎、肾盂肾炎见肉眼血尿或镜下血尿，尿黄赤而灼热，倦怠乏力，五心烦热，口干而黏，舌淡红，苔白微腻或少苔，脉细数。

（5）益气清热凉血止血法：针对下焦蕴热，日久耗气，邪热迫血妄行，气虚统摄失司之证。症见尿血日久不愈，尿道灼热，身热不退，午后尤甚，气短乏力，精神疲惫，舌淡红，苔白干，脉细弱或虚数。

（6）滋阴补肾降火法：针对肾阴不足，虚火妄动，伤及血络，血溢脉外之证。用于慢性肾炎、肾结核等症见肉眼或镜下血尿，腰酸痛，耳鸣眼花，心烦口干，手足心热，舌质红，少苔或无苔，脉细数无力。

（7）温肾清热利湿止血法：针对肾阳不足，湿热内蕴致尿血之证。用于慢性肾盂肾炎、前列腺炎及精囊炎等症见尿血或镜下血尿灼热或尿有余沥，小腹凉，腰酸痛，排尿不畅，或尿色混浊，舌苔白，脉沉滑或沉缓。

（8）健脾补肾益气摄血法：针对脾肾气虚，脾不统血，肾失封藏之证。用于慢性肾小球肾炎、肾盂肾炎等症见尿血日久或镜下血尿，尿色淡红，腰酸痛，倦怠乏力，四肢不温，面色萎黄或苍白，脉弱或沉。

四、提出治疗慢性肾衰竭八法

1. 芳化湿浊法

脾主运化，包括运化水谷精微和运化水湿两部分之功能。饮食入胃后，经过胃的初步"腐熟"，下送小肠"泌别清浊"，其中的精微部分，通过脾之散精以布散全身，脾所运化水谷精微是人体营养物质的源泉，所以称之为后天之本。津液的生成与输布，是一个复杂的生理过程，主要由于脾的运化输布，肺的通调水道，肾的气化蒸腾和三焦的疏泄决渎，其中尤以脾的运化功能为人体气机升降的枢纽。若脾气衰败，则运化功能失调，水液不能正常分布，湿浊内生，弥漫于三焦，使升降逆乱清浊混淆。慢性肾衰竭临床以恶心呕吐、胃脘胀满、口气秽臭、头昏沉、烦闷、舌苔白腻、脉缓等一系列消化道症状表现乃"脾为湿困"症候，必须以化湿醒脾以解除脾困为主治疗。适用于慢性肾衰竭辨证属于湿邪中阻、脾阳不振，而呈现胃脘胀满、呕吐、恶心、头昏身重、倦怠乏力、舌苔白腻、脉缓等症候者。

2. 化湿浊，苦寒泄热法

湿邪蕴结日久则化热，或体内脾胃素热与湿热相互蕴结则脾胃运化受阻，形成湿热痰浊中阻，此时须化湿浊与苦寒泄热合用，临床多见呕恶，脘腹胀满不欲饮食，口气秽有氨味，大便秘结或不爽，或兼肢体虚肿，舌苔厚腻稍黄少津，脉弦滑等。

3. 活血解毒法

慢性肾衰竭多由肾病日久，由气及血，肾络痹阻致瘀，亦可因如唐容川所谓离经之血不散成瘀。初起常由蛋白尿血尿久治不愈，逐渐出现肾功能恶化而无明显的征象，有的发病之初就可见到皮肤瘀点或瘀斑，舌体青紫，面色苍黑，肌肤甲错，脉象涩、紧、沉迟等，必须用活血化瘀法治疗。

4. 清胃利湿热法

本病病机在脾之运化失常，一般不宜用甘寒药防其有碍脾之运化。然脾阴亏耗，不能为胃行其津液，亦可使运化受阻，有一部分患者出现脾胃阴亏、湿热不得运行之症，临床表现为口干舌光不欲饮，恶心厌食，饥不欲食，胃脘灼热隐痛，嘈杂，五心烦热，脉细数。口臭有氨味，鼻衄或齿衄。

5. 清热利湿分消法

脾胃不和，湿热中阻，清浊混淆，水气内停，临床表现浮肿胀满，小便少，五心烦热，恶心呕吐，口干，口中氨味，舌质红苔腻，舌体胖大，脉弦滑。

6. 益气血补脾肾法

慢性肾衰竭通过活血泄浊等法治疗，一般可见肌酐、尿素氮有所下降，病情已获得初步缓解，随之则应从本论治。如以脾虚证候为主者，当益气健脾和中治疗，临床常见有面色无华，唇淡舌淡，乏力倦怠，不思饮食，脘腹胀满，泛恶作呕，便秘或腹泻，脉象沉弱，舌苔白腻等，多兼见贫血，从中医学角度则认为乃脾胃功能虚弱所致。脾在生理上，除运化水湿外，还有运化水谷精微的功能，饮食入胃以后通过脾的运化功能，将精微物质化生气血，使脏腑经络、四肢百骸、筋骨皮脉得以濡养，即"中焦受气取汁变化而赤"是为血。唐容川《血证论》亦谓"生血之源，则在于脾胃"。慢性肾衰病机主要因素之一为脾胃虚弱，水谷精微不能正常运化，气血化生乏源，而呈现贫血乏力等一系列脾胃虚弱诸症，因此，脾胃功能之强弱与本病预后关系极为密切，因此补脾胃以益气血生化之源在治疗本病中占有十分重要位置。

7. 脾肾双补法

慢性肾衰竭临床有一部分患者表现为面色苍白，腰膝酸痛，小腹冷痛，腹泻不止，畏寒肢冷，夜尿频多，余沥不尽，呕吐，腹胀，颜面及四肢浮肿，舌淡胖而有齿痕，苔白滑，脉沉细迟弱，多由脾阳虚损及肾阳虚酿成。肾中命火为脾土之母，张景岳认为："命火犹如釜底之薪，肾阳不足不能温化可导致泄泻、水肿等疾，命门火衰，不能生土，釜底无薪，不能腐熟"。清代医家沈金鳌亦提出脾肾宜双补，他在《杂病源流犀烛》中说："脾肾宜兼补。……肾虚宜补，更当扶脾，既欲壮脾不忘养肾可耳"。脾与肾的关系甚为密切，是先天与后天相互滋生，相互促进的关系，脾肾必须保持协调。"肾如薪水，脾如鼎釜"，脾的运化功能，必得肾阳的温煦蒸化才能化生气血精微，而肾精必须依赖脾的运化精微滋养，才能不致匮绝，如此各自维持着正常生理功能，保证机体充满生机和活力，许子士谓："补肾不如补脾"，孙思邈谓："补脾不如补肾"。乃各执一偏见，两者合起来则较为全面。

8. 补脾肾，泻湿浊，解毒活血法

慢性肾衰竭往往以脾肾两虚、阴阳俱伤、湿毒贮留、虚实夹杂出现者居多，临床呈现面色苍白，头眩，倦怠乏力，气短懒言，唇淡舌淡，腰膝酸软，腹胀呕恶，口中秽味，或舌淡紫苔黄，脉沉滑或沉缓等。治应补泻兼施，正邪兼顾，必以补脾肾，泻湿浊，解毒活血，补与泻熔为一炉，扶正不留邪，祛邪不伤正。

第二篇 张琪论治肾病的学术思想

第三章　从脾肾论治肾病

脾居中州，主运化水谷精微及水湿，升清阳。《素问·逆调论》云："肾者水藏，主津液"、"肾主藏精"。肾藏人身元阴、元阳，为水火之脏。"五脏之阴，非此不能滋；五脏之阳，非此不能生。""肾如薪火，脾如鼎釜"。李东垣曰"水为万物之源，土为万物之母，二脏安和，一身皆治，百疾不生"。肾阴、肾阳与脾之阴阳相互连接，肾中元阴元阳为脾阴阳之根。先天与后天相互资生，相互促进。若二脏不和，则百病丛生。张琪教授从中医学术理论体系入手，总结大量临床经验，认为肾病之水肿、蛋白尿、血尿与脾肾相关，其病机关键为脾、肾功能失调，三焦气化失司，尤其是慢性肾脏病，脾肾阴阳失调贯穿疾病的始终。

从脾肾论治肾源性水肿

脾主运化水液，肾者水藏，主津液。《素问·经脉别论》谓："饮入于胃，游溢精气，上输于脾，脾气散精，上归于肺，通调水道，下输膀胱，水精四布，五精并行。"津液的生成与输布，主要由于脾的运化输布，肺的通调水道，肾的气化蒸腾和三焦的疏泄决渎，其中尤以脾的运化功能为人体气机升降的枢纽。如脾虚运化失调则精微不能输布，水湿不得运行而停蓄；肾司开阖，其开阖之功能端赖肾中阴阳之互济保持相对之平衡，若肾阳虚开阖失司则小便不利。水液代谢障碍，势必耗伤肾气，精微遗泄日久，更耗肾之阴阳。肾虚温煦滋养失职，脾气匮乏，脾虚化生不足，无力充养先天，二者相互为患，导致水肿发生。

1. 脾肾阳虚者，当温肾健脾

由于脾肾阳虚无力温运水湿，水湿内停泛溢肌肤形成水肿，谓为"阴水"。慢性肾小球肾炎、肾病综合征症见全身浮肿，腰以下肿甚，按之凹陷不易恢复或水肿反复发作，小便少，大便溏或溏而不爽，脘腹胀满，腰痛，畏寒肢冷，精神委靡，面色晦暗；面色㿠白，舌体胖嫩滑润，舌质淡或边缘、舌下有瘀斑，脉沉细迟或沉涩。治疗以温肾健脾利水活血之剂，方用加味真武汤。

2. 肺热肾寒者，当清肺健脾温肾

肾病综合征、糖尿病肾脏疾病等肺、脾、肾三脏寒热交错功能失调，症见水肿（中度或轻度），小便不利；口干渴，胸腔或胃脘灼热，舌红苔燥；形寒肢冷，四肢困重，头昏沉，大便不实；腰膝酸痛沉重，下肢寒凉，脉象沉。辨证为肺热、脾肾虚寒，上热下寒，寒热交错。方用花粉瞿麦汤清肺健脾温肾。

3. 湿热中阻者，当和中分消

脾气虚不能升清而湿浊中阻，胃气滞不能降浊而热瘀，形成虚中挟瘀，湿热中阻之证。周身水肿，以腹水为重者，症见腹部膨满，腹水明显，小便不利，大便秘，五心烦热，恶心呕吐，胃脘胀满，口干食纳减少，舌质红苔白厚腻，舌体胖大，脉弦滑或弦数。方用东垣中满分消丸衍化之和中消胀饮，体现了东垣治脾胃用分消法之特色。

从脾肾论治蛋白尿

张琪教授认为蛋白是人体的精微物质，由脾运化之水谷精微与肾藏之精气化生。蛋白尿的生成，与脾肾两藏虚损密切相关。脾虚不能升清，谷气下流；脾失固涩，精微下注，所谓"中气不足，溲便为之变"；肾主封藏，受五脏六腑之精而藏之，若肾气亏虚，肾失封藏，肾气不固，精微下泄；另外湿毒内蕴，郁而生热，亦可使肾气不固而精气外泄，热为阳邪，性主开泄，肾受湿热熏灼而固涩功能失职，致精关开多合少，蛋白等精微物质随尿而下。

1. 脾胃虚弱者，当益气升阳

肾小球肾炎或肾病综合征、糖尿病肾脏疾病等水肿消退后，脾胃虚弱，清阳不升，湿邪留恋，症见体重倦怠，面色萎黄，饮食无味，口苦而干，肠鸣便溏，尿少，大量蛋白尿，血浆蛋白低，舌质淡，苔薄黄，脉弱。方用升阳益胃汤加减。

2. 肾气不固者，当补肾摄精

肾气不足，固摄失司，精微外泄致肾小球肾炎蛋白尿、血尿日久不消失，表现腰痛腰酸，倦怠乏力，头晕耳鸣，夜尿频多，尿清长，或遗精滑泄，舌质淡红，舌体胖，脉沉或无力。治以补肾固摄，方用参芪地黄汤加味。

从脾肾论治血尿

尿血《素问》称之为"溲血，溺血"。《金匮要略》"热在下焦者，则尿血"。血液化生于脾，化精于肾，脉为血府。血液全赖五脏共同作用，才能循行于脉中，布散于全身。任何导致脏腑功能失调，血不循常道，均可致尿血。正如李用粹云："脾经湿热之邪，乘所胜而下传水府……或肾虚火动……或劳力伤脾……俱使乘热下焦，血随火溢。"

1. 肾阴虚内热者，当补肾益气清热

肾阴亏耗，相火妄动，血不安谧而下溢为主，同时兼有气虚失于固摄之尿血日久不愈，慢性肾小球肾炎、过敏性紫癜性肾炎、IgA肾病症见腰痛，手足心热，神疲乏力，腰膝酸软，气短心悸，头晕耳鸣，尿黄赤，舌红少苔，脉细数或沉数，方用知柏地黄汤加参芪等补肾益气清热，凉血止血。

2. 肾虚热瘀者，当滋阴收敛止血

病久耗伤肾阴，肾司二便，失于固摄，同时兼挟有内热瘀滞之慢性肾小球肾炎、慢性肾盂肾炎、过敏性紫癜性肾炎以血尿为主者，症见尿涩痛时作时止，肉眼血尿或镜下血尿，头昏腰酸，倦怠乏力，五心烦热，舌红苔白少津，脉细数。治宜滋肾阴收敛固脱，辅以清热化滞加味理血汤，补虚、育阴、固脱、清热、化瘀同用，对于尿血日久耗伤阴血，滑脱不止，兼有热邪瘀滞者用之甚效。

3. 肾阴虚气虚者，当补肾益气固摄

肾阴虚，气虚血失统摄不固，肾虚失于封藏，滑脱不止致慢性肾小球肾炎、IgA 肾病以血尿为主者病程日久不消、顽固不止，腰酸腿软，全身乏力，体倦神疲气弱，舌淡润，脉象沉弱或沉细无力。方用益气补肾固摄合剂。

4. 脾虚失统者，当健脾益气

慢性肾脏病病程较久，耗伤正气，脾气亏虚，脾不统摄，血溢脉外症见尿血，长期站立则紫癜复现，伴有乏力、心悸、腹泻等脾虚脾不统血证。治以健脾益气，凉血止血为法，方用归脾汤加减。

从脾肾论治慢性肾衰竭

慢性肾衰竭由多种慢性肾脏疾病日久发展而来，其病机特点是以虚为主，虚实夹杂；病机的核心是脾肾两虚为本，湿浊瘀血内停为标；脾肾两虚贯穿其始终。诸如慢性肾衰竭病人临床上所出现的腰痛膝软、乏力贫血等均由脾虚肾虚日久所致，此为慢性肾衰竭之本虚。而脾虚运化失司，水湿内停，肾虚气化不利，浊不得泄，升清降浊之功能紊乱，湿浊内蕴，日久必化为浊毒，湿浊毒邪内蕴日久致血络瘀阻为患，临床出现脘闷纳呆、食少呕恶、少寐烦热、舌苔垢腻或舌紫瘀斑等症，此为本病之标实。因此，张琪教授提出治疗时当以健脾补肾为基本治疗大法，根据不同阶段正虚邪实的轻重不同，采用扶正与祛邪同治的方法。

1. 脾虚生湿者，当化湿醒脾

慢性肾衰竭若脾气衰败，则运化功能失调，水液不能正常分布，湿浊内生，弥漫于三焦，使升降逆乱清浊混淆。临床以恶心呕吐、胃脘胀满、口气秽臭、头昏沉、烦闷、舌苔白腻、脉缓等一系列消化道症状表现乃"脾为湿困"证候，必须以化湿醒脾以解除脾困为主治疗。方用平胃化湿汤。

2. 湿热蕴脾者，当清热化湿

湿邪蕴结日久则化热，或体内脾胃素热与湿热相互蕴结则脾胃运化受阻，形成湿热痰浊中阻，临床多见呕恶、脘腹胀满不欲饮食、口气秽有氨味、大便秘结或不爽，或兼肢体虚肿，舌苔厚腻稍黄少津，脉弦滑等。若伤阴者方用加味甘露饮；若脾胃不和，湿热中阻，清浊混淆者方用中满分消饮。

3. 脾胃虚弱者，当健脾和中

慢性肾衰竭病机主要因素之一为脾胃虚弱，水谷精微不能正常运化，气血化生乏源，而呈现贫血乏力等一系列脾胃虚弱诸症，脾胃功能之强弱与慢性肾衰竭的预后关系极为密切，因此补脾胃以益气血生化之源在治疗中占有十分重要位置。常用六君子汤加当归、白芍，名为归芍六君汤健脾养血和中。

4. 脾肾两虚者，当健脾补肾

"肾如薪水，脾如鼎釜"，脾肾相互滋生。慢性肾衰竭临床有一部分患者多由脾肾虚损出现倦怠乏力，腰膝酸痛，夜尿频多，腹胀，舌淡胖而有齿痕，苔白滑，脉沉细迟弱。张琪教授常用脾

肾双补方或加味参芪地黄汤脾肾双补。肾虚的本质是阴阳俱虚，故于补阳之时，需辅补阴之品，阳根于阴，使阳有所依附，并可藉补阴药的滋润制补阳药的温燥以防伤阴；滋阴之时，需辅补阳之品，以阴根于阳，使阴有所化，并且藉补阳药的温运制补阴药的凝滞，使之滋而不腻，补而不伤阳。

从脾肾论治慢性尿路感染

尿路感染在临床上分为膀胱炎和肾盂肾炎。膀胱炎和肾盂肾炎又有急性和慢性不同。由于抗菌药物应用较广泛，以及慢性感染患者临床症状不甚明显等原因，求治于中医者多为病史较长，反复发作，经久不愈的慢性尿路感染患者，如慢性膀胱炎、慢性肾盂肾炎、慢性前列腺炎等，主要表现为小便频数涩痛，每因过劳、感寒、外感、情志刺激后而发作，辨证属于中医"劳淋"范畴。《诸病源候论》云："劳淋者，谓劳伤肾气而伤热成淋也……劳倦即发也。"张琪教授通过临床观察，认为其病机关键在"劳"，劳乃正气虚也。劳淋之初多由于湿热毒邪蕴结下焦，致膀胱气化无力；或治不得法，或病重药轻，余邪不尽，停蓄下焦，日久暗耗气阴而致气阴两虚，此时脏腑机能减弱，正气虚弱，失于防御，正不胜邪，更因感冒、过劳、情志刺激等因素而诱发，使正气耗伤，邪气滞留。正虚邪留为其基本病机。其特点是本虚标实，虚实夹杂，病情反复，缠绵难愈。西药抗生素只能祛邪而不能扶正，邪气虽暂时祛除，但正气没有恢复，因过劳及着急、上火、生气、受凉则复发。张琪教授根据劳淋的病机特点，分期分型辨证论治，扶正祛邪择时攻补。按正邪盛衰变化分为急发期、转化期和恢复期。急发期以祛邪为主，清热利湿为主要治法，而转化期和恢复期则以扶正为主，补益先天之肾精、后天之脾气则是扶正的基础。

1. 转化期——健脾补肾与清热利湿并重

转化期虚实夹杂，是劳淋的主要阶段。此期正气耗伤而导致湿热之邪留滞是劳淋缠绵难愈的主要原因。此期若症见小便频数，尿道涩痛或不适，腰痛膝冷，畏寒，男子阴囊湿冷，女子白带量多清稀，尿色黄，舌苔白，脉沉，辨证为肾阳虚衰，膀胱湿热，治以温补肾阳，清热利湿解毒；若症见小便涩痛，灼热不甚，尿急尿频，腰酸痛，五心烦热，口干咽干，舌红无苔或少苔，脉细数或虚数，辨证属肾阴不足，膀胱湿热，当治以滋补肾阴，清热利湿；若尿频尿急，尿道不适，尿色黄，腰酸痛，两腿软，全身乏力，舌质淡，脉沉，则辨证为肾阴阳两虚，膀胱湿热，治以补肾滋阴助阳，清利湿热。

2. 恢复期——健脾补肾为主，清热利湿为辅

当邪去正复，病人出现一派虚象时，即进入恢复期，此为调理阶段。治以扶正固本，增强机体抗御病邪能力。此期的扶正治疗，对减少复发是十分必要的。临床分为二型，一为脾虚气陷，膀胱失约型：症见尿液不尽，点滴而出，小便坠胀，迫注肛门，少气懒言，精神倦怠，舌苔白，脉弱无力，治以补中益气升阳，用补中益气汤加减。一为肾阳不足，膀胱气化失司型：劳淋病人湿热久羁伤阴，阴损及阳，加上长期过用苦寒克伐之品，导致肾阳亏虚，膀胱气化不利，阳气不能运化水湿，膀胱湿热未尽，故在淋证中伴有虚寒之象，症见小便频数，尿色清，尿有余沥，腰痛，四肢倦息，舌质淡润，脉沉迟，张琪教授常将此类淋证辨为"寒淋"。治疗此类患者仅用清热解毒利湿药不仅无明显疗效，且常加重病情，故应以补肾温阳固涩治本为主，佐以清热解毒、利湿通淋。方用金匮肾气丸加温肾阳之小茴香、补骨脂，补肾强腰之杜仲、续断，佐以清热解毒利湿之黄柏、瞿麦、萹蓄、公英、白花蛇舌草等治疗。

从脾肾论治过敏性紫癜性肾炎

　　过敏性紫癜是一种小血管炎，以皮肤紫癜、关节炎、腹痛、血尿为主要表现。本病属祖国医学"血证"、"发斑"、"葡萄疫"、"肌衄"等范畴。有的病人紫斑连续不断成大片状外出于皮肤，甚至影响肾脏，出现血尿、蛋白尿，而成过敏性紫癜性肾炎，若大量蛋白尿经久不愈或肉眼血尿反复发作最终可导致慢性肾衰竭。古人将发斑或紫癜类疾病分为阴斑和阳斑两大类。此病大多数医家从阳斑论治，中医药多用清热凉血祛风之剂。但是有的紫癜经久不愈，连续不断外出不止，色淡，舌润不燥，脉象沉无力不数，无热象，只有乏力或腹泻倦怠，或心悸怔忡，或手足不温，或蛋白尿、血尿顽固不消，用清热凉血不仅无效反而加剧，考虑此属阴斑。阴斑，系肌肤表面出现的一种浅红色或淡紫色斑块。"阴斑"之名，首见于元·朱震亨《丹溪心法·斑疹篇》："阴证发斑，……此无根失守之火，聚于胸中，上独熏肺，传于皮肤，而为斑点。"病位多在脾肾，辨证多为虚证、寒证。其治法"只宜温中调胃，加以小茴香、芍药，或以大建中之类，其火自下，斑自消退，可谓治本而不治标也"。脾统血，脾气虚，则血失统摄，血溢脉外，故皮肤出现大小不等的青紫色斑块，此起彼伏，缠绵不止，或血尿日久不去；肾藏精，肾气虚则失于固摄，精微外溢，致蛋白尿缠绵难去。属脾肾两虚者，多见心悸短气，或少寐倦怠，或便溏，或腰膝酸软，或手足不温，舌淡脉弱等，紫癜每于劳累或过度思虑后发作，量少色淡。张琪教授常从脾肾辨证，用归脾汤重用黄芪以益气固表，配以温肾药如巴戟、肉苁蓉等治疗往往有效，用后紫癜减少，继续用之紫癜不复出，病人全身有力，诸症悉除。

第四章 运用大方复治法论治肾病

张琪教授认为大方复治法是列于我国医学七方之内的，如大、小、缓、急、奇、偶、复。古典医籍《千金要方》、《外台秘要》、《圣济总录》、《太平惠民和剂局方》等皆有不少大方复方的记载，他通过数十年临床经验，往往对一些病机错综复杂的疑难病辨证论治用之可随手奏效，因而得出结论，这些复方药味多，补泻温清熔于一炉，表面看似复杂，实际是前人对复杂病机之疾病治疗的心血结晶，是珍贵的，应该加以深入的探索发扬。可惜的是，因其药味多、组方复杂，不被重视，甚至有人视之为诟病。实际上，《伤寒论》、《金匮要略》书中亦有复方，如柴胡加龙骨牡蛎汤、麻黄升麻汤、乌梅丸、风引汤、侯氏黑散、大黄䗪虫丸。组方用药是针对病机而设。国医大师裘沛然在《碥石集》中称赞大方复治法乃是辨证入高深之境，与张琪教授对大方复治法之见解可谓"智者见智，不谋而合"。

张琪教授在大方复治法的运用中也体现了"辩证法"思想，即在一个方中使用作用相反或性质对立的药物以应对其复杂的发病机制，如散与敛、寒与温并用，消与补兼施，气与血、阴与阳互补，扶正祛邪。多法合用也体现了他多元化的思想。如他自拟治疗尿毒症期湿热痰浊中阻当化浊饮，方中大黄、黄连、黄芩苦寒泻热药与砂仁、藿香、草果仁、苍术等辛香开散祛湿药共用，两类药相互调济，既不致苦寒伤胃，又无辛燥耗阴之弊，使湿浊毒热得以蠲除，体现了寒温并用的特点。再如对脾胃阴亏兼有湿邪者善用加味甘露饮治疗，二地、二冬、石斛滋养脾胃之阴，黄芩、茵陈清热存阴，配伍麦芽、佛手开胃醒脾，与苦寒药合用，防其滋腻有碍脾之运化，体现了消补兼施的思想。他强调多读毛泽东的《矛盾论》、《实践论》，这些哲学思想有利于在复杂的病情中分清主症和次症。

张琪教授认为若想得心应手运用大方复治法，需有深厚的医学功底，尤其要辨证准确，对药性有精准透彻的把握，权衡药物配伍是关键，否则不仅有堆砌之嫌，用之不当，反会有害而无益。如大黄具有清解血分热毒的特点，使血中氮质潴留得以改善，现代药理实验证实具有明显改善肾功能作用。他在治疗慢性肾衰竭时，常用此药泻浊祛瘀，但他指出，大黄虽为治疗慢性肾功衰之有效药物，必须结合辨证，合理用之。属湿热毒邪蕴结成痰热瘀血者方为适宜，使大便保持每日1~2次，不可使之过度，以期既能排出肠内毒素，清洁肠道，又可清解血分热毒，并常与活血祛瘀、芳化湿浊之品共用，使毒邪瘀浊从大便排泄而出，而且通过泻下能减轻肾间质水肿，为"去苑陈莝"之法。但脾气虚肾阳衰微者，大便溏，虽有湿浊内阻，亦不可用大黄，用之加重脾肾阳气虚衰，化源匮乏，促使病情恶化。此外，大黄性寒，易伤脾阳，他常配以草果仁温脾化湿，既起到化浊的作用，又防止大黄苦寒伤脾。因此必须掌握大方复治法的精髓，方能起到疗效。

运用大方复治法治疗慢性肾病，是他对肾病特别是慢性肾功能不全治疗的一大特色，通过大量病例观察总结出慢性肾炎及肾功能不全的病机，以脾肾两虚为本，因脾肾虚弱，功能失调，又产生了水湿、湿热、血瘀、热毒等病理产物。治疗一方面要补肾健脾，调整脾肾功能；另一方面要祛湿、解毒、活血、化浊、清利湿热，因此，他认为如此寒热虚实、错综复杂之病机，非一元化理论能阐明，更非一方一法所能奏效，遣方用药必须与之相应，才能切中病机，取得良好疗效，这其实也是学术的发展。他创制的补脾肾、化湿泻浊、解毒活血法，多元化、多靶点治疗，补正不碍邪，祛邪不伤正。通过大量临床病例观察，一是病人症状得到明显改善，如全身体力增加，腰酸腿软减轻，脘腹胀满改善，饮食佳，大便通畅等；二是经生化检查肾功能大多有明显改善，有些氮质血症期的病例还可以恢复到正常，多数病人肾功能逆转或稳定，免于透析之苦。

第五章　活血化瘀法在肾病中的应用

活血化瘀是祖国医学的一个重要治则。血瘀的病因有气虚、气滞、因寒、因热、痰湿、水蓄、风气的不同，临证时须随证求因，审因论治，予以益气活血、行气活血、温阳散寒活血、凉血活血、化痰除湿活血、逐水活血、养血祛风活血等治法，不可一味活血破血，否则不仅无益反为害。张琪教授善用活血化瘀法治疗五脏疾病及内科杂病，尤其在治疗肾系疾病时运用灵活，每收良效。现将其运用活血化瘀法治疗肾系疾病经验介绍如下。

泻热逐瘀法治疗急性肾小球肾炎

急性肾小球肾炎早期症见尿血色紫，或尿如酱油色，或镜下血尿，排尿涩痛不畅，小腹胀满，腰痛，便秘，手足心热，或兼咽痛，扁桃体红肿，舌暗红或舌尖红少津，苔白燥，脉滑数有力，中医辨证多为热壅下焦，瘀热结滞，血不归经，张琪教授应用泻热逐瘀法治疗，自拟桃黄止血汤。药物组成：

大黄 7.5g　桃仁 20g　小蓟 30g　白茅根 30g　生地黄 20g　侧柏叶 20g　山栀子 10g　蒲黄 15g　桂枝 10g

本方主药为桃仁、大黄。桃仁活血润燥，大黄除治阳明实热具有泻下作用，又有通利小便、清热泻热、化瘀止血之功效，二药配伍泻热开结，热除则血止。此方乃根据桃核承气汤意，除大黄、桃仁泻热逐瘀外，桂枝温通以防寒凝；小蓟、侧柏叶、白茅根、生地黄、山栀子诸药清热凉血止血，合而为清热止血之有效方剂。通过破瘀血以止血，乃通因通用之法。

活用活血化瘀法治疗慢性肾小球肾炎

在慢性肾炎病程中，瘀血既是病因又是病理产物，也是疾病发展演变的必然结果。"久病入络"，加之湿热内停，血行涩滞而成瘀血。瘀血又是水肿、蛋白尿及血尿加重的主要因素。张琪教授治疗慢性肾炎常用的活血化瘀药物：丹参、桃仁、红花、赤芍、当归、益母草、刘寄奴、三七、蒲黄、泽兰等。张琪教授主张审因辨治瘀血，必须活用活血化瘀药物才能取效、增效。气滞血瘀者多伴胸闷胁痛、善太息等肝气郁滞证，在活血祛瘀基础上，并选柴胡、枳壳、牛膝、砂仁等理气药配伍，相辅相成。气虚血瘀者常伴乏力、倦怠等症，仅用活血化瘀药则少效，须以补气为主，辅益气养血，助精活血之法，以桃仁、当归、鸡血藤养血活血，寓通于补。阳虚血瘀者在血瘀基础上伴畏寒肢冷、四肢不温、少腹冷痛、脉沉紧，以温经散寒之炮姜、小茴香、桂枝与活血祛瘀之当归、川芎、桃仁合用。

凉血化瘀法治疗 IgA 肾病之血尿

　　张琪教授认为 IgA 肾病血尿是属于本虚标实的病证，肝肾阴虚或气阴两虚是其本，为导致 IgA 肾病血尿产生的内在因素；邪热瘀毒为其标，是促发 IgA 肾病血尿产生的外在原因，也是 IgA 肾病血尿的诱发及加重因素，与病情活动有关。在 IgA 肾病血尿形成及进展过程中，瘀血是主要病理产物，也是加重病情的重要因素。一是因虚致瘀：IgA 肾病血尿患者素体阴虚，阴亏水乏，相火偏盛，煎熬阴液，则血液凝聚，血行艰涩，留而为瘀；气虚运血无力，血瘀不行，因之气阴两虚，由虚致瘀。二是邪热瘀血实邪致瘀。邪热耗津炼液，血液凝聚，瘀血内停，或感受湿热之邪阻碍气机，妨碍血行，留而为瘀；瘀阻脉络则血不循常道而外溢，致"瘀"、"溢"互为因果，加重病情，迁延难愈。

　　IgA 肾病血尿的发病中瘀血是病情加重不可忽视的因素，亦是病损加重的指征。出血之症，其出血必留瘀，瘀血不除则血难止。IgA 肾病血尿病程较长，"久病入络"，奠定了血尿瘀血产生的基础理论。张琪教授多年临床经验发现，诸多止血方法无效的情况下，改用活血止血方药，可取得良好效果，并指出无论实证、虚证，有离经之血必有瘀滞，如唐容川所说："离经之血，虽清血鲜血，亦是瘀血。"在分析病机确定治则时，必须注意瘀血问题，故用大黄、桃仁活血化瘀。本病微观的病理变化，肾小球系膜增生、硬化、肾小管萎缩及间质纤维化损害等，当属肾脏脉络中邪阻血瘀。辨病辨证相结合，治宜化瘀通络，以期瘀去而生新，使病损修复，血尿减轻，从根本上达到病情缓解和治愈。

　　张琪教授自拟清热解毒饮治疗邪热内壅，损伤血络，迫血妄行外溢之 IgA 肾病，症见发热咽痛或咽部红赤，扁桃体肿大，五心烦热，大便秘结或黏滞不爽，肉眼血尿或镜下血尿，蛋白 1+ ~ 2+ 或（-），舌尖红，苔薄少津，脉滑数有力。方药组成：

　　生地黄 20g　玄参 15g　黄芩 15g　焦栀子 10g　桃仁 15g　大黄 5g　金银花 30g　连翘 20g　白茅根 30g　小蓟 30g　侧柏叶 20g　甘草 10g

　　生地黄、玄参滋阴、清咽利膈，银花、连翘、焦栀、黄芩清热解毒，侧柏叶、茅根、小蓟清热凉血止血，大黄、桃仁活血开瘀。全方滋阴利咽，清热解毒，凉血止血，活血开瘀，四法合用相辅相成。张琪教授常将原方加入地锦草 30g、荠菜 20g。地锦草清热解毒，既能止血，又能活血，具有止血而不留瘀的优点；荠菜具有清热利水，凉血止血之功。

清热活血止血法治疗过敏性紫癜性肾炎

　　过敏性紫癜肾炎以紫癜、血尿、浮肿等为主要临床表现，当属中医"肌衄"、"尿血"、"水肿"等疾病范畴。本病初起，多因毒热迫血妄行所致，应用清热解毒之品治疗；几经治疗，往往毒邪渐去，而血热搏结。或用药不当，致血热内瘀，舍于肾与膀胱，迫血妄行，损伤脉络而尿血。此时病人往往紫癜时隐时现，但尿血（肉眼血尿、或镜下血尿）持续不解。血热内瘀，脉络损伤为其病理之机转。因此治疗当以清热利湿、活血止血法。常用大黄、桃仁、白花蛇舌草、小蓟、白茅根、焦栀子、茜草、侧柏叶、蒲黄、生地黄、赤芍等药物，特别是大黄、桃仁泄热活血止血，必不可少。临床上，凡属紫癜肾正气未衰者，张琪教授喜用大黄与桃仁配伍，确有泄热开瘀止血之效，尤其是对屡用激素而有瘀热之象者，首选大黄、桃仁，常收到满意效果。但临证中有许多病例初期血热征象明显，经用清热凉血药物治疗后，热象渐退，此时用药切忌过于苦寒，张琪教授常在凉血止血药中酌加参芪等益气之品，清补兼施，可明显提高疗效。

利水活血法治疗肾病综合征之水肿

水湿内停可以导致血行阻滞，血瘀亦可影响水液分布运行，"水阻则血不行，血不利则为水"。水与血相互影响，相互瘀结。肾病综合征长期浮肿久治不愈，必见瘀血阻滞征象，症见长期浮肿久治不消，面色晦暗，腰痛如刺且有定处，舌质紫暗或见瘀斑，脉细涩。其主要病机是病久入络，瘀血阻滞，气化不利，水湿内停。治宜化瘀利水。此时若单纯祛瘀，则因蓄水不除，使血行阻滞，终致瘀血难消。单纯利水则会因瘀血障碍，津液敷布及排泄受阻，使水瘀互阻而加重。故必两者兼顾，方能达到瘀水并除之目的。方用坤芍利水汤：益母草、赤芍、茯苓、泽泻、桃仁、红花、白花蛇舌草、萹蓄、瞿麦、甘草。若高度水肿，临床表现腹部膨隆，腹壁静脉曲张，小便不利，大便不通，脉沉滑有力，舌紫，手足热之水蓄血瘀证者，审其体质尚可，形气俱实者用大黄甘遂汤加味：

大黄15g 甘遂5g 茯苓30g 泽泻20g 猪苓20g 川黄连15g 黄芩15g 白术20g 桃仁15g 槟榔20g 二丑各20g（砸）

其中大黄破瘀，甘遂逐水，伍以党参、白术、茯苓等益气健脾，攻补兼施，一般观察初服大便稍通，泄少量水，小便微增，继服则大便增，日数次，所下皆水样便，小便亦随之增加，连服药数剂肿胀消，可及时停药，中病即止，防其伤正。临床应用时辨证属于实热血瘀与水饮互结者方可用，否则不宜轻用。

补肾活血法论治糖尿病肾脏疾病

糖尿病肾脏疾病病变常挟瘀血，症见蛋白尿、浮肿日久不消，腰痛如折，皮肤痕斑，舌紫暗，脉涩结代。张琪教授认为，瘀血不仅是糖尿病肾脏疾病的主要病理基础，而且贯穿糖尿病肾脏疾病的始终。糖尿病肾脏疾病病程冗长，"久病入络"，气滞血瘀，"久病多瘀"。此外，肾失开合，清浊不分，湿浊内壅或湿毒伤络，血行不畅，故而成瘀；湿浊郁而化热，"血受热则煎熬成块"。加之热灼津液，耗伤营血，以致血中津少，质黏而稠运缓而成瘀。瘀阻肾络，精气不能畅流，壅而外溢，常使蛋白尿顽固难消。瘀血内阻，经脉不利，则见舌质紫暗或瘀斑，舌下静脉曲张，脉涩沉迟等。"瘀血化水，亦发水肿，是血瘀而兼水也"。水与血相互影响，相互疲结，是糖尿病肾脏疾病各期典型特征。瘀血阻络，新血不生，无以营养脏腑经络，进一步导致脾肾固摄无权，气化不利，常见水肿、腰痛、高血压等症。糖尿病肾脏疾病晚期病人，瘀血征象更加明显，出现面色黧黑，肌肤甲错，皮肤瘀斑，甚则"颈脉动"、"腹筋起"及出血等症。临床上见不同阶段的糖尿病肾脏疾病患者都有血液流变学异常及微循环的障碍，其轻重程度常随病情的加重而表现的更加明显。因此，血瘀一直贯穿糖尿病肾脏疾病发生、发展的全过程。

因本病为本虚标实之证，病位在肾，正盛则邪去，故补益肾气、活血化瘀是本病的主要治法。常用活血药物为桃仁、红花、丹参、赤芍。伴肾阴虚者，加熟地黄、山茱萸、枸杞子、五味子、菟丝子；若阳气衰微则见心悸、浮肿、肢厥、舌紫暗、脉微欲绝等症，治宜温阳活血，常用附子汤加丹参、桃仁、红花等。糖尿病肾脏疾病晚期湿浊蕴毒，瘀血阻滞，临床表现为恶心、呕吐、心烦、头痛、皮肤瘙痒、舌红、脉滑等，用解毒活血汤加醋炙大黄，通腑泻热祛瘀，使毒素浊邪从肠管排出；水血互结，则需瘀水并除，常用大黄、水蛭合党参、白术、茯苓，攻补兼施，使瘀消水泄，则诸症解除。

解毒活血法辨治急性肾衰竭

急性肾功能不全，由湿热毒邪入于血分，血络瘀阻为主，病人症见头痛、心烦少寐、五心烦热，搅闹不宁，恶心呕吐，舌紫少苔，脉弦数等表现为血瘀兼热毒症，宜用清热解毒活血化瘀法治疗。根据张老数十年经验以王清任解毒活血汤为最佳，解毒活血汤乃王清任《医林改错》之方，由连翘、葛根、柴胡、当归、生地、赤芍、桃仁、红花、枳壳、甘草组成。原方主治"瘟毒烧炼，气血凝结，上吐下泻"，张琪教授认为与本证虽病因相异，但病机相同，故以此方加味治疗，大多有效。本方病机重点在于毒邪壅滞、气血凝结，辨证要点在于舌紫无苔或舌有瘀斑，舌质紫暗等。方中连翘、葛根、柴胡、甘草清热解毒；生地养阴清热凉血；当归、赤芍、桃仁、红花、丹参活血祛瘀；加牡丹皮、焦栀以清血中之热；大黄解毒化浊；藕节收敛止血。全方共奏清热解毒、活血泄浊、凉血止血之功。

活血化瘀法贯穿慢性肾衰竭治疗的始终

瘀血是慢性肾衰竭的病机之一。慢性肾衰竭日久，肾气亏虚，气虚无力行血，导致血行缓慢，可形成瘀血。肾虚不能泻浊，脾失健运，导致水湿内停，气机不畅，不能推动血行，导致血脉凝涩。肾病日久，阳气不足，阴寒内生，失于温煦，血行缓慢而为瘀。此外，各种病因导致肾的开阖不利，秽浊不得外泄，积留体内，亦可蕴积为瘀血。血瘀证是慢性肾衰竭常见的证候。血瘀证在慢性肾衰竭的初期表现不明显，随着病情的发展，久病入络，或毒邪入侵血分，血络瘀阻，许多患者表现有瘀血的征象，症见头痛少寐、五心烦热、搅闹不宁、恶心呕吐、舌紫少苔或舌有瘀斑，舌下静脉紫暗，面色青晦不泽，脉涩或沉弦等。肾病日久，由气及血，瘀血内停，逐渐出现皮肤瘀点或瘀斑，舌体青紫或有瘀点瘀斑，面色黧黑，肌肤甲错，脉象涩、沉迟等临床表现。在临床观察中发现，有些病例即使没有瘀血的体征，在治疗过程中，加入活血化瘀之品，其疗效可提高，这也说明血瘀证不仅多见，而且贯穿慢性肾衰竭的全过程。

基于以上理论，活血化瘀法贯穿于慢性肾衰竭治疗的始终，临床常用红花、当归、桃仁、赤芍、丹皮等活血化瘀药物。常用治疗慢性肾衰竭的活血化瘀法：补脾肾活血化瘀法、活血化瘀解毒法、活血化瘀通腑法、活血化瘀化浊法、活血化瘀养血生血法。

（一）补脾肾活血化瘀法

肾脏疾病迁延日久，由肾及脾、脾肾俱虚发展而来。虽然有瘀血的征象，但此时正气已虚，临床可见脾肾之虚象，如腰膝酸软、畏寒肢冷、脘腹胀满、乏力倦怠、不思饮食、腹泻、舌淡苔白腻、脉象沉弱等，治宜活血化瘀与补益脾肾同用，常在活血化瘀的同时加入补益脾肾的药物，临床常用黄芪、人参、白术、茯苓补益脾气；菟丝子、枸杞子、熟地、山茱萸、淫羊藿、巴戟天等药物调理肾阴阳之偏颇以补肾气，并根据正虚邪实之轻重，酌情加减。

（二）活血化瘀解毒法

"毒"是慢性肾衰竭常见的病理产物之一，慢性肾衰竭的病人，若肾气极虚，浊阴不降，同时粪便等糟粕在体内停留的时间过长，浊阴、糟粕郁而为"毒"，病人在瘀血征象的同时可见身倦欲睡、恶心、呕吐、口中有氨味、腹胀便秘等表现，此时在活血化瘀的同时加入连翘、黄连、公英、大黄、半夏、黄连等解毒之品，尤以大黄通腑泄浊、活血逐瘀，使毒邪外泄，保持内环境相对稳定，保护肾功能，延缓肾衰竭进展。解毒活血汤原方"治瘟毒吐泻转筋"。王氏谓："瘟毒烧炼，气血凝结"，不用芩连寒凉壅遏，不用姜附辛热灼血，"唯用解毒活血汤治之，活其血，解其毒未有不一药而愈者"。张琪教授治急性肾衰竭，用此方加大黄，疗效颇佳。慢性肾功能不全氮质血症，临床出现恶心，呕吐，心烦头痛，皮肤瘙痒，舌干脉滑等消化系统和神经系统症状，用解毒活血汤加醋炙大黄，通腑泄浊，使尿素毒物从肠管排出，亦颇有效。用此方后尿素氮、肌酐下降，病情获得缓解。

（三）活血化瘀通腑法

慢性肾衰竭的病人，由于病久肾气亏虚，肾司二便的功能障碍，多见大便干结，体内浊邪不能及时随二便排出体外，症见脘腹胀满、恶心、呕吐，口中有氨味、食少纳呆等临床表现，此时活血化瘀与通腑泻浊法配合运用，加入大黄、芒硝、枳实、厚朴等行气通腑药物，使毒邪瘀浊从大便排泄而出，就是临床常用的"去宛陈莝"之法。大黄是活血化瘀通腑法常用药物之一，大黄可通腑泻浊、清热解毒、导滞破瘀，为活血化瘀降泻浊毒的要药。

（四）活血化瘀化浊法

慢性肾衰竭患者多为脾肾俱虚，不能正常运化、蒸腾水液，导致水湿内停；瘀血也影响水液的正常代谢，使湿浊内生，弥漫于三焦，湿浊可进一步损伤脾胃，使清气不升，浊气不降，患者出现痞满、恶心、呕吐外，多伴有便秘、呕吐、口中异味、舌苔白腻或黄腻等临床表现，临证在活血化瘀的同时，必须加入化湿之品，常用药为草果仁、苍术、砂仁、陈皮、藿香等芳香化湿之品驱除湿邪；同时还可加入茯苓、白术、薏苡仁、猪苓等健脾除湿之药，若湿邪蕴结日久化热，此时须化湿浊与苦寒泄热合用，加入茵陈、黄连、黄芩等清热药物。

（五）活血化瘀养血生血法

慢性肾衰竭患者久病气虚阴阳俱虚，瘀血阻滞脉络，引起新血化生障碍，加重血虚，此时气血亏虚与瘀血并存。临证可运用丹参、益母草、红花、丹皮等活血化瘀药物，在"祛瘀生新"的同时给予养血生血之品，如当归、何首乌、阿胶等，共奏活血养血之效。

活血疏郁法治疗慢性尿路感染

慢性尿路感染，包括慢性肾盂肾炎和反复发作的膀胱炎，根据其症状属中医"劳淋"范畴。应用抗生素治疗往往效果不理想，或停药后复发。张琪教授经过大量临床观察发现，劳淋的病机特点为本虚标实、寒热错杂，病邪起伏而致病情反复发作，缠绵难愈。淋证之初多由于湿热毒邪蕴结下焦，致膀胱气化不利；或治不得法，或病重药轻，余邪不尽，停蓄下焦，日久暗耗气阴转为劳淋；此时脏腑机能减弱，更因感冒、过劳、情志刺激等因素而诱发，使正气耗伤，邪气滞留。加之久病入络，气滞血瘀；湿热留恋，致膀胱气化不利，症见小便频数，尿色黄，脐下满闷或疼痛，舌质紫或舌边紫，脉沉，此时当活血疏郁，清利湿热，方药：

桃仁 15g　红花 15g　丹参 20g　当归 15g　石韦 15g　乌药 15g　牛膝 15g　金钱草 30g　川楝子 20g　琥珀末 5g（冲）

水煎服。

活血通淋法治疗尿路结石

　　尿路结石属祖国医学中的砂淋，石淋病。其病因多因湿热久蕴，煎熬尿液，结为砂石、阻塞尿路所致，故排尿艰涩而中断；尿路阻塞，气血瘀滞故腰腹绞痛。砂石损伤脉络，故尿血。治疗此病用清热利湿，涤石通淋法有一定效果。其机理是通过药物的利尿作用，增加尿流量，促进输尿管蠕动，有利于结石之排出。但据临床观察，这一治法的作用有一定限度。对结石停留于上尿路，特别是肾盏较高部位，体积较大者则效果不显。张琪教授认为在强调湿热证贯穿疾病始终的基础上，尤应重视的是凡结石停留必使气血阻遏，而结石之排出又必赖气血之宣通以推动之。因此，调理气血，是治疗本病之本。临床辨证施治的基础上常配伍一些理气活血单味药，往往取得良效。如配伍三棱、莪术、川楝子、鸡内金破积软坚行气；赤芍、牡丹皮、丹参、桃仁、红花活血化瘀。

　　张琪教授自拟消坚排石汤：

　　金钱草 50 ~ 75g　三棱 15g　莪术 15g　鸡内金 15g　丹参 20g　赤芍 15g　红花 15g　牡丹皮 15g　瞿麦 20g　萹蓄 20g　滑石 20g　车前子 15g　桃仁 15g

　　此方除用清利湿热之剂外，并伍以行气活血软坚化积之品。一方面使气血畅通，另一方面使结石溶化，可收到较好效果。方用金钱草 50 ~ 75g 为主药，此药始见于《本草纲目拾遗》谓："性微寒祛风治湿热"，"治脑漏白浊热淋玉茎肿痛……"。并未记载治砂石淋，近代始发现其有清热解毒利尿排石，活血散瘀之作用，故金钱草为治疗尿路结石之首选药。辅以破积软坚行气之莪术、鸡内金；活血化瘀之赤芍、牡丹皮、丹参、桃仁、红花，再配以萹蓄、瞿麦、滑石、车前子清热利湿。上药相互协同，气血疏通，湿热不得滞留，故能奏溶石排石之效。不少病例结石年久固结不下，经用此法治疗结石可以排出；有的病例出现结石溶解现象，化成小块随小便排出。若结石体积大难以排出，可加入穿山甲、皂刺以助其散结消坚之作用；若病程久，应扶正与祛邪兼顾，根据辨证加以扶正之药，有利于结石的排出。如肾阴虚者可辅以熟地黄、枸杞子、山茱萸、菟丝子等，肾阳不足者可加肉桂、附子、小茴香，兼气虚者可配以黄芪、党参。张琪教授曾治一肾结石患者，经用一般排石药物治疗无效，后发现病人面色萎黄，短气易倦等气虚现象，乃于消坚排石汤中加入黄芪 30g，党参 20g、服药 30 剂，结石随小便排出。肾结石日久不去易引起肾积水，致泌尿系感染反复不愈，此多由肾阳衰微，气化功能不足，湿热毒邪蕴蓄不除所致，故治疗时宜在消坚排石汤基础上选加附子、桂枝、肉桂温阳以助气化，选加苡仁、败酱草、金银花、连翘等加强原方清热解毒利湿之力，相辅相成，扶正除邪而收效。

第六章 疗肾病注重调脾胃

张琪教授重视顾护脾胃的理论，起源于《黄帝内经》。《内经》云："人以胃气为本，有胃气则生，无胃气则死"。《素问·平人气象论》："人无胃气曰逆，逆者死。"脾胃为后天之本，为气血生化之源，为人体气机升降之枢纽。《内经》云："胃为水谷之海，气血生化之源，脏腑经络之根。""五脏六腑皆禀气于胃"。从理论上阐释了脾胃正常发挥生理功能与人体健康至关重要。因此，张琪教授临证中，非常注重对脾胃的调护。

诊病问疾，首调脾胃

张琪教授临证问诊，以问消化为先，常问大便及饮食情况，若有脾胃不和，则先调脾胃。如慢性肾衰竭患者消化系症状常见，多有食欲不振、恶心呕吐、厌油腻、大便不调（便秘或稀便）、胃脘部或胀、或满、或痛等不适症状。因本病病在脾胃肾，"脾与胃相表里""肾者，胃之关也，……"。脾肾两虚，运化失司，升降失职，湿浊毒邪贮留，横逆犯胃，故有上述症状。脾胃受损，食入即吐或食不下，食不入胃，精微匮乏，气血生化无源，精微不化，同时伴有贫血乏力，精神委靡等；脾胃受损则影响药物正常吸收及药效的发挥；脾胃功能受损，不能升清降浊，浊毒湿邪蕴积不除，将变症丛生。故问脾胃决定治则的缓与急。若呕吐纳差、便秘、胃脘胀满者当急则泄浊解毒通便为先，方可快速缓解症状控制病情。反之缓以治本调理脾胃肾。

脾胃为人体气血生化之源，是后天之根本。《素问·五藏别论》曰："胃者，水谷之海，六府之大原也。五味入口，藏于胃，以养五藏气。"《素问·经脉别论》谓："食气入胃，散精于肝，淫气于筋；食气入胃，浊气归心，淫精于脉；饮入于胃，游溢精气，上输于脾，脾气散精，上归于肺，通调水道，下输膀胱，水精四布，五经并行。"脾胃健旺，水谷得化，精微得布，方得转运生机，正气充足，病则无由而生；脾胃不衰，药食得运，药力得助，方使良药得受，助正退邪，病则无由而进。即便他脏有疾，亦赖脾胃饲以水谷药石之精微，方能使脏气安和，受药以御病邪。为医者无论在用药与病后调护，尤当重视脾胃功能，临证诊疾当以顾护脾胃为要。如遇到慢性肾衰竭尿毒症期的患者，恶心呕吐、难以进食，此时暂不考虑血肌酐的水平，治疗以辛开苦降，重镇降逆止呕为急，常用半夏泻心汤合旋覆代赭石汤治疗，重用代赭石30g，嘱患者少量频饮，使其吐止。慢性肾衰竭病人辨证为脾胃湿热之恶心呕吐、纳差腹胀者予甘露饮加减治疗等等调脾胃。待脾胃功能恢复，根据辨证给予健脾补肾、活血化瘀解毒等法治疗。

病案举例

曾治疗耿某，女，31岁患者，现贫血6年。1年前自觉腰酸乏力，未系统检查治疗。10天前出现恶心、呕吐，伴有黑粪，于某市第一医院就诊，钡餐透视检查诊断为胃及十二指肠球溃疡，服甲氰咪呱片1周，黑粪好转，但仍恶心，呕吐，血Cr 868μmol/L而来诊。主症见腰痛乏力，恶心，呕吐，便干，面色萎黄，形体消瘦，眼睑无浮肿，舌淡苔白少津，脉沉细。肾功能：BUN 34.15mmol/L，Cr 1018.9μmol/L。辨证为湿热伤阴、脾胃不和、浊邪蕴蓄证，治以养阴清胃，芳香醒脾，化浊止呕。方拟加味甘露饮：

生地黄 20g　茵陈 20g　黄芩 15g　枳壳 20g　枇杷叶 20g　石斛 20g　麦冬 20g　大黄 10g　草果仁 15g　砂仁 15g　竹茹 20g　半夏 20g　芦根 30g　当归 20g　黄连 15g　干姜 10g

水煎服，日 1 剂。服前方药 14 剂后恶心呕吐次数减少，食量增加，肾功能 Cr 919μmol/L，效不更方，服用 14 剂诸症减轻，Cr 799μmol/L，继续前方加减加活血化瘀药桃仁 15g、赤芍 15g、当归 15g、丹参 15g 治疗。服 7 剂腰痛乏力减轻，无恶心、呕吐，病情好转。

遣方用药，顾护脾胃

张琪教授认为，无论新病久疾，胃气盛衰关乎治疗之效。医圣张仲景早有"安谷则昌，绝谷则亡"之诫，脾胃不健，谷气不充，脏腑不荣，病岂能愈？而大抵内服之药，必先经由胃之受纳、脾之运化及转输，方达患病之所。然"胃气一败，百药难施"，若脾胃气弱，虽良药而无力纳受，或胀痛拒之，或逆而吐之，或下而泄之，药力难行，病安能治？故尔大凡治脾胃之疾，自当用健脾行气之法，无可厚非。然而纵使治疗他脏杂疾，以纠正其脾胃气衰之胀满纳差、呕恶泄泻等症为先，旨在保证脾胃维持正常生理功能，使脾气健运、胃气旺盛，运畅气机，纳受如常，则食无不消，谷无不化，药食得运，正气得资，脏腑得助。且临床常有顽难杂疾，病邪甚重，非猛药无荡邪之力，然若兼胃气衰弱者治疗之始便投以虎狼之药，不仅不能治病，反而会加重病情。因此，张琪教授诊病时，不论主治何病，不分男女老幼，皆先问其饮食、脘腹及二便等情况，以探其脾胃之气的盛衰。在辨证精准的前提下，不论五脏六腑、寒热虚实、表里阴阳，先调脾胃，以确保药食正常纳运。

张琪教授治疗内科疾病时，如兼见有脾胃虚羸症状表现，若症状不重，不足以影响对主证治疗，则常于方中稍入健脾行气之品，小剂轻投，以缓解脾胃不适症状；但若症状较重，影响进食或服药，则宜先设专药专方，以纠正脾胃功能、顾护胃气为先。如肾衰竭有一部分尿毒症患者由于种种原因未能进行透析或透析不充分，使得尿毒症之胃肠道症状表现较为明显，常有脘腹胀满、食纳不佳等表现。张琪教授认为，此病虽本于肾，然诚如清代叶天士所言："上下交阻，当治其中。"五脏六腑皆禀赋于中焦脾胃，脾胃一虚，诸脏皆无生气，因此，此时宜先用中药调理脾胃，使胃纳脾运的功能得以恢复，以后天补先天，促进脾肾功能的恢复，而且脾胃功能正常，能够更充分地发挥药效，同时又可以减轻所服用的其他诸多药物对胃肠道的毒副作用，并对尿毒症所致的消化性溃疡有预防等作用，为慢性肾衰竭治疗提供重要保证。

脾胃为气血生化之源，为后天之本，如《杂病源流犀烛·脾病源流》言："脾统四脏，脾有病必波及之，四脏有病，亦必待养于脾。故脾胃气充，四脏皆赖煦育；脾气绝，四脏不能自生，凡治四脏者，安可不养脾哉。"脾病则各脏受累而病，脾胃虚则五脏俱无气血所充而虚，因此，脾胃功能的盛衰、强弱直接影响荣卫气血的化生，甚至危及生命，可通过补脾益胃之法使脾胃健运，气血得复，脏腑得安。

脾胃虚者，多见于脾胃气虚、脾胃虚寒以及脾胃阴亏之证。张琪教授治疗脾胃气虚，临床表现呈胃脘胀满疼痛，消化不良，大便溏，食少纳呆，四肢乏力，短气倦怠，舌润口和，或舌淡苔白润，脉象沉弱等。常以益气健脾为主，往往治疗主证同时合用四君子汤、六君子汤等方药。如张琪教授认为慢性肾衰竭的早期，多兼见脾气虚弱的表现，因此常用合上方以补中益气，健脾以和胃，使正气来复，胃能纳食，从而提高疗效，促进康复。并适当佐以陈皮、木香等理气药，使补而不滞。

病案举例

　　再如治疗慢性肾衰竭以贫血表现为主者，张琪教授临证多用归芍六君子汤治疗此病，方用：

　　人参 15g　白术 20g　茯苓 15g　甘草 10g　法半夏 15g　陈皮 10g　白芍 15g　当归 15g

　　随证加减。六君子汤气味较中和，但略偏于燥，且重于健脾益气，加当归、白芍一则可以调剂六君子汤之偏燥，二则辅助六君子汤益气生血之力以补血，使补血补气并重，脾胃得以调动，进食增加，营血化源得复，体现了张琪教授善用"欲求阴阳和者，必求之于中气"之意，临床颇见效验。

调护胃气，以免重伤

　　张琪教授认为治病定当有赖药食，然成败在于细节，方虽中病，而服之不得其法，则非特无功，反而有害。因此煎服之法，亦不可小视，关乎疗效，关乎胃气。张琪教授每每根据患者体质及所用方药特点，对服用方法有所叮嘱。如在服药期间，禁食生冷、黏滑、油腻、辛辣、酒酪等物，旨在顾护胃气，防止食伤脾胃。再如年迈久病体弱者，脾胃虚羸，纳运不及，不宜速服大剂药物，免伤胃气，此时不求速效，但求缓功，可酌量分服，使脾胃徐徐受药，惟求利于受纳、输布。又如因胃喜温润，故除特殊情况需冷服药物外，一般均应温服，以保胃气。另如解表药当热服，并啜热粥，以养胃气、益津液，不但资汗源而易为酿汗，更使已入之邪不能稍留，将来之邪不得复入。此外，病在上，饭后服药，药借食力，食助药威，升腾上达，去邪尤捷；病在下，食前服，胃空先入，既无食碍，又易吸收，直达病所，通腑排毒，消积导滞，径捷效速。滋补剂、助消化药，亦应食前服，能激发胃液分泌，有利消化吸收。然如素有脾胃疾患或服药不适者或药物中有刺激胃肠药物时，多嘱患者于饭后服药，免重伤胃气。如张琪教授在治疗慢性肾衰竭时常用大黄，治疗肾病综合征腹水时多用二丑、甘遂等，皆为快利猛攻之药，效佳而有伤正之虞。他除在用药配伍上有所注意外，还嘱患者"得快利后，当以糜粥自养"，以保护胃气。如若应用苦燥伤津之药后，他亦常嘱患者多饮温水或小麦汁以和中培土、养胃生津。而对于病后体虚者，虽"虚则补之"，然病后初愈，脾胃尚虚不受补，因此多以食疗调摄，即便应用补剂，也投以轻补轻调、性能平和、健脾开胃的补虚之品，以求扶正与顾护脾胃双管齐下。

第七章　病证结合疗肾病

病证结合的理论

　　病、证关系研究是当前中西医结合研究的热点和关键。病与证是从不同的角度、采用不同的思维模式和研究方法获得对疾病的认识，现今对病证结合的研究较多，各家均有不同观点。关于病证结合之病是指中医之病还是西医之病认识不同，如何进行病证结合亦有不同见解。

　　现代病证结合的模式，一是辨病与辨证相结合，这是最常见的一种形式，即先进行西医诊断，再进行中医辨证，辨证分型建立在辨病基础之上。辨病为主，辨证为辅，针对关键病理环节处方用药，辅以针对证候的药物；辨证为主，辨病为辅，在对证治疗基础上考虑对病治疗，这是一种病机结合病理，药性结合药理的研究模式；二是无证从病；三是舍病从证，舍证从病：舍证从病就是选择能针对病理机制的方药，而舍病从证则是选择能针对证候的方药。陈可冀院士在继承经典，传承名家基础上，主张辨病与辨证相结合的研究模式，该模式包括如下三种：一是中医辨病结合辨证论治模式；二是中医学和现代医学双重诊断疾病结合辨证论治模式；三是现代医学诊断疾病结合辨证论治模式。在当前的临床与科研工作中，第三种模式占主导地位。

　　根据病与证的不同侧重，病证结合又可分为以证为纲和以病为纲两种模式。以证为纲，即强调中医学中的"证"不同于现代医学辨病的异质性与重要性，临证注重证同则治同，证异则治异，治随证转。以病为纲，即强调现代医学的"病"不同于传统中医学辨证的异质性与重要性，临证注重病同则治同，病异则治异，治随病转。

　　在辨病的基础上进行辨证，是中医学固有的独特内容。《素问·热论》中说："夫热病者，皆伤寒之类也"，首先确定是由寒邪引起的热病，然后辨别三阴三阳经中何者受病。后世的六经辨证、卫气营血辨证等，都是遵循《内经》精神，在先辨明疾病的基础上进行辨证的范例。

　　张琪教授，首届国医大师，从事中医工作60余年，擅治重症及疑难病症，尤其对慢性肾脏疾病的诊治经验丰富，方法独到，对辨证与辨病的认识有其独到之处。

病证结合的临床运用

（一）辨病与辨证相结合

　　张琪教授认为，病证结合的病，既包括中医学的病，又包括现代医学的病。慢性肾衰竭中医学病名主要有关格、虚劳、腰痛等，同是关格病，但表现出来的证却有湿热内蕴证或湿毒入血证等不同，"证"是治疗疾病的主要依据，理法方药基本上是以证为基础的。但一味强调证而不辨病也是不全面的，中医学虽有同病异治、异病同治，以证为主的特点，但是这种共性是有一定范围的，如外感温病的湿热与内伤杂病的湿热病机虽相同，立法用药却不尽相同。因此，证必须与病相结合，才能全面反映疾病的规律。张琪教授认为，现代中西医结合提出辨病与辨证相结合，即先进行现代医学诊断，再进行中医学辨证，辨证分型建立在辨病基础之上，也能弥补中医学辨证的不足。例如，慢性肾衰竭辨证为脾肾两虚、湿毒瘀血证就是病与证结合的体现，是把现代医学的病与中医学的证结合起来，现代医学病名诊断与中医学辨证结合的诊病模式，这种病证结合的模式不是西化，而是要将现代医学的一些检查阳性体征及实验结果纳入到中医学的辨证之中，既有利于疾病的早期发现和早期诊断，也有利于拓展临床思路，甚至能在一些疾病无"证"可辨的情况下，通过现代医学的检查手段发现阳性体征而为中医学辨证提供依据。如能很好地发挥两者之长，将会大大提高中医药诊治疾病的疗效。但此种意义上的辨证与辨病相结合，绝非是抛开中医学理论、辨证论治，按现代医学的诊断去应用中药，而是中医学、现代医学的有机结合，不是混合，是取长补短，相得益彰。

1. 以辨证为主结合辨病

张琪教授临床对慢性肾衰竭常常进行分期辨治，即按现代医学对慢性肾衰竭的不同分期进行辨证治疗，这种分期辨治方法也是病证结合的一种模式。在慢性肾衰竭代偿期，临床上多表现为腰酸腰痛、乏力倦怠、夜尿频多等脾肾两虚证。此期重在恢复正气、扶正祛邪，以补脾益肾为主，常用脾肾双补法。在失代偿期及肾衰竭期，临床呈现倦怠乏力，腰膝酸软，腹胀呕恶，口中秽味，或舌淡紫苔厚，脉沉滑或沉缓等，辨证属脾肾两虚，阴阳俱伤，湿毒潴留，虚实夹杂。治应补泻兼施，正邪兼顾，以补脾肾、泻湿浊、解毒活血为法。尿毒症期，临床出现恶心呕吐、胃脘胀满、口气秽臭、头痛烦闷等湿浊瘀毒壅盛的表现，应以祛邪为急，常用化浊泄热法及清热解毒活血化瘀法。慢性肾脏病病程长，"久病入络"，以及湿热内停，血行涩滞而成瘀血。瘀血的形成是加重水肿、蛋白尿及血尿的主要因素。因此，瘀血作为慢性肾炎的一个重要因素，既是病因又是病理产物，所以治疗上必须灵活运用活血化瘀药物才能取效、增效。张琪教授在慢性肾炎的治疗中常用的活血化瘀药物有：丹参、桃仁、红花、赤芍、当归、益母草、刘寄奴、三七、蒲黄、泽兰等。现代研究也已证实，活血化瘀中药可改善肾实质血液流变学改变，改善患者血液高凝状态，延缓病情发展。

2. 针对原发病辨证

张琪教授认为，随着医学科学的发展，把现代医学的各种理化指标纳入到中医学辨证论治中来已是必然趋势。临床针对慢性肾脏病原发疾病辨证用药，有助于提高疗效。如对糖尿病肾脏疾病的治疗，张琪教授认为，因在血液流变学异常和微循环障碍方面相对较重，活血化瘀药力应加重，如加用桃仁、红花、丹参、川芎、水蛭等。高血糖者多选用熟地黄、山药、天花粉等药物辅助降糖。良性肾小动脉硬化治拟补肾活血法为主。乙肝病毒相关性肾病治以清热解毒、柔肝疏肝、健脾益肾为大法，加大剂清热解毒之品，辨病与辨证相结合。用白花蛇舌草、大青叶、柴胡、白芍、败酱草、五味子、白术、茯苓、虎杖、党参、山药等。并根据现代药理学研究成果辨病加用五味子、大青叶、板蓝根、败酱草、虎杖等解毒降低转氨酶；茵陈扩张胆管、促进胆汁排泄、降低胆红素、降酶等。高血压的患者用自拟高血压方：代赭石、生龙骨、生牡蛎、石决明、钩藤、玄参、菊花、枸杞子、怀牛膝等平肝潜阳。尿酸性肾病治以清热利湿、活血通络为法，加土茯苓、萆薢、丝瓜络、车前子。现代药理研究表明，土茯苓、萆薢、丝瓜络、车前子增加尿酸排泄，具有降低尿酸的作用。

（二）无证从病

慢性肾脏病 3 期的大量蛋白尿、血肌酐增高，患者可无任何症状，有些患者是通过体检才得以发现，张琪教授则针对蛋白尿及血肌酐辨证论治，延缓病情进展。蛋白属于中医学"精气"、

"阴精"、"精微"的组成部分，蛋白是人体的精微物质，是各种机能的物质基础，由脾胃化生，由肾脏封藏。一般而言，中医认为蛋白尿是因外邪侵袭，脏腑功能失调所致。其中脾不摄精，清气下陷和肾不藏精，精气下泄是蛋白尿产生的直接机制，因此脾肾功能变化是产生蛋白尿的基本病机。治疗以补脾肾为主，常用参芪地黄汤加减。黄芪根据现代药理实验证明结果，能显著减少尿中蛋白含量，病理组观察也证明黄芪组病变减轻，并认为黄芪消除蛋白尿、降低非蛋白氮，对肾小球肾炎的阻抑作用与黄芪增加代谢、改善全身营养状态有关。另据《现代中药药理手册》报导："黄芪对人体和动物均有明显利尿作用……黄芪能减轻庆大霉素所致的肾毒性损害，明显改善肾衰竭动物的肾功能，使血肌酐下降，肾实质细胞代谢有明显改善。"

张琪教授认为，慢性肾衰竭多由肾病日久，由气病及血，肾络痹阻致瘀。有时临床缺乏典型的血瘀症状及舌脉等体征外候，但从现代医学角度，存在血液流变学异常、肾脏血流动力学改变及肾内微循环障碍等"血瘀"征，应用活血化瘀药物才能提高疗效。此为辨证与辨病论治相结合的具体体现。

（三）舍病从证，舍证从病

临床上遇到病与证在处理方法上有矛盾时，经过分析，可以舍弃一方，而根据另一方的诊断结果进行治疗。张琪教授临诊遇到恶心呕吐、难以进食的慢性肾衰竭尿毒症期患者，此时暂不考虑血肌酐的水平，治疗以辛开苦降，重镇降逆止呕为急，常用半夏泻心汤合旋覆代赭石汤治疗，重用代赭石30g，嘱患者少量频饮，2~3剂吐止，体现了急则治其标的思想。若慢性肾衰竭患者出现轻中度水肿，此时不去辨治水肿，而是针对慢性肾衰竭脾肾两虚之本运用补脾补肾法治疗，不用利水之剂，肾功能改善，浮肿见消，体现了缓则治其本的思想。

第八章 化裁古方，创制肾病新方

张琪教授临证善于辨证，以证立法，施法灵活，依法选方。在选方用药上，突出了古方新用、化裁古方、创制新方等师古创新的独到之处。

精于辨证、古方新用

张琪教授认为：辨证论治是祖国医学对疾病诊断治疗总概括，是祖国医学理论体系的核心，是中医的精髓。临床中医师必须掌握这个精髓，才能治好病。他常说，一个经验丰富、高明的医生，主要是辨证熟练准确，立方遣药能中肯綮，有良好的疗效，这是中医的特色，必须弘扬光大。张琪教授结合辩证法的学习，认为中医学是从宏观的角度，结合从实践可得的人体生理、病理反映及其变化规律，反复推敲、类比、综合、概括、找出正确的结论。辨证论治必须用辩证法观点加以阐释，方能掌握其内涵。中医治疗疾病能否取得较好的疗效，辨证准确是其重要的前提，张琪教授之所以能够治愈大量疑难重症，精于辨证是重要原因之一。

张琪教授从医 70 余年，是全国著名中医临床学家，他认为祖国医学是一门高深的科学，拥有浩如烟海的文献典籍宝库，为医者不应闭门自守，分门论派，应博览百家尽汲所长，正如他在书中写到"历代医家各有千秋，要想学好中医，必须博览历代名著，荟众家之萃为我所用"，善于吸取各家之长取其精华，弃其所短，融各家学说于一身，指导临床实践。精于仲景学说，但又不被所宥，对金元四大家、明清各家学派及叶氏温病学术理论有高深造诣，如《脾胃论》、《丹溪心法》、《景岳全书》、《温病条辨》等古典医籍研究精深。他曾撰文"经方运用琐谈"、"谈《伤寒论》的辩证法思想"、"仲景方在妇科领域应用之探讨"等，充分体现了他巧妙活用经方、立意创新的学术思想。张琪教授主张读古人书用其方，既要不失原方原意，又不要被其束缚，"遵古而不泥于古"，依其法而不泥其方，非常重要。正如在《张琪临证经验荟要》中说："方药内容丰富多彩，……还应在理论指导下变通应用，使之恰中病情"。他不仅对经方有昭幽烛微的阐发，临证应用更是巧妙灵活，大胆扩大经方的应用范围。他认为，经方的运用"远不局限于外感病，凡内、外、妇、儿科及急慢性疾病，皆可用之"。

在肾病的治疗上，体现了他古方新用的学术特点。如李东垣中满分消汤，常用来治"中满寒疝，大小便不通，……下虚中满，腹中寒，心下痞"等，而他以其治疗慢性肾病顽固性水肿、腹水等属寒湿中阻者，收效甚佳；《医林改错》解毒活血汤，原方治"温毒烧炼，气血凝结，上吐下泻"，而他以其治疗急慢性肾衰竭恶心呕吐，五心烦热，搅闹不宁，舌紫有瘀斑等，辨证属毒邪壅滞，气血凝结者。他认为，原方主治与此证虽病因相异，但病机相同，故能生效。其他如用麻辛附子桂甘姜枣汤治疗急性肾炎、肾病综合征之水肿，理血汤化裁治疗慢性肾小球肾炎、慢性肾盂肾炎之血尿，甘露饮加减治疗慢性肾衰竭脾胃湿热之恶心呕吐、纳差腹胀者，《金匮要略》瓜蒌瞿麦丸加味自拟加味瓜蒌瞿麦汤治疗肾病水肿等，皆扩大了古方的应用范围。同时又非原方不变，而是随证有所加减化裁变通。"师其法而不泥其方"是他应用古方的特色。

精研古方、巧妙化裁

张琪教授的医学理论源于对《黄帝内经》、《伤寒杂病论》的精研，治法多宗仲景，兼采古今各家之长，但师古而不为古之法规所限，开拓创新。精研古方，在古方的基础上加减巧妙化裁，使之更加符合病情，切中病机。如对肾病的治疗，他以仲景桃核承气汤去芒硝加入凉血止血之剂，治疗热壅下焦、瘀热结滞、血不归经之肾病尿血。他认为临床各类尿血，日久不愈，而有瘀热之象者，用之多可收效。再如对肾衰竭的治疗，他认为慢性肾衰竭病位在脾肾，以阴阳俱虚者居多，尤以肾性贫血表现为主者，若用温柔刚燥之药，则使阴虚愈甚；若纯用甘寒益阴之品，则阴柔滋腻，有碍阳气之布化，影响脾之运化功能。他抓住健运脾胃，升清降浊，调理阴阳这一关键环节，临证选用气味中和之六君子汤加当归、白芍治疗，六君子汤气味较中和，但仍偏于燥，且重于补气，加当归、白芍一则可以调剂六君子汤偏干燥，二则助六君子汤以补血，使补血补气并重，脾胃得以调动，进食增加，营血化源得复，体现了"欲求阴阳和者，必求之于中气"之说，使本方更切病情，临床颇见效验。再如以瓜蒌瞿麦汤加味治疗慢性肾炎、肾病综合征久治不愈，或屡用肾上腺皮质激素而见寒热错杂、上热下寒之水肿证等，仿张锡纯用海螵蛸、茜草治崩漏之法治疗顽固性血尿等等。于祖国医学在继承中有所发扬和创新。如一老年妇女，患"尿闭证"，小便不通，中西药利尿剂均无效，病人痛苦不堪，无奈用导尿管导尿维持，经张琪教授会诊给予瞿麦30g、车前子30g、附子15g，连服3剂，小便通，去导尿管后，尿如涌泉而下，经调治而愈。

总结验方、创制新方

祖国医学代代相传，都是通过反复实践，不断推陈出新而发展和提高疗效。他在实际临证时，既守根据临床经验归纳总结的常法，但亦有变法，灵活变通。所谓"知常达变"亦是张琪临床思维的重要内容与形式之一。因病有常证与变证，治有常法与变法，药有常方与变方。

张琪教授在白天繁忙的工作之余，认真记录病例，晚上总结病例，写周记，写心得体会，总结经验和教训。他的笔记和病案不计其数，直到现在已90余高龄，独自诊治的病人仍然自己记录病案。张琪教授对医学不断地钻研和开拓，积数十年临床经验，在实践中摸索和总结出许多配伍严谨、用药精当、行之有效的经验方，创制出许多治疗肾病的新方剂。如坤芍利水汤，以益母草为主药活血祛瘀、利水消肿，配合其他活血利水之药，治疗慢性肾病水肿，日久不消，伴有瘀血见症者；利湿解毒饮，以土茯苓、草薢等治疗湿热毒邪蕴结下焦，精微外泄之慢性肾病日久，尿蛋白不消失者；益气养阴摄血合剂治疗血尿；用于治疗慢性肾衰竭湿热痰浊中阻，恶心呕吐，舌苔黄厚腻之苏黄泻浊饮；治疗慢性肾炎尿血病程日久耗伤肾阴，肾司二便，肾虚失于封藏固摄，肾阴虚虚火灼络，血溢脉外，精微外泄则有血尿、蛋白尿，用加味理血汤补肾、固脱、清热凉血、止血四法合用。再如慢性肾衰竭往往以脾肾两虚、阴阳俱伤、湿毒贮留、虚实夹杂出现者居多，治应攻补兼施，正邪兼顾，必以补脾肾，泻湿浊，解毒活血，补与泻熔为一炉，扶正不留邪，祛邪不伤正的参地补肾方；治疗湿热内蕴日久，煎熬尿液，结为砂石，阻塞尿路，症见排尿艰涩而中断，腰腹绞痛，血尿之消坚排石汤；治疗慢性肾脏病由于脾肾虚损，湿热、瘀血壅结三焦所致周身高度水肿，以决水汤加减化裁而成消水汤；由川芎肉桂汤化裁而成芎桂通络止痛汤治疗慢性肾小球肾炎、肾盂肾炎经治疗尿常规阴性仍腰痛不除者；均为他在多年临床实践中摸索和创制的有效验方，确有较高疗效。

第三篇　张琪论治肾病的经验

第九章　原发性肾小球疾病

第一节　急性肾小球肾炎

一、现代医学诊治概述

急性肾小球肾炎（acute glomelllonephritis，AGN）简称急性肾炎，多见于 β-溶血性链球菌 A 组感染后，也可见于其他细菌或病原微生物感染，如细菌（肺炎球菌、脑膜炎球菌、淋球菌、伤寒杆菌等）、病毒（水痘病毒、腮腺炎病毒、EB 病毒等）、支原体、立克次体（斑疹伤寒）、螺旋体（梅毒）、真菌（组织胞浆菌）、原虫（疟疾）及寄生虫（旋毛虫、弓形虫），故又称急性感染后肾小球肾炎（acute postinfectious glomerulonephdtis，APGN）。通常急性起病，突然出现血尿、蛋白尿、水肿、少尿、一过性高血压或伴短暂氮质血症，即急性肾炎综合征，多见于儿童和青少年，男女比例为 2：1。

（一）临床表现

本病主要发生于儿童，高峰年龄为 2~6 岁，2 岁以下或 40 岁以上的患者仅占 15%。发作前常有前驱感染，潜伏期为 7~21 天，一般为 10 天。典型临床表现为突发的血尿、蛋白尿、水肿、高血压，部分患者表现为一过性氮质血症。患者的病情轻重不一，轻者可无明显临床症状，仅表现为镜下血尿及血补体 C3 异常，重者表现为少尿型急性肾衰竭。

（1）前驱症状：发病前 1~3 周多有呼吸道或皮肤感染史，如急性咽炎、扁桃体炎、牙龈脓肿、猩红热、水痘、麻疹、皮肤脓疱疹等，部分患者可无前驱症状。

（2）尿液改变：多数患者有肾小球源性血尿，2/3 的患者表现为镜下血尿，半数患者为肉眼血尿。血尿常伴有轻、中度的蛋白尿，少数患者表现为大量蛋白尿。尿量减少者常见，但无尿很少发生。若持续出现，则提示可能演变为新月体肾炎或急性肾衰竭。

（3）水肿：90% 患者可发生水肿，常为患者就诊的首发原因。水肿的原因是水钠潴留。典型表现为晨起时面部、眼睑水肿或伴有下肢轻度凹陷性水肿，严重者可伴有腹水和全身水肿，可随利尿而好转。

（4）高血压：75% 以上患者会出现高血压，一般为轻、中度。少数患者可因血压急剧升高而致高血压性脑病或左心衰竭，血压升高主要与水钠潴留、肾素分泌增加、前列腺素分泌减少有关，利尿治疗后可很快恢复正常。

（5）肾功能异常：部分患者在起病早期由于肾小球滤过率降低，水钠潴留而尿量减少（常在 400~700ml/d），少数患者甚至少尿（<400ml/d），肾功能可一过性受损，而出现轻度一过性氮质血症。多数患者肾功能于利尿消肿数日后恢复正常，仅极少数患者发展至急性肾衰竭。

（6）其他系统症状：神经系统症状主要为头痛、恶心、呕吐、失眠、思维迟钝；重者可有视力障碍，甚至出现黑矇、昏迷、抽搐，这多与血压升高及水、钠潴留有关。心功能衰竭可表现为颈静脉怒张、奔马律、呼吸困难和肺水肿。

（二）实验室及辅助检查

1. 尿常规检查

（1）几乎所有患者都有镜下血尿或肉眼血尿，尿中红细胞多为畸形红细胞，这是由于肾小球毛细血管壁受损，红细胞通过肾小球毛细血管基膜裂隙时发生变形，也与肾小管内的高渗环境有关。红细胞管型存在更有助于急性肾炎的诊断。

（2）蛋白尿为本病的特点，尿蛋白含量不一，一般 1～3g/24h，（尿蛋白定性+～+++），可通过尿蛋白选择性指数测定或尿微量白蛋白、转铁蛋白、免疫球蛋白测定及尿蛋白电泳，大致判断肾小球滤过膜的损害程度，数周后尿蛋白逐渐减少，维持在少量～"+"，多在一年转阴或极微量。

（3）尿沉渣还可见白细胞、小管上皮细胞、颗粒管型、透明管型、红细胞管型。

（4）尿比重高，多在1.020以上，主要是球-管功能失衡的缘故。

2. 血常规检查

可有轻度贫血，常与水钠潴留、血液稀释有关。白细胞计数可正常或升高。血沉在急性期常加快。

3. 肾功能检查

大多数患者肾功能无异常，但急性期可有一过性肾小球滤过率（内生肌酐清除率或血半胱氨酸蛋白酶抑制剂 C 测定）下降，出现短暂氮质血症。由于并发了水钠潴留，血肌酐水平很少会超过正常值上限。肾小管功能常不受影响，浓缩功能多正常。血容量过多的患者，血浆白蛋白可因血液稀释而轻度下降。

4. 有关链球菌感染的细菌学及血清学检查

①咽拭子和细菌培养，急性链球菌感染后。肾小球肾炎自咽部或皮肤感染灶培养细菌，其结果可提示 β-溶血性链球菌的感染；②抗链球菌溶血素 O 抗体（ASO），ASO 增高，提示有链球菌感染史。链球菌感染后急性肾炎 70%～90% ASO 升高。在上呼吸道感染的患者中 2/3 会有 ASO 滴度上升。在诊断价值上，ASO 滴度的逐渐上升比单纯的滴度高水平更有意义，ASO 滴度上升两倍以上，高度提示近期有链球菌感染。

5. 血清补体检查

起病初期血清补体 C3 及总补体 CH50 下降，8 周内逐渐恢复正常，动态观察补体 C3 的变化对诊断本病意义很大。血浆中可溶性补体终末产物 C5b～9。在急性期上升，随疾病恢复逐渐恢复正常。若有持续的低补体血症常提示其他疾病的存在，如膜增生性肾病、狼疮性肾炎或先天性低补体血症等。

6. 血电解质检查

电解质紊乱少见，在少尿时，二氧化碳结合力可轻度降低，血钾浓度轻度增加及稀释性低血钠，此现象随利尿开始迅速恢复正常。

7. 尿纤维蛋白降解产物（FDP）检查

尿中 FDP 测定反映肾小球血管内凝血及纤溶作用。正常尿内 FDP<2mg/L，肾炎时尿 FDP 值

增高。

8. 其他检查

部分患者起病早期血清循环免疫复合物及冷球蛋白可呈阳性。

（三）诊断依据及鉴别诊断

1. 诊断依据

（1）起病前 1~3 周有链球菌（或其他病原菌）感染史。

（2）急性肾炎综合征表现：急性起病，血尿、蛋白尿、高血压、伴或不伴少尿。部分可表现为肾病综合征，极少数可表现为急进性氮质血症。

（3）血清补体 C3 和 CH50 下降。

（4）没有系统性疾病证据。

2. 鉴别诊断

（1）系膜增生性肾小球肾炎（IgA 肾病和非 IgA 系膜增生性肾小球肾炎）：部分患者有前驱感染可呈现急性肾炎综合征症状，患者血清 C3 一般正常，病情无自愈倾向。IgA 肾病潜伏期较短，多于前驱感染后 1~2 天内出现肉眼血尿，又称为感染同步性血尿，血尿可反复发作，血尿发作常与上呼吸道感染有关，部分患者血清 IgA 升高。

（2）非链球菌感染后的急性小球肾炎：其他细菌、病毒及寄生虫等感染所引起的肾小球肾炎也可表现为急性肾炎综合征，常于感染的极期或感染后 3~5d 出现。病毒感染所引起的肾炎临床症状较轻，血清补体多正常，水肿和高血压少见，肾功能一般正常，常有自愈倾向。

（3）膜增生性肾小球肾炎：又称系膜毛细血管性肾小球肾炎。本病约 40% 呈典型急性肾炎综合征并伴低补体血症，早期临床上很难鉴别。但本病无自愈倾向，血清补体水平持续低下，8 周内不恢复，病变持续发展。鉴别诊断困难者须作肾活检。

（4）急进性肾小球肾炎：临床表现及发病过程与急性肾炎相似，但临床症状常较重，进展迅速，肾功能进行性恶化，数天至数月内发生少尿、无尿甚至进展至尿毒症。确诊有困难时，应尽快作肾活检明确诊断。

（5）慢性肾小球肾炎急性发作：慢性肾小球肾炎常在呼吸道感染后 2~4 天出现急性发作，其临床表现及尿常规变化与 AGN 相似，但慢性者既往有肾炎的病史，可有贫血、低蛋白血症、高脂血症，血清补体浓度多正常偶有持续性降低，尿量不定而比重偏低。据此进行鉴别并不困难，对有些病例能明确是急性或慢性肾小球肾炎，除了肾活检进行病理鉴别诊断之外，临床上可根据病程和症状、体征及化验结果的动态变化来加以判断。

（6）全身性疾病肾脏损害：系统性红斑狼疮、过敏性紫癜、系统性血管炎等均可引起肾脏损害，类似急性肾炎综合征。可根据引起肾损害的各病典型临床表现和实验室检查来鉴别。

当临床诊断困难时，急性肾炎综合征患者需考虑进行肾活检以明确诊断、指导治疗。肾活检指征为：少尿 1 周以上或进行性尿量减少伴肾功能恶化者，病程超过两个月而无好转趋势者，急性肾炎综合征伴肾病综合征者。

（四）治疗方案

1. 一般治疗

在疾病的急性期，应卧床休息，直至肉眼血尿消失，利尿消肿。在水肿和高血压期，控制水和钠的摄入。持续少尿时，应同时限制钾的摄入。

2. 控制感染灶

一般认为在病灶细菌培养阳性时，应积极应用抗生素，但因咽拭子和皮肤感染灶培养的阳性率仅为 25% 左右，故不少学者主张凡诊断为本病者，一律使用抗生素治疗。首选青霉素，对青霉素过敏者使用大环内酯类（如红霉素）治疗 7 ~ 10 天，可预防肾炎菌株的传播。但早期控制感染能否预防肾炎的发生，目前尚无一致结论。

3. 利尿降压

本病的中心环节为肾小球滤过率下降，水钠潴留。血容量扩张，引发高血压和水肿，严重时引起急性心力衰竭和高血压脑病等严重并发症。因此，利尿降压是本病治疗的关键。轻、中度高血压，经卧床休息和限制水钠摄入即可恢复。当出现明显水肿或高血压时，应予利尿。常用噻嗪类利尿药。但如肾小球滤过率低 25ml/min 时常无效，需使用襻利尿剂。利尿后血压仍未控制，可选用钙通道阻滞剂、哌唑嗪等血管扩张药。

4. 透析

急性肾衰竭无尿期持续 2 天以上、大量的容量扩张并发急性心力衰竭、明显高钾血症时，需要透析支持治疗。可行血液透析或持续性静脉血液滤过，本病一般于起病后 7 ~ 10 天患者自发利尿，不再需要支持治疗。

5. 其他

本病非激素、免疫抑制剂和血浆置换适应证。但对急进性肾衰竭表现者应积极行肾脏活检术。若 30% 以上肾小球有新月体形成，推荐短疗程的静脉激素冲击治疗 [500mg ~ 1g/1.73m^2，连续 3 ~ 5 天]。不主张更长期的激素和其他免疫抑制剂治疗。

二、张琪诊治经验

（一）病因病机

急性肾炎属中医学中的"风水"、"溺血"等病证的范畴。风、湿、毒是该病发生的主要外因，主要病变脏腑在肺脾肾三脏。证候演变趋向是从表及里，由上焦、中焦而达下焦，从实向虚实夹杂演变。急性肾炎的病程长短不一，但有一定的规律性，按照疾病的不同表现，治疗上也各有侧重，临证分为两期：①急性期；②恢复期。急性期以水肿和血尿为主要表现。

"邪之所凑，其气必虚"。本病多在人体正气不足，御邪能力弱之时，外邪侵袭，或风寒外束肌表，或风热上受口鼻，或疮毒邪气内攻，肺卫郁闭，外不得宣发以散表邪，内不能通调水道以利水湿，以致风水相搏，泛溢于头面肌肤而见颜面浮肿。肺合皮毛，主一身之表，为水之上源；脾主运化；肾与膀胱相表里，《黄帝内经》中记载"三焦膀胱者，腠理毫毛其应"，脾失健运，水湿内聚，三焦决渎失司，膀胱气化失常，故小便短少，水湿日增而无出路，故肿势日甚延及全身。外感风热，热伤血络，血溢脉外，随尿而出，或湿热内蕴伤阴，肾阴亏虚，阴虚火旺，迫血妄行，而致血尿。因急性期治疗多以治标为主，易耗气伤津，水肿、血尿消失后，病程进入恢复期时则多呈现气阴两虚之象。

（二）辨证论治

1. 风水证

症状：急性肾小球肾炎发病时临床多以水肿为主要症状，水肿常从头面部开始，至周身浮肿，伴有咳嗽、喘息、畏寒，周身肢节酸痛等肺卫之证，辨证为肺气不宣，水湿不得下行而溢于肌表，形成风水之证。

治法：宣肺清热，温肾利水。

方药：麻辛附子桂甘姜枣汤加味：

麻黄15g　附子10g　生石膏50g　苍术20g　细辛7g　桂枝15g　鲜姜15g　红枣5枚

水煎服，每日1剂，早晚分服。

方药分析：方中以麻黄、细辛、生姜辛温宣肺为主，因多夹有热邪故用石膏以清热，桂枝、苍术、大枣温脾除湿，附子温肾助阳为辅，诸药配合，水湿除而愈。如高度水肿不得卧时，可于方中加入葶苈子、冬瓜皮、西瓜皮等以助其利水之功效；如水肿经治缓解而又遇感染，伴有扁桃体肿大充血，水肿加重者，为邪热侵肺，宜加入麦门冬、黄芩、山豆根、知母等清咽利肺之品。

水肿的治疗宜从肺脾肾入手，辨证必须抓住以何脏为主，何脏为辅，用药方能分清主次。风水水湿不得下行，关键在肺，也与脾肾有关，故本方是以治肺为主，脾肾为辅，宣肺利水为首选，温脾肾辅之，相辅相成，故能取效。

2. 湿热蕴结证

症状：急性肾小球肾炎因感染等诱因而出现湿热蕴结证候，症见尿血鲜红，或尿黄赤，尿常规检测以大量红细胞为主，伴咽干口燥，五心烦热，口舌生疮，咽痛，或伴眼睑、颜面及双下肢水肿，腰酸痛，脉滑数，舌质红，苔白干。

治法：清热利湿，解毒止血法

方药：加味八正散治疗：

白花蛇舌草50g　大黄7.5g　生地黄20g　萹蓄15g　瞿麦15g　车前子15g　小蓟50g　甘草10g

水煎服，每日1剂，早晚分服。

方药分析：湿热之邪为引起血尿的重要病因，这一点早已被前人所认识，但湿毒为患引起血尿也不容忽视，一由湿热郁久可以化毒，二则热之极亦为毒，因此，设此清热利湿解毒法，在八正散清热利湿基础上加白花蛇舌草。白花蛇舌草甘淡凉，清热解毒，利尿消肿，可以较大剂量用于临床，对尿路感染效果甚佳。若症状重还可辅以公英、地丁，增强利湿解毒之作用。大黄为苦寒泻下药，在本方中取其清热解毒，开瘀利水通淋，宜小量，一般用量5~10g，多用则泻下，少量用时开瘀通淋止痛，对小便涩痛具有卓效，故为方中不可缺少之药。临床此类型血尿，多兼有风热犯肺之咽红肿痛，发热咳嗽等，可于方内加桑叶、菊花、杏仁、银花及连翘等以疏散风热，外疏内清，表里同治，外邪解则血尿亦随之而愈。

病案举例

王某，男，18岁，1994年6月8日初诊。

病史：患者于10余天前感冒，发热咽痛，2天前出现肉眼血尿，尿血鲜红，如洗肉水样，伴咽痛咽干，口唇疱疹，心烦身热，腰酸腰痛，小腹不适。尿蛋白3+，红细胞满视野，肾功能、肝功能、血脂均正常，血常规白细胞1.11×10^9/L。查体：咽部充血，两侧扁桃体Ⅱ°肿大，脉滑数，舌质红。

西医诊断：急性肾小球肾炎。

中医辨证：下焦湿热证。

治法：清利湿热。

方药：加味八正散：

白花蛇舌草 50g　大黄 7.5g　生地黄 20g　萹蓄 15g　瞿麦 15g　车前子 15g　小蓟 50g　甘草 10g　双花 30g　连翘 30g　白茅根 30g

水煎，日 2 次服。

二诊　服前方 3 剂，肉眼血尿消失，尿转黄赤，咽痛及身热均减轻，尿蛋白（++），红细胞 >50 个/HP。

三诊　继服上方 7 剂，除仍腰酸腰痛外，余症基本消失，舌质仍红，脉滑无数象，尿蛋白（±），红细胞 30～40 个/HP。改为清热凉血之剂治疗 2 周后，尿蛋白消失，红细胞 5～10 个/HP。

继以益气养阴清热利湿之剂调理月余，尿转正常，诸症消失。随访半年，已病愈上学。

3. 瘀热结于下焦证

症状：急性肾小球肾炎临床见症尿血色紫，或尿如酱油色，或镜下血尿，排尿涩痛不畅，小腹胀满，腰痛，便秘，手足心热，或兼咽痛，扁桃体红肿，舌暗红或舌尖红少津，苔白燥，脉滑数有力。

治法：泄热逐瘀，凉血止血法。

方药：自拟桃黄止血汤：

大黄 7.5g　桃仁 20g　小蓟 30g　白茅根 30g　生地黄 20g　侧柏叶 20g　山栀子 10g　蒲黄 15g　桂枝 10g

水煎服，每日 1 剂，早晚分服。

方药分析：本方主药为桃仁、大黄，桃仁活血润燥，大黄泻热结，二药配伍泻热开结，热除则血止。此方乃根据桃核承气汤意，除大黄、桃仁泻热逐瘀外，桂枝温通以防寒凝，小蓟、侧柏叶、茅根、生地、山栀诸药凉血清热止血，合而为清热止血之有效方剂。

病案举例

庞某，男，10 岁，1991 年 7 月 17 日初诊。

病史：2 个月前发现尿色异常，尿混浊尿色赤，在当地医院化验尿蛋白（++），红细胞充满，拟诊急性肾小球肾炎，用青霉素治疗半月余，尿中红细胞有时 15～20 个/HP，有时则充满。

初诊：尿色黄赤，小腹满闷不舒，大便秘结，手足心热，舌质红苔白少津，脉滑数。

西医诊断：急性肾小球肾炎。

中医辨证：瘀热阻于下焦之尿血证。

治法：泄热逐瘀，凉血止血法。

方药：桃仁 15g　大黄 5g　生地黄 20g　牡丹皮 15g　赤芍 15g　贯仲 20g　黄芩 10g　茜草 20g　生甘草 10g　地榆炭 20g

水煎服，每日 1 剂。

二诊　1991 年 7 月 23 日。服上方 6 剂，尿检红细胞 10～15 个/HP，蛋白（+），尿色转淡，大便通畅，1 日 1 次，小腹满闷症状减轻，仍有手足心热，舌质红苔白，脉滑稍数。

上方继服 6 剂。

三诊　1991 年 7 月 27 日。

尿检红细胞 4～8 个/HP，蛋白（-），除手心热外，余无明显症状。仍以前方加味。

方药：桃仁 15g　大黄 5g　生地黄 20g　牡丹皮 15g　赤芍 15g　贯仲 20g　黄芩 10g　茜草 20g　生甘草 10g　地榆炭 20g　藕节 20g　侧柏叶 15g

水煎服，每日 1 剂。

四诊　1991 年 7 月 31 日。

尿检红细胞 1～3 个/HP，尿蛋白（-），舌尖红，苔白少津，改用益气养阴清热法以巩固疗效。连服 10 余剂，诸症消失，尿检皆阴性而告愈。随访半年病情稳定未复发。

4. 气阴两虚，湿热内蕴证

症状：急性肾小球肾炎症见肉眼或镜下血尿，尿黄赤而灼热，倦怠乏力，五心烦热，口干而黏，舌淡红，苔白微腻或少苔，脉细数。

治法：益气养阴，清热利湿法。

方药：清心莲子饮加减：

黄芪 30g　党参、麦冬各 20g　地骨皮 15g　白茅根 50g　茯苓 20g　小蓟 50g　车前子、甘草各 15g

水煎服，每日 1 剂，早晚分服。

方药分析：久病血尿，以气虚统摄失职为多。血尿日久必伤阴分，且湿热内停又易灼伤血脉，故立本法。热盛者，加栀子等凉血止血；若湿热渐去，常配龙骨、牡蛎、海螵蛸、茜草以增收涩止血之力。

病案举例

赵某，女，35 岁，工人。1988 年 1 月 6 日初诊。

病史：自诉 4 年前发现肉眼血尿，诊断为急性肾小球肾炎，经治疗好转。此后病情反复发作，时轻时重，尿检红细胞常在 10～50 个/HP，尿蛋白+～2+。

初诊：来诊时，患者精神委靡，周身乏力，腰酸不适。舌淡嫩，脉沉。尿检蛋白 2+，红细胞 20～30 个/HP。

西医诊断：急性肾小球肾炎。

中医辨证：气阴两虚，湿热内蕴之证

治法：益气养阴，清利湿热止血法。

方药：清心莲子饮加减：

黄芪 30g　党参 20g　柴胡 15g　地骨皮 15g　茯苓 15g　麦门冬 15g　白茅根 30g　小蓟 30g　藕节 20g　甘草 10g

水煎日 2 次服。

二诊　服上方 6 剂，气力略增，尿常规：红细胞 20～30 个/HP，蛋白 2+，余症变化不显。于上方加味：

黄芪 30g　党参 25g　柴胡 15g　地骨皮 15g　茯苓 15g　麦门冬 15g　白茅根 30g　小蓟 30g　藕节 20g　甘草 10g　旱莲草 20g　车前子 15g

水煎，日 2 次服。

三诊　1988 年 2 月 3 日。服上方 10 余剂，尿检红细胞有时 3～5 个/HP，蛋白+，略有腰酸，余症悉减，舌质淡红，脉沉较有力。

继以前方加减服药 10 余剂，诸症消失，尿检皆阴性而告愈。

随访 1 年病情无复发。

第二节 慢性肾小球肾炎

一、现代医学诊治概述

慢性肾小球肾炎简称慢性肾炎（chronic glmerulonephritis），是由多种病因，多种病理类型组成的原发于肾小球的一组疾病，以蛋白尿、血尿、高血压、水肿为基本临床表现，起病方式各有不同，病情迁延不愈，病变进展缓慢，可有不同程度的肾功能减退，最终将发展为慢性肾衰竭。

（一）临床表现

本病起病缓慢，病情迁延呈多样性，病史常在一年以上，蛋白尿、血尿、高血压、水肿为其基本表现，个体差异较大，可发生于任何年龄，但以青中年为主，男性多见。

（1）水肿：常不严重，多为眼睑水肿和（或）下肢指凹性水肿，一般无浆膜腔积液。

（2）高血压：可有不同程度的血压升高，舒张压升高明显。严重者有眼底出血、渗出甚至视盘水肿。

（3）蛋白尿：一般 1～3g/d，有的也可以达到肾病综合征范围。

（4）血尿：尿沉渣镜检红细胞可增多，可见红细胞管型。

（5）肾功能损害：肾功能正常或轻度受损，这种情况可持续数年，甚至数十年，肾功能呈现慢性渐进性损害，恶化速度与病理类型相关，但也与是否合理治疗和认真保养等有关。

（二）实验室及辅助检查

1. 实验室检查

（1）血常规：变化不明显，肾功能不全者可见不同程度的贫血。

（2）尿常规：尿蛋白轻至中度升高，尿沉渣可见变形红细胞和管型。

（3）肾功能：早期尿素氮和血肌酐可在正常范围内，随病情进展，尿素氮和血肌酐有不同程度增高。

2. 辅助检查

超声波检查双肾正常大小或缩小，肾皮质变薄或肾内结构紊乱。

3. 肾脏病理检查

慢性肾小球肾炎根据大部分肾小球的主要病变可分为如下几型：

（1）系膜增生性肾炎，根据免疫荧光检查可分为 IgA 沉积为主的系膜增生性肾炎和非 IgA 沉积为主的系膜增生性肾炎。

（2）膜性肾病（以Ⅲ、Ⅳ期为主）。

（3）局灶性、节段性肾小球硬化。

（4）系膜毛细血管性肾小球肾炎。

（5）增生硬化性肾小球肾炎，即在上述各型病变的基础上系膜基质明显增多，且伴有部分全小球性硬化，可以认为是硬化性肾小球肾炎或终末期固缩肾的前期。

（三）诊断依据及鉴别诊断

1. 诊断依据

慢性肾炎的诊断并不完全依赖病史的长短，多数慢性肾炎其病理类型决定其起病即为慢性病程。一般而言，凡有尿检异常（血尿、蛋白尿、管型尿）、水肿及高血压病史，病程迁延，无论有无肾功能损害均应考虑此病，肾活检病理检查可确诊并有利于指导治疗。

2. 鉴别诊断

（1）无症状性血尿或（和）蛋白尿：轻型慢性肾炎应与无症状性血尿或（和）蛋白尿相鉴别，后者无水肿、高血压和肾功能减退。但某些无症状性血尿或（和）蛋白尿可以转化为慢性肾炎。鉴别有困难者可以进行肾活检。

（2）感染后急性肾小球肾炎：有前驱感染并以急性发作起病的慢性肾炎需与此病相鉴别。与感染后急性肾小球肾炎不同之处在于，慢性肾炎急性发作多在短期内（数日）病情急剧恶化，血清 C3 一般无动态变化。此外，两者的转归不同，急性肾小球肾炎 1~2 个月内多可自愈。

（3）原发性高血压肾损害：慢性肾炎血压明显增高者需与原发性高血压肾损害（即良性肾小动脉性硬化症）鉴别，后者多有高血压病家族史，先有较长期高血压，其后再出现肾损害，远曲小管功能损伤（如尿浓缩功能减退、夜尿增多）多较肾小球功能损伤早，尿改变轻微（微量至轻度蛋白尿，可有镜下血尿及管型），常有高血压病的其他靶器官（心、脑、视网膜）并发症。

（4）继发性肾小球肾炎：如狼疮性肾炎、过敏性紫癜性肾炎等，依据相应疾病的全身表现及特异性实验室检查（自身抗体阳性及其他免疫学异常），一般不难鉴别。

（5）遗传性肾炎（Alport 综合征）：常为青少年（多在 10 岁之前）起病，有阳性家族史（多为性连锁显性遗传），同时有眼（球形晶状体等）、耳（神经性耳聋）、肾（血尿，轻、中度蛋白尿及进行性肾功能损害）异常。

（四）治疗方案

慢性肾炎早期应该针对其病理类型给予相应的治疗，抑制免疫介导炎症，减少细胞增生，减轻肾脏硬化，并应以防止或延缓肾功能进行性恶化、改善或缓解临床症状以及防治并发症为主要目的。可采用下列综合治疗措施：

1. 积极控制高血压

可以防止肾功能减退或使已经受损的肾功能有所改善，防止心血管并发症，并改善远期预后。

2. 减少尿蛋白并延缓肾功能的减退

蛋白尿与肾功能减退密切相关，因此应该严格控制。ACEI 与 ARB 具有降低尿蛋白作用，其用药剂量常需要高于其降压所需剂量，应预防低血压的发生。

3. 限制食物中蛋白及磷的摄入

低蛋白与低磷饮食可以减轻肾小球高压、高灌注与高滤过状态，延缓肾小球硬化，根据肾功能的状况给予优质低蛋白饮食，保证进食优质蛋白质（动物蛋白为主）。在进食低蛋白饮食时，应适当增加碳水化合物的摄入以满足机体生理代谢所需要的热量，防止负氮平衡。限制蛋白入量后同样可以达到低磷饮食的作用。

4. 避免加重肾损害的因素

感染、低血容量、脱水、劳累、水电解质和酸碱平衡紊乱、妊娠及应用肾毒性药物（如氨基糖苷类抗生素、含有马兜铃酸中药、非甾体抗炎药、造影剂等），均可能损伤肾，应避免使用或者慎用。

5. 糖皮质激素和细胞毒药物

由于慢性肾炎是包括多种疾病在内的临床综合征，其病因、病理类型及其程度、临床表现和肾功能等差异较大，故是否应用应根据病因及病理类型确定。

6. 其他

抗血小板聚集药、抗凝药、他汀类降脂药等。

二、张琪诊治经验

（一）病因病机

慢性肾小球肾炎以水肿、蛋白尿、血尿等为主要临床表现，与多种中医疾病相关。一般而言，以浮肿为主者，当属"水肿"病范畴；若水肿消退或无水肿，以蛋白尿为主，尤其是大量蛋白尿、血浆蛋白低下，表现面色㿠白、倦怠等虚弱征象者，从"虚劳"论之；或以尿黄赤呈肉眼及镜下血尿为主，可概称"血尿"；亦有以腰痛为主要症状，又宜从"腰痛"求之；以高血压为主，表现头晕、目视模糊等，又属"眩晕"范畴。尽管临床表现不尽相同，但就其疾病演变过程分析，均有其共同的病因病机特点。

1. 外邪侵袭是主要诱发因素

在慢性肾小球肾炎中，由于外感而发病者众多，大多数患者在病程及治疗中常因外感而使疾病反复加重。如慢性肾小球肾炎的急性发作，常有上呼吸道感染的病史；慢性肾炎患者慢性咽炎持续不愈常使尿蛋白及红细胞长期不消失。因此，外邪侵袭是肾病发生发展的重要致病因素，防止外邪侵袭，控制上呼吸道感染是治疗的关键环节。

外邪侵袭多以肺经证候表现为主，诸如发热、咽痛、头痛、咳嗽等，有的则迅速出现面目浮肿或周身浮肿、尿少等肺气不宣水气不行等症；有的则出现尿血等下焦热结之证；在有些患者仅表现周身不适、尿黄赤、尿蛋白增多或尿中红细胞增多等，临床则应根据病情变化而辨证论治，迅速控制病情，消除病因，大多数患者随着外感的控制，浮肿消退，尿蛋白减少，血尿消除，疾病渐趋缓解。

2. 脾肾虚衰是病理基础

慢性肾炎虽然表现特点不尽相同，但就其疾病演变过程分析，与肺、脾、肾功能失调，三焦气化失司密切相关，尤其脾肾虚损贯穿慢性肾炎的始终。盖脾位中州，主运化，升清，若脾失健运，水湿内停，泛溢肌肤而为水肿；脾气虚弱，清阳不升，精微下注，酿成湿浊而成蛋白尿，所谓"中气不足，溲便为之变"。脾为后天之本，主运化水谷精微为生化之源，"中焦受气取汁，变化而赤是为血"，脾虚后天不足，生化之源匮乏，颜面四肢失其充养，则现面色萎黄无华、倦怠乏力等虚劳征象。蛋白属人体精微物质，大量丢失必损阴精，导致脾之气阴两虚。肾主封藏，受五脏六腑之精而藏之。"肾者，胃之关，关门不利，故聚水而从其类也"。慢性肾病日久，水液代谢障碍，势必耗伤肾气。肾阳衰微，失于化气行水，则出现水肿；肾气亏虚，精关不固，蛋白精微失守而下泄尿中，而精微遗泄日久，更耗肾之阴阳，使肾之阴阳益虚，病情加重。临证中脾肾虚弱致病者不乏其例，乃由脾虚而后天之本不充，日久及肾，肾虚温煦滋养失职，必脾气匮乏。因此，二者时常相互为患，不可截然分开。肾虚有阴虚、阳虚之别，一般来讲，在病之初始，尤其肾病综合征，高度水肿，大量蛋白尿等病情严重阶段，多以肾阳虚为主，病人畏寒肢冷，面色无华，乃肾阳不足，失于化气行水之职。迨至水肿消退，尿蛋白减少时，有些患者则呈现腰酸肢软、尿黄、舌尖红、脉数等肾阴虚之候，此为大量利尿或湿郁化热而伤阴所致，另外慢性肾炎急性发作在肉眼血尿控制之后也多呈现肾阴不足之证。因此肾阴不足常发生于慢性肾病的中后期，总之脾肾虚衰是慢性肾炎发生演变过程中的主要内在因素，是慢性肾炎的病理基础。

3. 水湿、湿热、瘀血是主要病理产物

脾肾虚衰在慢性肾炎病机演变中起重要作用，但邪气留滞对该病的影响亦不容忽视。就邪气而言，最主要的有水湿、湿热、瘀血。

水湿内停，泛溢肌肤的外在表现为水肿，有些病人虽无水肿症状，却有头晕沉、四肢困重、舌体胖嫩有齿痕、苔滑润等水湿内停之症。水湿内停常有寒化、热化之势，寒化则为寒湿，热化则为湿热。在慢性肾炎中湿热更为常见，究其原因可能在于，一是慢性肾炎病程长，湿郁日久，易从热化，而成湿热；二是慢性肾炎患者易反复并发感染，所谓感染，其临床表现相当于中医的湿热或热毒；三是某些患者久用肾上腺皮质激素，每有助湿化热之弊。一般而言，水湿内停易于辨识，而湿热内蕴极易忽略，而湿热内蕴对肾病的恢复和发展有极重要影响，由于湿热下注往往使肾病缠绵不易恢复，因此临床应细辨识，一般尿液颜色较为重要，《素问·至真要大论》谓："……水液浑浊，皆属于热"，所以尿混浊、尿色黄赤多为湿热所致，苔黄腻，脉滑等亦为湿热之征。因此湿热内蕴常贯穿于慢性肾炎的整个过程。

瘀血作为慢性肾炎的一个重要因素早已引起广大学者重视。慢性肾炎血瘀可能由于本病病程长，"久病入络"，及湿热内停血行滞涩而成。瘀血的形成是加重水肿、蛋白尿及血尿的主要因素。因此，治疗上必须活血化瘀才能取效。

4. 虚实并见、寒热夹杂是病机特点

慢性肾炎病程日久，病机错综复杂，复因失治误治，每呈虚实并见，寒热错杂之势。因下虚易留邪，邪留易伤正，故虚实寒热交互并见，可谓慢性肾病缠绵难愈的主要原因。在我们观察的病例中，大多数病人在其病程演变过程中，虽有以本虚为主，有以邪实为甚，然本虚标实，虚实并见，寒热错杂是其病机演变的基本特征。这种特征决定了慢性肾炎病势缠绵，证候多变，难以速愈。因此，临证时要明辨虚实的轻重、寒热之甚微、湿瘀之有无，以进一步确定治疗方法。

（二）辨证论治

慢性肾炎的治疗可分为几种情况，一是水肿与蛋白尿并存，但以水肿表现为重者，应先消水肿，往往随着水肿消失而蛋白尿也消失；二是水肿与蛋白尿并存，但水肿较轻，以蛋白尿表现为主者，以治蛋白尿为主，同时兼治水肿；三是无水肿，或经治水肿消失而蛋白尿不愈者，应以治蛋白尿为主。但因病变机理复杂，临床常常表现水肿、蛋白尿以及高血压等症状伴随出现。因此辨证较困难，必须综合病情分析判断，方能切合病机。本节论述以蛋白尿辨证论治为主，水肿辨证参照肾病综合征，以血尿为主的按照 IgA 肾病辨证治疗。

1. 湿热下注

症状：慢性肾炎日久，水肿消退或无水肿，尿蛋白仍多，腰痛，尿黄赤或尿混浊，口干咽痛、口苦。舌质红，苔白腻，脉滑数。

治法：清热利湿解毒法。

方药：利湿解毒饮：

土茯苓 25g　萆薢 20g　白花蛇舌草 30g　萹蓄 20g　竹叶 15g　生山药 20g　薏苡仁 20g　滑石 20g　通草 10g　白茅根 25g　益母草 30g　金樱子 15g

水煎服，每日 1 剂，早晚分服。

方药分析：本方适用于湿热毒邪蕴结下焦，精微外泄证。慢性肾炎日久多夹湿热，湿热不除则蛋白尿不易消除。在应用清利湿热药物时，要注意防止苦寒伤脾。本方皆淡渗利湿之品，务使清热不碍脾，利湿不伤阴，以轻灵淡渗取效。金樱子为固涩之品，在清热利湿药中加入一味固涩之品有通中寓塞之义。如病久气虚者亦可于方中加入黄芪 30g、党参 20g，扶正与祛邪同时并举；咽痛者可加山豆根 20g、重楼 30g、玄参 15g、麦冬 15g。

临床观察，有些患者蛋白尿长期不消，用健脾补肾法难以取效，而由于反复感染，临证中出现一派湿热证候，用此方后蛋白尿往往可以消失。但是辨别湿热证，应从热与湿之比重分析，此方对湿重于热者较佳，如热重于湿，可用八正散加味治疗。总之，慢性肾炎多因脾肺肾功能失调，水液代谢障碍，湿浊内留，郁而化热，故许多学者认为湿热贯穿于慢性肾炎病程的始终是有一定道理的。

病案举例

王某，女，51 岁，2000 年 5 月初诊。

病史：患慢性肾小球肾炎 2 年余，曾用泼尼松、雷公藤总苷、火把花根片等及中药补肾益气药物治疗不效。尿常规蛋白 3+、潜血 3+，面色㿠白，腰酸痛，畏寒，小便黄少，下肢肿，口苦，五心烦热，咽干痛。舌苔腻，舌质赤有溃疡，脉象数。

西医诊断：慢性肾小球肾炎。

中医辨证：湿热蕴蓄入侵于足少阴肾经。

治法：清热利湿解毒。

方药：利湿解毒饮加减：

车前草 20g　萹蓄 20g　瞿麦 20g　石韦 15g　小蓟 30g　白茅根 30g　生地黄 15g　山栀 15g　连翘 20g　双花 30g　地锦草 20g　荠菜 20g　甘草 15g　滑石 20g

水煎，日 2 次服。

复诊　服上方 28 剂后尿量明显增多，浮肿全消，尿蛋白 2+，潜血+，咽仍痛，小便色仍黄，口舌疮亦消退，诸症均减轻，但胃脘稍有不适，宜上方去山栀，加入砂仁 15g、白蔻 15g 以温脾胃，继服前方又服 28 剂，小便色转淡黄，诸症皆大减，胃脘已无不适，但尿检蛋白 2+，潜血+，腰仍酸痛，全身乏力，舌苔转薄，脉沉弱。此湿热之邪已大除，而脾肾气虚已露端倪，拟补脾肾清热解毒法。处方：

黄芪 30g　太子参 15g　石韦 15g　熟地黄 20g　山茱萸 20g　枸杞 20g　公英 30g　双花 30g　连翘 20g　茅根 30g　小蓟 30g　车前草 20g　地锦草 20g　荠菜 20g　甘草 15g　白术 15g　砂仁 15g

水煎，日 2 次服。

上方连服 30 余剂，全身有力，腰痛已除，口干咽痛俱除。舌润薄苔，脉沉滑。尿常规经数次检查蛋白±~+，潜血-，从而获得近期基本缓解。

> **按** 慢性肾炎蛋白尿、血尿，常因感染而加重，很多病例经治疗缓解，蛋白尿消失，一经感染又复出现。且经糖皮质激素治疗之肾炎、肾综大多免疫力低下，极易感染，反复感染发作成为本病的一种恶性循环，因此，可以认为感染是治疗慢性肾炎过程中一重要干扰因素。例如，患者面浮㿠白，腰酸肢冷，浮肿，属于脾肾阳虚，但多夹杂口苦咽干或咽痛，尿少苔腻干，舌质红或兼皮肤湿疹，尤其多伴上呼吸道感染，因此必须清热解毒利湿，但又不宜苦寒伤脾胃，所以清热解毒利湿又不伤脾胃是本方之特点，笔者用之颇效，湿热除则蛋白尿、血尿随之减少或消失。但伴有脾肾阳虚或气阴两虚，又必须加入温补脾肾或益气养阴之剂，温与清补合用扶正除邪，正邪兼顾为佳。

2. 气阴两虚，下焦湿热

症状：持续尿蛋白，周身乏力，少气懒言，口干舌燥，食少纳呆，手足心热，无浮肿或微有浮肿。舌淡红或舌尖赤，苔薄白或苔白微腻，脉细数或滑。

治法：益气养阴，清利湿热法。

方药：清心莲子饮加减：

黄芪 30g　党参 20g　石莲子 15g　地骨皮 15g　柴胡 15g　黄芩 15g　茯苓 15g　麦门冬 15g　车前子 15g　白花蛇舌草 30g　益母草 30g　甘草 10g

水煎服，每日 1 剂，早晚分服。

方药分析：清心莲子饮为清补兼施之剂，原方主治淋浊崩带。蛋白尿从中医角度属水谷之精微下注，根据此道理用本方治疗肾病蛋白尿，补气与清利湿热兼施，有较好的疗效。方中党参、黄芪、甘草补气健脾，助气化以治气虚不摄之蛋白尿，但气虚夹热故用地骨皮退肝肾之虚热，黄芩、麦冬、石莲子清心肺之热，茯苓、车前子利湿，益母草活血利湿，白花蛇舌草清热解毒，合之具有益气固摄，清热利湿解毒之功，有补中寓清之妙。

> **病案举例**
>
> 郑某，男，42 岁，2000 年 5 月 26 日。
>
> 病史：该患 10 年前曾患肾小球肾炎，经治疗已愈。2000 年 2 月因感冒出现发热、咽痛、扁桃体肿大症状，化验尿蛋白 3+，隐血 3+。经某医院诊断为慢性肾小球肾炎，用青霉素等抗生素治疗，体温恢复正常，咽痛症状好转，但尿常规检测：蛋白 3+，潜血 3+，颗粒管型 5 ~ 7 个/HP。又口服雷公藤总苷片治疗 2 个月，复查尿蛋白 3+，潜血 2+ ~ 3+，来门诊求治。
>
> 初诊　现患者血压正常，双下肢浮肿，腰酸，周身乏力，尿色黄赤，手心发热，咽部充血，舌质红，舌苔白，脉象稍数。
>
> 西医诊断：慢性肾小球肾炎。
>
> 中医辨证：气阴两虚挟有湿热。
>
> 治法：益气阴，清热利湿法。
>
> 方药：清心莲子饮加味：
>
> 黄芪 50g　党参 30g　地骨皮 20g　麦冬 20g　茯苓 20g　柴胡 15g　黄芩 15g　车前子 20g　石莲子 15g　甘草 15g　白花蛇舌草 30g　益母草 30g　瞿麦 20g　萹蓄 20g　双花 30g　大蓟 30g　小蓟 30g　白茅根 30g
>
> 水煎，日 2 次服。
>
> 二诊　连服上方 14 剂，复查尿常规：蛋白 2+、潜血 +。
>
> 此后连续三次复诊，共服上方 21 剂，尿蛋白 -、潜血 -，患者自觉全身较前有力，腰痛消失。患者家住黑龙江省尚志市，回当地后继以上方加减服药 60 剂，迄今 3 个月余未见复发，近期疗效良好。

3. 脾胃虚弱，湿邪留恋

症状：慢性肾炎水肿消退后，脾胃虚弱，清阳不升，湿邪留恋。症见体重倦怠，面色萎黄，饮食无味，口苦而干，肠鸣便溏，尿少，大量蛋白尿，血浆蛋白低，舌质淡，苔薄黄，脉弱。

治法：补气健脾胃，升阳除湿法。

方药：升阳益胃汤加减：

黄芪30g 党参20g 白术15g 黄连10g 半夏15g 陈皮15g 茯苓15g 泽泻15g 防风10g 羌活10g 独活10g 柴胡15g 白芍15g 生姜15g 红枣3个 甘草10g

水煎服，每日1剂，早晚分服。

方药分析：方中党参、黄芪、白术、茯苓与防风、羌活、独活、柴胡合用，补中有散，发中有收，具有补气健脾胃，升阳除湿之效。国内有文献，用祛风药治疗肾炎蛋白尿有效。张氏经验体会，用药必须与补脾胃药合用方效，取其风能胜湿升清阳，以利脾之运化，脾运健则湿邪除而精微固，于是蛋白尿遂得消除。

> **病案举例**
>
> 林某，男，45岁，2012年10月21日
>
> 病史：患慢性肾小球肾炎2年余。曾服用中西药物，未能完全缓解，2个月前因感冒而周身浮肿。
>
> 初诊　周身浮肿、乏力、腹胀、食少纳呆。舌质淡红、苔薄白、脉沉濡。尿检：蛋白2+，红细胞15～20个/HP、颗粒管型0～1个/HP，血浆白蛋白29g/L，
>
> 西医诊断：慢性肾小球肾炎。
>
> 中医辨证：脾胃虚弱，湿热留恋。
>
> 治法：升阳健脾祛湿之法。
>
> 方药：升阳益胃汤加减：
>
> 黄芪25g 党参20g 白术20g 茯苓15g 半夏15g 川连10g 泽泻20g 陈皮15g 防风10g 独活10g 柴胡10g 羌活10g 山药20g 生姜10g 大枣5g
>
> 水煎，日2次服
>
> 连服10剂病人浮肿消、食纳转佳、腰酸、乏力。尿检：蛋白（+）、红细胞5～10/HP。血浆白蛋白32g/L。药已见效，原方加金樱子20g、五倍子20g、芡实15g之固肾之剂，服1个月余。尿检正常，体力增加，上述症状消失。嘱其续服10余剂以巩固疗效。

4. 脾肾两虚，精微外泄

症状：症见腰痛腰酸，倦怠乏力，头晕耳鸣，夜尿频多，尿清长，或遗精滑泄。舌质淡红，舌体胖，脉沉或无力。

治法：健脾补肾，益气摄精。

方药：参芪地黄汤加味：

熟地黄20g 山茱萸15g 山药20g 茯苓20g 泽泻15g 丹皮15g 黄芪30g 党参20g 土茯苓30g 薏苡仁20g 桑椹子20g 芡实20g 菟丝子20g 枸杞20g 金樱子20g 甘草15g

水煎服，每日1剂，早晚分服。

方药分析：本法针对肾气不足，固摄失司，精微外泄之病机而设。方中熟地、山萸补益肾阴而摄精气，山药、茯苓健脾渗湿，党参、黄芪益气健脾，芡实、金樱子以固摄精气。桑椹子、菟丝子、枸杞补肾，肾中真阴真阳皆得补益，阳蒸阴化，肾气充盈，精微得固，而诸症自消。若以肾阴虚表现为主，症见口干咽燥，手足心热，尿色黄赤，脉细数等，加知母20g、黄柏20g、女贞

子 15g、旱莲草 20g。

病案举例

　　张某，女，43 岁，2003 年 12 月 17 日初诊。

　　主诉：蛋白尿 1 年。

　　现病史：2002 年发现蛋白尿，同时发现患 2 型糖尿病。服用珍芪降糖胶囊，血糖基本控制在正常范围，但蛋白尿持续 2+ ~ 3+。现腰痛，无浮肿，时有头晕。舌质红，苔白，脉沉。血压正常。尿常规：尿蛋白 3+、红细胞 6 个/HP、尿潜血+，空腹血糖 5.5mmol/L，肾功能正常。

　　既往史：十二指肠溃疡病史，尿频、尿有余沥 7 ~ 8 年。

　　西医诊断：慢性肾小球肾炎。

　　中医诊断：腰痛，脾失统摄，肾失封藏者，固摄失司，精微外泄。

　　治法：脾肾双补。

　　方药：参芪地黄汤加减：

　　熟地黄 20g　山茱萸 20g　茯苓 15g　牡丹皮 15g　泽泻 15g　黄芪 30g　太子参 20g　枸杞子 20g　玉竹 20g　菟丝子 20g　金樱子 15g　芡实 15g　女贞子 20g　五味子 15g　桃仁 15g　赤芍 15g　丹参 20g　红花 15g　益母草 30g

　　水煎服，14 剂。

　　二诊　2004 年 1 月 7 日。服上药 14 剂后，现头晕，舌质红，苔白。尿常规：尿蛋白 2+、红细胞 0 ~ 2 个/HP、白细胞 1 ~ 2 个/HP、颗粒管型 0 ~ 1 个/HP。

　　方药：黄芪 30g　太子参 20g　熟地黄 20g　山茱萸 20g　山药 20g　茯苓 15g　牡丹皮 15g　泽泻 15g　枸杞子 20g　菟丝子 20g　玉竹 20g　金樱子 20g　芡实 20g　桃仁 15g　赤芍 15g　丹参 20g　红花 15g　益母草 30g　五味子 15g　天冬 15g

　　水煎服，14 剂。

　　三诊　2004 年 1 月 28 日。劳累后出现周身乏力，腰痛，舌质红，苔白厚干，脉沉。血糖正常，尿常规尿蛋白 2+、红细胞-、白细胞-、尿潜血±。

　　方药：熟地黄 20g　山茱萸 20g　山药 20g　茯苓 15g　牡丹皮 15g　泽泻 15g　枸杞子 20g　玉竹 20g　黄芪 40g　太子参 20g　天花粉 20g　知母 15g　天冬 20g　金樱子 20g　石莲子 15g　芡实 15g　赤芍 15g　丹参 20g　桃仁 15g　红花 15g

　　水煎服，14 剂。

　　四诊　2004 年 2 月 18 日。周身乏力，腰痛减轻，舌质红，苔白厚腻，脉沉。血压：130/90mmHg；尿蛋白 2+、红细胞 0.4/μl、白细胞 0.6/μl、尿潜血±、尿糖±。

　　方药：山药 20g　熟地黄 20g　泽泻 15g　牡丹皮 15g　山茱萸 20g　黄芪 40g　太子参 20g　知母 15g　枸杞子 20g　石莲子 15g　金樱子 20g　五倍子 15g　芡实 15g　巴戟天 15g　红花 15g　益母草 30g　丹参 20g　甘草 15g　土茯苓 30g　萆薢 20g　竹叶 15g　石菖蒲 15g

　　水煎服，14 剂。

　　五诊　2004 年 3 月 10 日。近日胸闷，气短，项部发僵硬，咽干，舌质红、苔白厚，脉沉。血压：160/100mmHg；尿液分析：尿蛋白 2+、红细胞-、白细胞-、尿潜血±。

　　方药：黄芪 30g　太子参 20g　石莲子 15g　地骨皮 15g　柴胡 15g　茯苓 15g　麦冬 15g　车前子 15g　熟地黄 20g　山茱萸 20g　玉竹 20g　山药 20g　枸杞子 20g　菟丝子 15g　女贞子 20g　红花 15g　桃仁 15g　丹参 15g　赤芍 15g　金樱子 20g　五倍子 15g

　　水煎服，14 剂。

　　六诊　2004 年 3 月 31 日。现乏力，背痛，肩周痛，胸闷，舌质红、苔白厚，脉沉；血压：130/90mmHg；尿蛋白+、红细胞-、白细胞 0.6、尿潜血-。

　　方药：熟地黄 25g　山茱萸 20g　枸杞子 20g　生山药 20g　玉竹 20g　天冬 15g　菟丝子 15g　女贞

20g 黄芪30g 石莲子15g 地骨皮15g 柴胡15g 赤芍15g 丹参15g 红花15g 桃仁15g 金樱子20g 五倍子15g 陈皮15g 枳壳15g

水煎服，14剂。

七诊 2004年4月20日。背痛，舌红，苔白厚，脉沉；血压：130/90mmHg；尿蛋白2+、白细胞0~2个/HP、红细胞0~2个/HP。

方药：熟地黄25g 山茱萸20g 黄精15g 玉竹15g 枸杞子20g 天冬15g 菟丝子20g 黄芪30g 太子参20g 地骨皮15g 石莲子15g 桃仁15g 红花15g 丹参20g 金樱子20g 五倍子15g 女贞子20g 五味子15g 牡丹皮15g 赤芍20g

水煎服，14剂。

八诊 2004年5月12日。乏力减轻，诸症好转，两目干涩，舌红、苔白，脉沉；尿蛋白2+、白细胞0~1个/HP、红细胞0~2个/HP、尿糖-。

方药：黄芪20g 太子参20g 天冬20g 女贞子20g 玉竹20g 山药20g 黄精15g 熟地黄20g 生地黄20g 地骨皮15g 石莲子15g 桃仁15g 丹参20g 赤芍15g 红花15g 金樱子20g 五味子15g 玄参15g 葛根20g 芡实15g

水煎服，14剂。

九诊 2004年6月1日。时有咽干，余无明显不适，舌质淡红，苔白，脉沉；尿蛋白+、白细胞0~1个/HP、红细胞-、上皮细胞6~8个/HP、尿糖-。

方药：黄芪40g 太子参20g 熟地黄20g 山药20g 天冬20g 女贞子20g 枸杞子20g 黄精20g 石莲子15g 金樱子15g 芡实15g 葛根15g 玄参15g 五味子15g 桃仁15g 丹参20g 赤芍15g 红花15g 益母草30g 玉竹20g

水煎服，14剂。

治疗结果稳定。追访结果稳定

按 本案蛋白尿日久不愈，辨证属脾失统摄，肾失封藏者，固摄失司，精微外泄。宜脾肾双补，予参芪地黄汤合水陆二仙丹增入补肾活血之剂。方中熟地、山茱萸、玉竹、女贞子补益肾阴而摄精气；黄芪、党参补气健脾；山药、茯苓、泽泻健脾渗湿；牡丹皮清虚热；芡实、金樱子，二药合而为水陆二仙丹，与五味子合用固肾涩精；菟丝子以填肾精。慢性肾小球肾炎多兼血瘀，故又加入桃仁、赤芍、丹参、红花、益母草活血祛瘀。诸药合用，共奏健脾补肾、益气固摄、活血祛瘀之功。

2004年2月18日至6月1日，出现乏力、舌红、苔白厚腻等气阴两虚、湿热内蕴之症，宜益气养阴，清利湿热法。故以清心莲子饮化裁，加入益肾活血清热利湿之品。并随症情变化增减药味，终使病情获得缓解。

5. 脾肾两虚 湿热内蕴

症状：症见慢性肾炎日久小便多泡沫，轻度浮肿，尿蛋白不消失，腰酸腰痛，倦怠乏力，口干咽干，手足心热，小便色黄。舌苔白腻，脉象沉缓。

治法：健脾益肾，清热利湿

方药：山药固下汤：

生山药30g 芡实15g 石莲子15g 黄柏15g 车前子15g（单包） 山茱萸15g 萆薢20g 菟丝子15g 坤草20g 甘草10g 黄芪30g 党参20g 枸杞子20g 菟丝子20g 金樱子20g 土茯苓30g 薏苡仁20g

水煎服，每日1剂，早晚分服。

方药分析：本方用山药、金樱子、石莲子、芡实健脾固摄；黄芪、党参益气健脾；山茱萸、菟丝子、枸杞子补肾固精；坤草活血利水；土茯苓、薏米、车前子、黄柏清热利湿。补中有清，通补兼施，对慢性肾炎属脾肾两虚挟湿热者为适宜。

病案举例

王某某，女，39 岁，2011 年 9 月 28 日。

主诉：发现蛋白尿 4 年余，乏力半年余。

病史：该患 4 年前产后发现尿蛋白+，时有浮肿，血压正常，未引起重视。此后尿蛋白波动在+～2+。半年前查尿蛋白 2+，逐渐出现乏力症状，眼睑及双下肢浮肿反复出现。近日乏力加重，腰酸痛，查尿蛋白 2+而来诊。现病人倦怠乏力，腰酸痛，时有眼睑及双下肢浮肿，口干，小便色黄。舌质红，苔白腻，脉沉。

西医诊断：慢性肾小球肾炎。

中医辨证：脾肾两虚，湿热内蕴伤阴。

治法：健脾补肾，清热利湿。

方药：山药 30g　芡实 20g　石莲子 15g　黄柏 10g　黄芪 30g　党参 20g　熟地黄 20g　山茱萸 20g　枸杞子 20g　土茯苓 30g　薏苡仁 20g　坤草 20g　金樱子 20g　车前子 15g　菟丝子 20g　知母 15g　甘草 15g　女贞子 15g

水煎服，每日 1 剂，早晚分服。

二诊　2011 年 10 月 19 日。病人服上药后体力增加，仍有腰酸，口干，咽干，尿黄。舌质红，苔白，脉沉。查尿蛋白+。处方：

黄芪 30g　党参 20g　熟地黄 20g　山茱萸 20g　茯苓 15g　丹皮 15g　泽泻 15g　女贞子 15g　枸杞子 20g　山药 30g　土茯苓 30g　薏苡仁 20g　金樱子 20g　菟丝子 20g　坤草 20g　甘草 15g　芡实 20g　石莲子 15g　麦门冬 15g　知母 15g　黄柏 10g

水煎服，每日 1 剂，早晚分服。

三诊　2011 年 11 月 9 日。病人尿蛋白转阴，继续前方巩固治疗而愈。

按　本案为产后发病，其病本为脾肾两虚，湿浊内蕴日久化热，精微下泄而出现蛋白尿。中医无蛋白尿之名，张琪教授认为蛋白是人体的精微物质，由脾化生，由肾收藏，蛋白尿的生成，与脾肾两藏虚损密切相关。脾虚不能升清，谷气下流；脾失固涩，精微下注；肾虚封藏失司，肾气不固，精微下泄；另外湿毒内蕴，郁而生热，亦可使肾气不固而精气外泄，热为阳邪，性主开泄，肾受湿热熏灼而统摄功能失职，致精关开多合少，蛋白等精微物质随尿而下。现代药理研究表明黄芪具有提高免疫力，减少尿蛋白的作用。党参益气健脾；山药、芡实、石莲子健脾固精；熟地黄、山茱萸、菟丝子、枸杞子补肾固精；土茯苓、薏米、车前子清热利湿；知母、黄柏清热利湿坚阴。

6. 肝肾阴虚，肝阳上亢

本法针对肝肾阴虚，肝阳上亢病机而设。

症见：眩晕，头目胀痛，视物模糊，腰膝酸软，心烦少寐，舌红苔薄黄或薄白干，脉弦细或弦数。

治法：滋阴补肾，平肝潜阳法

方药：育阴潜阳汤：

代赭石 30g　怀牛膝 20g　生龙骨 20g　生牡蛎 20g　石决明 20g　钩藤 15g　生地黄 20g　白芍 20g　枸杞子 15g　菊花 15g　玄参 20g　甘草 10g

水煎服，每日 1 剂，早晚分服。

方药分析：方中代赭石重镇降逆，用怀牛膝引血下行，使虚阳归于下元；再配龙骨、牡蛎、石决明、钩藤、菊花清肝热，平肝潜阳；白芍、枸杞子、生地黄、玄参滋阴以制阳。诸药配伍，用于慢性肾小球肾炎临床以高血压表现为主者。若见伴有肌肤甲错，腰痛如刺，舌紫暗或有瘀点瘀斑者，为兼挟瘀血阻络之证，宜加桃仁、红花、赤芍、丹参等活血化瘀之品。

病案举例

王某，男，33岁，2006年11月24日初诊。

病史：1999年体检时发现尿中尿蛋白2+，同时发现血压升高，曾服用多种降压药物，血压控制不理想。其后未复查及系统治疗。

初诊 患者无明显不适，舌淡红舌中有黄厚苔，脉弦有力。血压：200/120mmHg。

辅助检查：尿液分析：尿蛋白：3+，尿潜血：3+，红细胞：0~1个/HP，白细胞：0~2个/HP。肾功能：无异常。心电图：正常。

西医诊断：慢性肾小球肾炎。

中医辨证：肝肾阴亏，肝阳上亢。

治法：滋阴补肾，平肝潜阳法。

方药：育阴潜阳汤加减：

代赭石40g 生龙骨30g 生牡蛎30g 珍珠母30g 枸杞20g 山茱萸20g 玄参20g 生地黄20g 麦门冬15g 牡丹皮15g 桃仁20g 赤芍20g 川芎15g 柴胡15g 红花15g 枳壳15g 草决明30g 女贞子20g 旱莲草20g 怀牛膝20g 生山药20g

水煎服，每日2次。

另配非洛地平缓释片5mg口服，每日1次。

二诊 2007年1月5日。患者无明显不适。血压：150/120mmHg。2006年12月19日尿液分析：尿蛋白：+，红细胞：4~5个/HP，白细胞：1~2个/HP。2007年1月5日尿液分析：尿蛋白+，白细胞3~4个/HP。

方药：代赭石50g 生龙骨30g 生牡蛎30g 珍珠母30g 赤石脂30g 枸杞20g 山茱萸20g 玄参20g 生地黄20g 麦门冬15g 桃仁15g 牡丹皮15g 赤芍20g 川芎15g 黄芩15g 夏枯草30g 菊花30g 草决明30g 白蒺藜20g 桑椹子20g 旱莲草20g 怀牛膝20g 车前子15g 甘草15g

三诊 2007年1月26日。无明显不适，脉来平稳。血压：150/100mmHg。尿液分析：尿蛋白+，白细胞1~2个/HP。

方药：代赭石50g 生龙骨30g 生牡蛎30g 珍珠母30g 赤石脂30g 山茱萸20g 枸杞20g 太子参20g 熟地黄20g 麦门冬15g 桃仁15g 牡丹皮15g 赤芍20g 川芎15g 黄芩15g 夏枯草30g 菊花20g 草决明30g 白蒺藜20g 旱莲草20g 女贞子20g 五味子15g 车前子15g 甘草15g

四诊 2007年2月16日。夜晚咽痒，咳嗽。血压：150/105mmHg。尿液分析：尿蛋白+，红细胞0~1个/HP，白细胞1~2个/HP。

方药：生地黄15g 当归20g 桃仁15g 红花15g 枳壳15g 赤芍15g 柴胡15g 川芎15g 桔梗15g 怀牛膝20g 代赭石30g 草决明30g 白蒺藜20g 菊花20g 钩藤15g 珍珠母30g 麦门冬20g 玄参15g 天花粉15g 知母15g 甘草15g 牛蒡子15g

五诊 2007年3月9日。咽痒，咳嗽，咽略红。舌淡红苔薄白。血压：155/95mmHg。尿液分析：尿蛋白+，红细胞0~1个/HP，白细胞1~2个/HP。

方药：当归20g 生地黄20g 桃仁15g 红花15g 赤芍15g 柴胡15g 川芎15g 桔梗15g 怀牛膝15g 代赭石30g 珍珠母30g 生龙骨20g 生牡蛎20g 菊花20g 草决明30g 钩藤20g 玄参20g 麦门冬15g 牛蒡子15g 甘草15g

六诊 2007年3月30日。无明显不适。血压：140/90mmHg。尿液分析：尿蛋白-，白细胞3~5个/HP。

方药：代赭石30g 珍珠母30g 生龙骨20g 生牡蛎20g 菊花20g 草决明30g 钩藤15g 玄参20g 麦门冬15g 牛蒡子15g 熟地黄20g 山茱萸20g 桃仁15g 赤芍20g 柴胡15g 川芎15g 桔梗15g 枸杞20g 女贞子20g 甘草15g

七诊 2007年4月20日。无明显不适，尿多沫。脉略数。血压：130/85mmHg。尿液分析：尿蛋白+。

> 方药：代赭石30g 生龙骨20g 生牡蛎20g 珍珠母30g 草决明30g 钩藤15g 玄参15g 麦门冬15g 熟地黄20g 山茱萸20g 山药20g 枸杞20g 赤芍15g 桃仁15g 川芎15g 柴胡15g 女贞子20g 牛蒡子15g 旱莲草20g 甘草15g
>
> 八诊 2007年5月11日。时有尿频，午后及晚间咳嗽，有痰，味咸。舌苔白边有齿痕。血压：130/80mmHg。尿液分析：尿蛋白+，白细胞1~2个/HP。
>
> 方药：代赭石40g 龙骨20g 牡蛎20g 珍珠母30g 草决明30g 钩藤15g 玄参15g 麦门冬15g 熟地20g 山茱萸20g 山药20g 枸杞20g 赤芍15g 桃仁15g 川芎15g 柴胡15g 女贞子20g 旱莲草20g 牛蒡子15g 桔梗15g 甘草15g
>
> **按** 该患患病日久，损伤肾阴，肾阴亏虚，肝失涵养，肝阳上亢，临床以血压升高为主要表现，证属肝肾阴亏，肝阳上亢。治以滋阴补肾，平肝潜阳法，选用育阴潜阳汤加减治疗。患者从2006年11月来诊至2007年5月先后就诊八次，始终无明显症状，经治疗患者血压逐渐平稳，尿蛋白从3+减至+，尿潜血从3+至消失，疗效显著。

以上列举了慢性肾小球疾病蛋白尿的一些治法，但在临床上对本病的治法还有很多，为了成文方便，对各种治法进行了分述，而临证中常有几种证候同时并见，需要根据病情确定治法。

总之，慢性肾小球疾病病程长，病根沉痼，临床表现差别很大，其症状涉及面广，病机错综复杂，证候变化多端，且大多屡经中西药治疗，每呈虚实并见，寒热错杂之势。因此，在治疗上不可固守一方一药，只有辨证入微，论治得法，制方严谨，用药精当才是提高疗效的最佳途径。

第三节 肾病综合征

一、现代医学诊治概述

（一）概述

肾病综合征（nephrotic syndrome，NS）是肾小球疾病的常见表现，由多种病因引起，其对治疗的反应和预后差异甚大。肾病综合征的分类根据病因分为原发性和继发性，前者之诊断主要依靠排除继发性NS。继发性NS的病因常见于糖尿病肾脏疾病、狼疮性肾炎、肾淀粉样变性、药物、肿瘤等。

（二）临床表现

1. 症状和体征

本病可发生于任何年龄，继发于呼吸道、皮肤的感染、病毒性肝炎、肿瘤、糖尿病、系统性疾病等，起病可急骤也可隐匿，除水肿、蛋白尿外，临床还可表现为血尿、高血压及不同程度肾功能减退。其主要症状为水肿，特点是水肿首先出现于皮下组织较疏松部位，如眼睑、颜面等处，然后出现于下肢（常从踝部开始），多为指压凹陷性水肿，严重的可发展至全身，引起胸水、腹水、心包积液。

2. 肾病综合征的主要并发症

（1）感染：肾病综合征患者由于存在营养不良、免疫状态异常、激素及免疫抑制剂的应用，感染的机会增加。感染部位多发生在呼吸道、泌尿系统和消化道。常见的致病菌有肺炎球菌、溶血链球菌和大肠埃希菌等。其他如结核杆菌、病毒（疱疹病毒等）、真菌的感染机会也明显增加。

（2）血栓栓塞：是肾病综合征常见的甚至严重致死性的并发症之一。临床上以肾静脉和深静脉血栓最为常见，部分可呈典型肺梗死表现。膜性肾病中肾静脉血栓的发生率最高，可达 50% 以上，其次为膜增生性肾炎。

（3）急性肾衰竭：是肾病综合征的主要并发症。并发急性肾衰竭的原因主要有：①严重血容量不足所致的肾前性氮质血症；②缺血、感染或药物引起的急性肾小管坏死；③感染、药物及过敏所致的急性间质性肾炎；④高凝所致的急性肾静脉血栓形成；⑤肾间质水肿。对肾病综合征合并急性肾衰竭者应积极寻找原因，及早给予对因治疗，肾功能大多可恢复正常。

（4）代谢紊乱：肾病综合征患者存在明显的低白蛋白血症，蛋白代谢呈负平衡。长期低白蛋白血症可造成患者营养不良、贫血、机体抵抗力下降、生长发育迟缓、甲状腺素水平低下、钙磷代谢紊乱、维生素 D 缺乏等。

（三）实验室检查

典型的肾病综合征实验室检查表现为：①大量蛋白尿（尿蛋白定量>3.5g/d）；②低白蛋白血症（血浆白蛋白<30g/L）；③高脂血症。此外，尿沉渣镜检红细胞可增多，可见管型，肾功能正常或受损（GFR 下降）。肾穿刺活检可明确病理分型。

（四）诊断依据及鉴别诊断

1. 诊断依据

（1）大量蛋白尿（尿蛋白定量>3.5g/d）。
（2）低白蛋白血症（血浆白蛋白<30g/L）。
（3）高度水肿。
（4）高脂血症（血浆胆固醇、三酰甘油均明显增高）。

前两项是诊断肾病综合征的必要条件，后两项为次要条件。临床上只要满足上述两项必要条件，肾病综合征的诊断即成立。

2. 鉴别诊断

肾病综合征可为原发性和继发性。如考虑为继发性应积极寻找病因，在排除继发性 NS，如紫癜性肾炎、狼疮性肾炎、糖尿病肾脏疾病、肾淀粉样变、乙肝相关性肾炎等之后才能诊断为原发性 NS。

（1）过敏性紫癜性肾炎：好发于青少年，典型的表现为皮肤紫癜，反复发作，下肢多见，有的可伴有关节痛、腹痛及黑粪，多在皮疹出现后 1~4 周出现血尿和（或）蛋白尿。

（2）系统性红斑狼疮性肾炎：好发于青、中年女性，以面部蝶形红斑为特征，伴有发热、皮疹及关节痛，免疫学检查可检测出多种自身抗体。

（3）糖尿病肾脏疾病：多发生于糖尿病 10 年以上的患者，早期可发现尿微量白蛋白排泄增加，以后逐渐发展成大量蛋白尿、肾病综合征及肾功能改变，通过病史可以确诊。

（4）肾淀粉样变性：好发于中老年，肾淀粉样变性是全身多器官受累的一部分，肾受累时体积增大，常呈肾病综合征，需肾活检确诊。

（5）乙型肝炎病毒相关性肾炎：应有乙型肝炎病毒抗原阳性，肾活检证实乙型肝炎病毒或其沉积才能确诊。

3. 原发性肾病综合征常见的病理类型

肾病综合征可为原发性和继发性。如考虑为继发性应积极寻找病因，在排除继发性 NS，如糖尿病肾脏疾病、紫癜性肾炎、狼疮性肾炎、乙肝相关性肾炎、肾淀粉样变等之后才能诊断为原发性 NS。原发性肾小球肾炎所致的肾病综合征常见的病理类型分为：

（1）微小病变型（MCD）：光镜下肾小球基本正常。免疫荧光阴性，电镜下特征性表现为弥漫性足突融合，肾小球内一般无电子致密物沉积。

（2）系膜增生性肾小球肾炎（MsPGN）：光镜可见肾小球弥漫性系膜细胞增生伴系膜基质增多，而肾小球毛细血管壁和基底膜正常。

（3）局灶节段性硬化（FSGS）：其病理特征为局灶损害。病变以系膜基质增多、血浆蛋白沉积、球囊粘连、玻璃样变性为特征，伴或不伴球性硬化。电镜可见弥漫性足细胞足突消失，免疫荧光呈现 IgM 和 C3 沉积。

（4）膜性肾病（MN）：免疫复合物沿肾小球基底膜外侧（上皮下）沉积，刺激基底膜增殖，致使"钉突"形成、基底膜弥漫增厚为特征的一种疾病。

（5）膜增生性肾小球肾炎（MPGN）：其共同特点为肾小球基底膜增厚、系膜细胞增生及系膜基质扩张，毛细血管襻呈"双轨征"为其典型特征性病理改变。

难治性肾病综合征是指部分患者表现为对激素依赖或激素抵抗。激素依赖是指激素治疗有效，激素减量或停药后 2 周内复发。激素抵抗是指使用足量泼尼松（龙）1mg/（kg·d）或甲泼尼龙 0.8mg/（kg·d），8～12 周无效，局灶节段肾小球硬化的判断时间应延长为 16 周。

（五）治疗方案及原则

1. 病因治疗

有继发性原因者应积极治疗原发病。对基础疾病采取积极有效的治疗：包括手术或化疗治疗肿瘤；停用相关药物；进行积极有效的抗肝炎病毒治疗；治疗感染性疾病；有效控制自身免疫性疾病等。

2. 对症支持治疗

（1）一般治疗：①休息：肾病综合征患者应适当注意休息，有严重浮肿及低白蛋白血症者应以卧床休息为主。②饮食：在肾病综合征严重低白蛋白血症时蛋白质的摄入量 1.2～1.5g/（kg·d）。在严重水肿或高血压时，应限制钠盐及水的摄入量，一般摄入钠为 2～3g/d。

（2）利尿消肿：对于浮肿明显，限钠限水后仍不能消肿者可适当选用利尿剂。①噻嗪类利尿剂：氢氯噻嗪，剂量一般为 50～100mg/d，分次口服。②襻利尿剂：呋塞米，20～100mg/d，分次口服。其他襻利尿剂如托拉塞米，利尿作用较强而持久。③潴钾利尿剂：螺内酯，20～40mg，每日 2～3 次口服。④补充白蛋白：适应于肾病综合征严重水肿、明显低白蛋白血症，使用利尿剂不能达到利尿消肿效果时，但对病程没有明显的影响。

（3）降压治疗：血管紧张素转换酶抑制剂（ACEI）和血管紧张素受体拮抗剂（ARB）能有效控制血压、降低蛋白尿、延缓肾衰竭进展。肾病综合征患者降压的靶目标应低于 130/80mmHg。

（4）糖皮质激素：原发性肾病综合征治疗的最基本药物仍为糖皮质激素。激素使用的原则为①起始剂量要足。成人泼尼松 1mg/（kg·d），最大剂量不超过 60～80mg/d；儿童可用至 2mg/（kg·d），最大剂量不超过 80mg/d。足量治疗维持 4～12 周。②肾病综合征缓解后逐渐递减药物。③激素治疗的总疗程一般在 6～12 个月，对于常复发的肾病综合征患者，在激素减至 0.5mg/

（kg·d）或接近肾病综合征复发的剂量时，维持足够长的时间，然后再逐渐减量。

（5）免疫抑制治疗：对激素依赖或激素抵抗，或激素有反指征患者可考虑在激素基础上加用或单用免疫抑制剂治疗。但要密切注意药物的毒副作用。①烷化剂：环磷酰胺（cyclophosphamide，CTX）是临床应用最多的烷化剂。CTX 的一般剂量为 2mg/（kg·d），口服 2～3 个月；或每次 0.5～0.75g/m²，静脉滴注，每月 1 次。病情稳定后减量，累积剂量一般不超过 10～12g。CTX 的主要副作用为骨髓抑制、肝功能损害、性腺抑制、脱发、出血性膀胱炎、感染加重及消化道反应。②环孢素 A（cyclosporin A，CsA）：是神经钙调酶抑制剂，可通过选择性抑制 T 辅助细胞及细胞毒效应而起作用。起始剂量为 3～5mg/（kg·d），大部分患者在治疗的 1 个月内起效。起效后逐渐减量，维持剂量≥6 个月。血药浓度应维持在谷浓度 100～200ng/ml，峰浓度 800ng/ml 左右。环孢素 A 的副作用主要为齿龈增生、多毛、肝、肾毒性等。肾功能不全及小管间质病变严重的患者慎用。③其他：吗替麦考酚酯（mycophenolate mofetil，MMF）、他克莫司（tacrolimus，FK506）等用于治疗激素抵抗和激素依赖的原发性肾病综合征有一定疗效。主要抑制 T、B 淋巴细胞增殖。能增加肾病综合征的缓解率、降低复发率、减少激素等的副反应。具体剂量、疗程视个体而异。

3. 并发症治疗

（1）抗凝和抗血小板黏附治疗：肾病综合征患者常处于高凝状态，其血栓栓塞并发症发生率较高，以下肢深静脉栓塞和肾静脉血栓形成为常见，尤其是膜性肾病患者。血浆白蛋白水平低于 20g/L 的肾病综合征患者中常规应用。常用的药物有：①普通肝素和低分子量肝素；②双香豆素；③抗血小板黏附药，阿司匹林。常规剂量 50～100mg，每天 1 次，口服。④磷酸二酯酶抑制药，双嘧达莫。常规剂量为每次 100mg，每天 3 次，口服。

（2）降脂治疗：临床上根据血脂的异常情况选择降脂药物，如以胆固醇升高为主，则选用 3-羟基-3-甲基戊二酰单酰辅酶 A（HMG CoA）还原酶抑制剂：辛伐他汀、氟伐他汀、阿托伐他汀、普伐他汀等。对于以三酰甘油升高为主的，则选用纤维酸类药物（fibric acid）：非诺贝特、吉非贝齐等。

（3）其他并发症（感染、急性肾衰竭、代谢紊乱等）的诊疗。

二、张琪诊治经验

（一）病因病机

中医古代文献中并无 NS 的病名，根据 NS 在临床中多表现为水肿、蛋白尿、乏力等症状，当属于中医文献中的"水肿"、"尿浊"、"肾风"、"腰痛"、"虚劳"等范畴。

张琪教授认为本病病因大致可分为外感、内伤两端。"凡实，或六淫外客，或饮食内伤，阳邪急速，其至必暴，每成于数日之间"者为实水；"先肿于外后胀内者，小便淡黄，大便不实，气色枯白，语言低怯，脉微细而无力，虚寒也"，"凡虚，或情志多劳，或酒色过度，日积月累，其来有渐，每成于经月之后"者为虚水。

1. 外感风邪

风寒或风热之邪外袭肌表，内舍于肺，肺失宣降，水液不能敷布，以致风遏水阻，风水相搏，水湿泛溢；或封藏失职，精微失固，导致水肿、蛋白尿、血尿。《素问·评热病论》说："勇而劳甚，则肾汗出；肾汗出逢于风，内不得入于脏腑，外不得越于皮肤，客于玄府，行于皮里，传为浮肿。本之于肾，名曰风水。"外邪侵犯人体，多为风邪所袭，或为久居潮湿，冒雨涉水，水湿之邪入侵。一是从皮毛而入，肺合皮毛，足少阴肾经注入肺中，循咽喉，邪毒由气血之道冒犯肾络，邪毒久蕴则加重本病；二是邪毒从口鼻而入，邪气蕴结于咽喉之血络，随足少阴脉下犯于肾，而使本病病情加重。"风善行数变"、"风胜则动"，风邪致病，由表传里，发展迅速，而致一系列反应。因此风邪既是本病起病的一个重要诱因，也是风邪是迁延不愈的重要因素。

2. 水湿浸渍

久居湿地，冒雨涉水等致湿邪内侵，脾为湿困，运化失司，水湿不运，泛于肌肤而成本病。或长期居住寒湿，伤及元阳，以致肾失开合，气化失常，水湿停聚而水肿。水湿之气内侵，郁而化热，或脾虚不能运化水湿，形成湿热。湿热之邪既可以困阻中焦，致脾不升清而清浊俱下，又可以扰乱下焦，致封藏失职，终至精微物质随尿排出而形成蛋白尿。《宣明医论》有"湿气先伤人阳气，阳气伤不能通调水道，如水道下流淤塞，上流泛溢必为水灾"。湿邪内滞，水遏阳气，湿困脾胃，水湿内蕴，久郁化热，或用药温燥助阳，湿热交蒸、蕴结不解，更可伤气损阴，致清气不升、浊气不降，浊与湿合、湿浊滞腻则病缠绵难治。

3. 瘀血阻滞

叶天士《临证指南医案》说："经主气，络主血"，"初为气结在经，久则血伤入络"。肾络通畅，能升能降，能开能合，能出能入，能收能放，各种精微物质得以施布于全身内外，以维护机体的各种生理活动。瘀血久留不去，阻碍气机畅行，《金匮要略》指出"血不利则为水"，《血证论》也说："瘀血流注亦发水肿者乃血变成水之证"。病久入络，瘀血阻络，精气不能畅流，壅而外溢，精微下泄亦可出现蛋白尿。瘀血内阻妨碍了水液敷布，致水湿内聚，反之水湿亦阻碍血行，造成血瘀水阻的恶性循环的局面。

4. 三焦气化不利

《内经》谓："上焦如雾，中焦如沤，下焦如渎"。《素问·灵兰秘典》谓："三焦者决渎之官，水道出焉"，三焦为人体水液升降出入的通道，三焦气化功能失常受阻，水道不畅则水液停蓄，因水气同病，气滞不行则水湿停聚，一方面脾胃不和失于运化，另一方面三焦气滞不通，气滞不行则水湿停聚，水积则气郁，气与水互结阻碍三焦运行。

5. 脏腑虚损

"邪之所凑，其气必虚"。《诸病源候论》中说："水病者，由脾肾俱虚故也，肾虚不能宣通水气，脾虚不能制水，故水气盈溢，渗液皮肤，流遍四肢，所以通身肿也。"《丹溪心法》亦有阐明："夫人之所以得其性命者，水与谷而已。水则肾主之，谷则脾主之。惟肾虚不能行水，胃与脾合气，胃为水谷之海，又因虚而不能传化焉，故肾水泛滥，反得以浸渍脾土，于是三焦停滞，经络壅塞，水渗于皮肤，注于肌肉而发肿矣。"脾居中州，斡旋三焦，主运化水湿，为制水之脏，脾气亏虚，运化无力，水无所制而泛滥；肾主水，肾虚失其温化开合则水无所主而妄行，则发为水肿。

机体脏腑水液代谢功能失调而致，与多个脏腑有关，尤以肺脾肾为之关键。《景岳全书·肿胀篇》指出："凡水肿等证，乃肺脾肾三脏相干之病，盖水为至阴，故其本在肾；水化于气，故其标在肺；水唯畏土，故其制在脾。今肺虚则气不化精而化水，脾虚则土不制水而反克，肾虚则水无所主而妄行。"其中指出了以肾为本，肺为标，脾为制水之脏，三脏是相互联系的，同时又是相互制约的。

（1）肺为水之上源功能失调：肺主气，主宣发和肃降，通调水道。肺通调水道，疏通和调节体内水液的输布、运行和排泄。肺主宣发，将津液和水谷精微宣发全身；肺气肃降，下输水液，经肾和膀胱的气化作用，形成尿液排出体外。外邪侵袭，肺失通调水道功能，肺不能行水，致水道不通，津液不布，精微外泄。

（2）脾运化水湿功能失调：脾为后天之本，气血生化之源，脾主运化水谷精微和水湿。脾失健运，水液代谢紊乱，水湿停滞体内，泛于肌肤而成水肿。脾为后天之本，升清降浊、主统摄，运化水湿。肾中精气需水谷精微的不断充养，才能维持其封藏之职。脾虚不能升清，谷气下流；脾失固涩，精微下注，脾气虚弱，肾失后天滋养，肾失固摄封藏。

（3）肾主津液功能失调：肾为先天之本，主气化，主水道，主藏精。肾主行水，水液在肾的气化蒸腾作用下，清者经三焦上升于肺，由肺宣发输布全身；浊者下注膀胱成为尿液排出体外。肾虚封藏失司，肾气不固，精微下泄；另外湿毒内蕴，郁而生热，亦可使肾气不固而精气外泄，热为阳邪，性主开泄，肾受湿热熏灼而统摄功能失职，致精关开多合少，蛋白等精微物质随尿而下。

本病的发病机制，是肺脾肾三脏功能失调为中心，以阴阳气血不足特别是阳气不足为病变之本，以水湿，湿热及瘀血等邪实阻滞为病变之标，临床多表现为虚实夹杂之证。若脾肾虚损日重，损及肝、心、胃、肠、脑等则病情恶化。

（二）辨证论治

1. 肺气不宣，水湿内停

症状：水肿常从头面部开始，至周身浮肿，伴有咳嗽、喘息、畏寒，周身肢节酸痛等肺卫之证，辨证为肺气不宣，水湿不得下行而溢于肌表，形成风水之证。然此类患者临床常伴有面色㿠白、小便不利等肾阳虚，开阖失司，水气内停之证。

治则：宣肺清热温肾利水。

方药：麻辛附子桂甘姜枣汤加味：

麻黄 15g　附子 10g　生石膏 50g　苍术 20g　细辛 7g　桂枝 15g　鲜姜 15g　红枣 5 枚

水煎服，每日 1 剂，早晚分服。

方药分析：本方由桂枝去芍药加麻辛附子汤化裁而成。《金匮要略》三十一条："气分，心下坚，大如盘，边如旋杯，水饮所作。桂枝去芍药加麻辛附子汤主之。"原方温阳散寒、通利其气机主治阳虚阴凝，水饮不消之证，恰合本方主症之病机。

方中麻黄入手太阴经，宣肺利水，附子温肾阳以复其开合之功能，细辛入少阴温肾除水，三药共用可温发里阳；桂甘姜枣振奋卫阳；麻桂皆足太阳膀胱经之药，膀胱气化失司，得麻桂则小便通利。诸药相协，可以通彻表里使阳气通行，阴凝解散，水饮自消。本方关键在于麻黄、附子合用，一宣肺祛风邪，一温肾阳，为本方主药。

如水肿重者，可加椒目入肺脾膀胱经，助行水消水之功；如水肿顽固，或反复发作者可加益母草活血利水。如高度水肿不得卧时，可于方中加入葶苈子、冬瓜皮、西瓜皮等以助其利水之功效；如水肿经治缓解而又遇感染，伴有扁桃体肿大充血，水肿加重者，为邪热侵肺，宜加入麦门冬、黄芩、山豆根、知母等清咽利肺之品。

病案举例

张某，女，19岁，2001年1月4日初诊。

主诉：反复出现水肿2年余

现病史：患肾病综合征病史2年余，水肿反复发作，近日因感冒水肿又复发，尿蛋白3+～4+，周身肢节酸痛，恶寒发热，咳嗽，小便不利，头面水肿。舌苔白，脉沉滑，此风寒犯肺，肺气不宣，脾肾阳虚之证，治以宣肺解表温阳利水之剂。拟方：

麻黄15g　细辛5g　附子片15g　苍术15g　杏仁15g　生石膏50g　生姜15g　红枣5枚　玉米须50g

水煎，日2次服。

服药3剂，尿量增多，24小时尿量从150ml增加至2000ml，水肿消退，咳嗽恶寒发热肢节痛均除，后用加味清心莲子饮治疗2个月，尿蛋白由4+～±，继续以医院制剂清心莲子丸巩固治疗4个月，随访尿蛋白（-），无明显症状，体力增强，远期疗效巩固。

按　水肿的治疗宜从肺脾肾入手，辨证必须抓住以何脏为主，何脏为辅，用药方能分清主次。风水水湿不得下行，关键在肺，也与脾肾有关，故本方是以治肺为主，脾肾为辅，宣肺利水为首选，温脾肾辅之，相辅相成，故能取效。此类肾病综合征，水肿与蛋白尿往往有关联，随着水肿之消退，蛋白尿亦逐渐减轻，甚至消失，由于"蛋白质"属于中医"精气"、"精微"一类物质，本方温阳宣肺以调整肺脾肾之功能，随着水液代谢的恢复正常，而藏精摄精之功能亦随之好转直至恢复，此从中医整体辨证论治出发，异于西药单纯利尿之作用。当然，亦有水肿消退后而蛋白尿不消者，尚不能绝对化。

初诊时伴咳嗽故加入止咳平喘之杏仁，并加入药性平和之玉米须加强利水消肿之功而不伤正。服本方后尿量显著增多，水肿消退，咳嗽恶寒发热肢节痛均除，肺气不宣，脾肾阳虚之证已愈，此类病人由于久服激素阳刚之剂而耗气伤阴，且利水之常后有阴伤之象，湿热之邪留恋，难以速去，故继用益气养阴，清热利湿之加味清心莲子饮调后。

2. 脾肾阳虚，挟有血瘀

症状：周身水肿，腰以下肿甚，按之凹陷，不易恢复，或水肿时重时轻，反复不愈，尿少腰痛，畏寒肢冷，神倦，脘腹肿满，便溏，面色㿠白。舌体胖嫩，舌质淡，苔白滑，脉沉细；或伴口唇发绀，面色晦暗，舌质紫有瘀斑，脉沉涩。

治则：温肾健脾，利水活血。

方药：真武汤与参麦饮加味：

附子25g（先煎）　茯苓30g　白术25g　白芍25g　干晒参15g　麦冬15g　五味子15g　益母草30g　红花15g　桃仁15g　生姜15g　甘草15g

方药分析：由于脾肾阳虚无力温运水湿形成水肿谓为"阴水"。方中附子为温助肾阳之品，干晒参、白术、茯苓、甘草益气健脾，白芍药、五味子、麦门冬敛阴滋阴；附子、干晒参、白术均为温热燥药，故用敛阴滋阴之剂相辅顾护阴液，防其热燥耗阴；高度水肿循环受阻，用益母草活血利水，桃仁、红花活血散瘀，与温阳药合用以改善血行及肢体末端循环。

病案举例

申某，男，14岁，2001年4月6日初诊。

患肾病综合征3年，曾用泼尼松龙治疗病情缓解，今年2月因感冒疾病复发，经治疗感冒已愈，但全身水肿不消，腹胀满，小便不利，手足厥冷，畏寒，下肢尤甚，面色㿠白，大便溏，尿蛋白3+，血浆总蛋白46g/L、白蛋白26g/L、球蛋白20g/L，脉沉，舌紫，苔滑润，舌体胖嫩，辨证为脾肾阳虚挟有瘀血之阴水，宜温补脾肾活血利水法。

方药：附子片20g（先煎）　白术20g　茯苓25g　白芍15g　党参15g　生姜10g　益母草30g　红花15g　桃仁15g　泽泻20g　甘草15g

水煎，日2次服。

连服上药14剂，24小时尿量由200ml增加至2500ml，浮肿消退，继以升阳益胃汤等药调治2个月，尿蛋白由3+减少至±，血浆总蛋白60g/L、白蛋白36g/L，球蛋白24g/L，脉象沉而有力，舌质红润，从而获得缓解出院。

按　本病案辨证为脾肾阳虚夹有血瘀之证，由于脾肾阳虚无力温运水湿形成水肿谓为"阴水"。本方温补脾肾，活血利水，附子温助肾阳，四君子汤益气健脾，生脉饮益气敛阴；真武汤加减温阳利水，温热之药用敛阴滋阴之剂相辅顾护阴液，防其热燥耗阴；肾病综合征高凝状态，用益母草活血利水，桃仁、红花活血散瘀，与温阳药合用以温通脉络、活血行水。二诊水肿消退后，仍有蛋白尿，血浆白蛋白低，表现体重倦怠、乏力等脾胃虚弱，清阳不升，湿邪留恋之征，故治以补气健脾胃，升阳除湿之升阳益胃汤；用后尿蛋白减少，血浆白蛋白上升。

附子具有回阳救逆，温补脾肾，散寒止痛功能，主治亡阳厥逆，表现为形寒肢冷，腹胀便溏，小便不利，四肢不温，水肿，甚则四肢厥冷，脉微或沉伏；通过附子的回阳作用，改善血液循环功能，从而消除水肿恢复肾脏功能。但附子有毒不宜生用，其有效成分为乌头碱宜久煎，据药理实验煮沸时间愈久，毒性大大减弱，但作用不减，一般先煮1小时，再入他药为佳。

3. 气滞水阻

症状：肾病综合征腹胀满（高度腹水），胃脘胀满，四肢肿胀，两胁胀痛，小便不利，口干咽干，呕吐少食，面目虚浮，大便秘结。形体臃肿，皮厚色苍。舌苔白厚腻或稍黄，脉象沉滑有力。

治则：温振脾阳，疏肝理气，泻热利湿。

方药：方用《局方》木香流气饮：

干晒参15g　白术20g　茯苓20g　甘草10g　陈皮15g　半夏15g　公丁香10g　广木香7g　枳实15g　厚朴15g　槟榔15g　香附15g　草果仁10g　青皮15g　大黄10g　肉桂7g

方药分析：本方适用于辨证为气滞水蓄为病，水气同病，气滞则水积，水积则气郁，气与水互结，阻碍三焦不得运行。三焦为人体水液升降出入的通道，三焦气化功能失常，水道不畅则水液停蓄，此证一方面脾胃不和失于运化，另一方面三焦气滞不通，故见脘腹胀满，四肢肿，气不下行，兼有嗳气胁肋胀痛，小便不利，大便不通等候。

方中六君子汤健脾胃除痰湿，丁香、肉桂、草果仁温振脾阳，枳壳、厚朴、槟榔、香附、青皮、木香疏郁理气以醒脾，大黄清泻胃热以利湿浊。方中药味虽多，然配伍严谨，用此方治疗肾病高度腹水常获捷效，全方功用可概括为强健脾胃，温振脾阳，疏肝理气，泻热利湿。

病案举例

陈某，女，55岁，1999年10月12日初诊。

肾病综合征病史3个月，肢体及四肢肿胀，腹膨大胀满，胸满胁胀，口苦咽干，气逆不能平卧，小便不利，尿量少，大便不爽，舌苔厚腻，脉弦滑，曾用速尿（呋塞米）及中药五苓散类无效。据上述脉证当属气滞水蓄，湿浊壅滞，脾运失职，以新方流气饮疏郁理气，健脾和胃，辅以泻热利湿法治疗。服药3剂，腹中肠鸣矢气甚多，尿量亦增多，继服4剂，气体下行，尿量增至一昼夜2000ml，原方加泽泻20g、猪苓20g，继服7剂24小时尿量增至3000ml以上，腹胀全消，全身水肿亦消，尿检蛋白2+～3+。继用升阳益胃汤、清心莲子饮调治4个月，尿蛋白±～+出院。

> **按**　本病案辨证为气滞水蓄为病，水气交阻为病。常见于慢性肾小球肾炎及肾病综合征，水气同病，气滞则水积，水积则气郁，气与水互结，阻碍三焦不得运行，故致大腹膨满，四肢肿胀；气不下行则两胁作痛；木气侮土，脾失健运，故见脘腹胀满，小便不利，大便不通等。方用新方流气饮，由《局方》木香流气饮衍化。方中药味虽多，然配伍严谨，用此方治疗肾病高度腹水常获捷效，服药后尿量增多，腹膨满随之宽松，直至消除，尿蛋白亦常随水肿之消退而减少。全方功用可概括为强健脾胃，温振脾阳，疏肝理气，泻热利湿。二诊气行水亦行，效不更方；三诊加大利湿力度，加泽泻，猪苓以利水消肿；四诊水肿消退后，仍有蛋白尿，此乃脾胃虚弱，清阳不升，湿邪留恋，故治以补气健脾胃，升阳除湿之升阳益胃汤；五诊大量利水易伤阴耗气，且湿热留恋，故肿消之后调以益气养阴，清热利湿之清心莲子饮。

4. 水热壅结三焦

症状：周身浮肿，头面肿甚，喘息口渴，口干咽干，小便不利，大便秘结，脘腹胀满。舌质红，舌苔白厚，脉象沉数或沉滑有力。

治则：发汗解表，破坚攻积，利尿消肿。

方药：疏凿饮子加减：

羌活 10g　秦艽 15g　槟榔 20g　商陆 15g　椒目 15g　大腹皮 15g　海藻 30g　茯苓皮 15g　泽泻 10g　赤小豆 30g　生姜皮 15g　二丑各 30g（砸碎）

方药分析：张琪教授认为慢性肾病病情演变过程中"湿热"是一个特别重要的病理因素，且对肾病的恢复和发展有极重要影响，本病因外邪侵袭而致水肿加重，临床表现面目水肿或周身水肿、尿少等症，张琪教授认为此水肿期多兼挟湿热之证，临床应细细辨识。一般尿液颜色较为重要，《素问·至真要大论》谓："……水液混浊，皆属于热"。所以尿混浊、黄赤多为湿热所致，另外诸如口干口苦、咽干咽痛、舌苔黄腻、脉滑等亦为湿热之证。

本方为发表泻下利尿复合组成的方剂，可使水邪从表里内外上下分消，无留滞余地。羌活、秦艽发汗解表，开鬼门使水从汗解，腹皮、姜皮、茯苓皮辛散淡渗消皮肤之水，商陆、槟榔破坚攻积从大便排出，椒目、赤小豆、泽泻利水道使水从小便而出。发汗利小便通大便，表里上下分消其水，有如疏江凿河分除泛滥之水故名疏凿饮子。另加海藻、二丑以软坚散结攻逐水饮，以之治大腹水肿其效甚佳。尤适用于肾病湿热壅滞三焦之高度水肿，应用利尿剂无效者，其效甚佳。

病案举例

于某，男，47 岁，干部，1998 年 8 月 12 日初诊。

肾病综合征病史 1 年余，周身水肿，腹膨大，小便不利，尿色黄，大便秘，口舌干燥，舌苔厚腻，脉沉滑数，尿蛋白 2+，曾用泼尼松及呋塞米等无明显效果，血浆蛋白及血脂均正常。辨证为水热壅结于三焦之证，水邪不得分布壅郁化热，宜加味疏凿饮子上下内外分消治之：

槟榔 20g　商陆 15g　茯苓皮 15g　大腹皮 15g　川椒 15g　赤小豆 30g　秦艽 15g　羌活 15g　玉米须 50g　西瓜皮 25g　二丑各 30g　海藻 30g

水煎，日 2 次服。

服药 7 剂，尿量增加，24 小时达 1500ml，继以上方服之，连服 10 剂，24 小时尿量增至 3000ml，以上方加黄芪 30g，连服 14 剂，水肿消退，尿蛋白（++），继以清利湿热、益气健脾之剂治疗 3 个月，尿蛋白转阴，病愈出院。

按　此病案辨证属脾胃湿热壅盛，肺失通调，肾失气化，水热壅结三焦之阳水。张琪教授认为脾肾虚衰在慢性肾病病机演变中起重要作用，但邪气留滞对该病的影响亦不容忽视。就邪气而言，最主要的有水湿、湿热、瘀血，然"湿热"是一个特别重要的病理因素，而湿热内蕴对肾病的恢复和发展有极重要影响，因此，将清利湿热法贯穿整个治疗过程。《素问·灵兰秘典论》曰："三焦者，决渎之官，水道出焉。"三焦功能通调，则水液分布代谢正常，反之感受外邪，饮食内伤，气滞不调，则三焦水湿与热邪郁滞不得输布，出现周身上下表里水肿。本方为发表泻下利尿复合组成的方剂，可使水邪从表里内外上下分消，无留滞余地。本方发汗利小便通大便，表里上下分消其水，另加海藻软坚消肿、二丑攻逐水饮，以治大腹水肿，为水肿之重剂，专治肾病湿热壅滞三焦之高度水肿，应用利尿剂无效者，其效甚佳。

方中加入利水消肿之玉米须、西瓜皮以加强利水之功；服本方后尿量明显增加，三诊在原方基础上加黄芪，既能利尿消肿，又能扶正，防止大量利水药物伤及正气。虽水肿消退，但湿热之邪留恋，难以速去，加之久服激素阳刚之剂及攻逐水饮之药伤气，故根据辨证分别以清利湿热、益气健脾或益气养阴，清利湿热之剂调后。

5. 脾湿胃热，升降失常，湿热中阻

症状：症见腹部膨满，腹水明显，小便不利，大便秘，五心烦热，恶心呕吐，胃脘胀满，口干食纳减少。舌质红苔白厚腻，舌体胖大，脉弦滑或弦数。

治则：健脾清胃热，除湿利水分消法。

方药：中满分消丸衍化：

黄芩15g　黄连10g　草果仁15g　槟榔15g　半夏15g　干姜10g　陈皮15g　姜黄15g　茯苓15g　干晒参10g　白术10g　猪苓15g　泽泻15g　知母15g

方药分析：中医辨证为脾胃不和，湿热壅结，升降失司，水不得下。主要用于脾气虚不能升清而湿浊中阻，而见脾虚；胃气滞不能降浊而热郁，而见胃热；虚中挟实，湿热互结于中焦，健运失职，以腹液为主水肿。本方中黄连、黄芩苦寒清热除痞，干姜、砂仁温脾胃，助运化除湿，白术、人参、甘草、茯苓益气健脾，厚朴、枳实、姜黄开郁理气散满，半夏、陈皮和胃降逆，猪苓、泽泻、茯苓利水，知母清肺以水之上源。本方依据《内经》中满者泻之于内，以辛热散之，以苦泻之，淡渗利水，使上、下分消其湿，溶泻心、平胃、四苓、姜朴于一方，分消疏利脾胃之枢机，湿热除，升降和调，则胀满自可蠲除。方用东垣中满分消丸衍化，配伍严谨，药味虽多而不滥，体现了东垣治脾胃用分消法之特色。

病案举例

付某，男，33岁，2001年11月14日初诊。

患肾病综合征3年余，水肿屡消屡作，尿蛋白+~2+，近2个月因感冒水肿加重，腹膨大，高度腹水，尿量一昼夜1000ml左右，曾用速尿等尿量稍增，但停药尿量仍少，五心烦热，恶心呕吐，口干舌燥，腹胀难忍，舌苔白腻，脉象弦滑。辨证为脾湿胃热，升降失常，湿热中阻，气滞水停，宜健脾清胃热，除湿利水分消法。

方药：泽泻25g　猪苓20g　茯苓20g　白术20g　干晒参15g　干姜10g　黄芩10g　川连10g　槟榔20g　姜黄15g　砂仁15g　厚朴20g　枳实15g　半夏15g　知母15g　甘草10g

水煎，日2次服。

服上方7剂，24小时尿量增加至3000ml，恶心呕吐消失，腹部宽松，守方继服7剂，24小时尿量继续增至3500~4000ml，腹胀全消食纳好转，经治半年仅尿蛋白±，余症悉除。

按　此病案为肾病综合征，高度腹水，曾用呋塞米、泼尼松等药无明显疗效，症见大量腹水，腹部胀满，尿少，口干苦，呕恶纳少，五心烦热，大便秘，舌苔白腻，脉沉滑或滑数。辨证属脾湿胃热，湿热中阻。方用《兰室秘藏》之中满分消丸加减。原书谓治中满热胀、臌胀、水肿。此亦寒热互结之证，

但其湿热较重，故多用清热利湿之品，方中用苦寒除湿、芳香化湿，淡渗利湿；和胃化湿，依据《内经》"中满者泻之于内"，以辛热散之，以苦泻之，淡渗利之，使上下分消其湿而立方，溶泻心、平胃、四苓于一炉，用分消法利脾胃之枢机，湿热得除，升降和调，则腹胀满蠲除。张琪教授治肾病综合征水肿甚多，凡辨证属脾胃湿热壅结，小便不利，用此方皆效。也常用此方治疗肝病腹水及胃肠功能紊乱之气胀热胀，辨证属脾胃不和，湿热壅结，升降失调者，皆有良效。

6. 肺热脾虚肾寒证

症状：水肿，小便不利，口干渴咽痛，或胃脘灼热，舌红苔燥，形寒肢冷，四肢困重，头昏沉，大便不实，腰膝酸痛，膝多沉重。

治则：清肺健脾温肾。

方药：瓜蒌瞿麦丸加减：

天花粉20g　瞿麦20g　附子15g　山药20g　泽泻20g　茯苓15g　麦门冬20g　知母15g　桂枝15g　黄芪15g　甘草10g

方药分析：肺为水之上源，若肺热则失于清肃下行，一方面呈现咽干口渴舌赤少津，另方面出现小便不利形成水肿；脾主运化水湿，为人体水液代谢之枢纽，若脾虚则运化功能受阻以使水湿不得运行而停蓄；肾司开阖，若肾阳虚则畏寒肢冷开阖失司小便不利。本方适用于辨证为肺脾肾功能失调，肺热脾虚肾寒，上热下寒，寒热交错之证。常见于肾小球肾炎或肾病综合征。方用天花粉、知母、麦门冬以清肺，肺热清则清肃下行；黄芪、山药、茯苓、泽泻益气健脾利湿，脾气健则运化功能复常则水湿得以正常分布自无停蓄为患；附子、桂枝温肾阳，肾阳充则恢复其开阖功能。

病案举例

　　1999年10月曾治一呼性妇女肾病综合征，经用泼尼松、雷公藤总苷及中药益气补肾清热等皆无效，来门诊求治治眼睑及双下肢浮肿不消，口干咽痛舌燥质红，下午低热37.8℃左右，尿少腰痛，畏寒面㿠，脉沉滑。尿蛋白2+~4+，红细胞5~7个/HP，血浆总蛋白62g/L，白蛋白28g/L，球蛋白34g/L，胆固醇、三酰甘油均高于正常值，诊断为肾病综合征，此病人曾系统用过泼尼松、环磷酰胺等药疗效不明显，为难治性肾病综合征。据其脉证分析，辨证为肺热脾虚肾寒证，投以本方加山豆根20g，重楼30g，服药14剂，体温转为36.7℃，尿量增多，24小时达2000ml左右，浮肿明显减轻，尿蛋白2+~3+。继服14剂，浮肿消退，口干咽痛大减，尿蛋白1+~2+。以此方化裁继服50余剂，诸症皆除，尿蛋白-~±，血浆蛋白正常，从而缓解。

　　按　本方系由《金匮要略》瓜蒌瞿麦丸加味而成。《金匮要略·消渴小便不利淋病脉证并治篇第十三》云："小便不利者，有水气，其人若渴，瓜蒌瞿麦丸主之。"原方由瓜蒌根、瞿麦、附子、山药、茯苓组成，有清上之燥热，温下之虚寒，助气化利小便之功效。张琪教授认为本方最适用于慢性肾病水肿属上热下寒者，因此在原方基础上加麦冬，知母以助天花粉清热生津之力，加泽泻以助茯苓利水祛湿，加桂枝助附子通阳化气以行水，加生芪、甘草补脾气助运化。诸药合用，寒温并施，熔清上温下补中于一炉，使肺脾肾功能协调，肺热清则清肃下行；脾气健则运化功能复常则水湿得以正常分布自无停蓄为患；肾阳充则恢复其开阖功能。故能于错综复杂的病机中而取效。主要用于慢性肾炎、肾病综合征久病不愈，或屡用肾上腺皮质激素而见寒热夹杂、上热下寒之水肿证。

7. 气阴两虚，兼夹湿热

症状：肾病综合征使用激素后浮肿已消或仅余轻度浮肿，而蛋白尿持续不消或反复出现，血浆白蛋白低，临床表现周身乏力，腰酸腰痛，面浮㿠白，头晕心悸，无水肿或有轻度水肿，手足心热，口干咽干，舌质红或舌尖红苔白，脉象滑或兼有数象者。

治则：益气养阴，清热利湿。

方药：清心莲子饮加味：

黄芪50g　党参30g　地骨皮20g　麦门冬20g　茯苓20g　柴胡15g　黄芩15g　车前子20g　石莲子15g　甘草15g　白花蛇舌草30g　益母草30g

水煎服。

方药分析：本方适用于辨证属气阴两虚、湿热内蕴、精微下注，脾肾不足，脾虚不能运化水液，肾虚气化无权，水湿内停，泛溢肌肤则发为水肿。湿郁化热，而成湿热。病程日久演变，加之运用肾上腺皮质激素，其为阳刚之剂，日久则耗伤气阴，出现气阴两伤、湿热内蕴证。此方以石莲子为君取其有清心火、涩精之效。石莲子入脾胃，脾胃有运化水谷精微之功能，蛋白质属于水谷之精微，石莲子清心火养脾阴又秘精微对蛋白尿外泄有收涩作用。黄芪、党参补气升阳，地骨皮、麦冬滋阴，黄芩清上焦心肺之热，肺热清则清肃下行，车前子、茯苓淡渗利湿，柴胡以疏散肝胆之郁热。补气与养阴，清热利湿，秘精合用相辅相成。尤应注重清利湿热，祛邪方可以安正。因此，在此阶段的治疗处方中清热利湿解毒之药应用亦较多，如白花蛇舌草、土茯苓，肾病综合征多兼血瘀故于原方加益母草活血利水，在原方秘精补虚基础上加重补气的功能，《素问》谓：中气不足，溲便为之变。由于气虚无力下达洲都酿成湿热之邪不得蠲除，故以黄芪为主药，用量较重，一般30~50g。

病案举例

姜某，男，47岁。患肾病综合征1年余，曾服泼尼松治疗，尿蛋白转阴，但泼尼松减量过程中病情加重，尿蛋白3+~4+持续半年余不消失。来诊时患者腰酸腰痛，气短乏力，手足心热，口干咽干，尿黄赤，眼睑轻度浮肿，脉滑，舌苔白。血浆总蛋白39g/L，白蛋白22g/L，球蛋白17g/L，血清胆固醇10.1mmol/L。肾功能正常，血压正常。肾病综合征，据脉证辨证为气阴两虚兼湿热下注。予以本方加白花蛇舌草50g、益母草30g、土茯苓20g。二至五诊，连续4次复诊，共服前方30余剂，诸症明显好转，体力增强，尿蛋白+。六诊时除偶觉腰酸外，诸症消失，尿蛋白持续2次为阴性，血浆总蛋白68g/L，球蛋白30g/L，血胆固醇4.4mmol/L，获完全缓解。随访1年未复发。

按 此例病案为肾病综合征使用激素后浮肿已消或仅余轻度浮肿，而蛋白尿持续不消或反复出现，白蛋白低于正常，以腰膝酸软、倦怠乏力、手足心热、口干咽干、尿黄、舌质淡或舌尖红、舌苔白、脉沉或滑数为主症。辨证属气阴两虚、湿热内蕴、精微下注，脾肾不足，脾虚不能运化水液，肾虚气化无权，水湿内停，泛溢肌肤则发为水肿。湿郁化热，而成湿热。加之运用肾上腺皮质激素之阳刚之剂，日久则耗伤气阴，出现气阴两伤、湿热内蕴证。张琪教授认为此时应以祛邪与扶正并行，即补脾益肾与清利湿热并用，用《局方》清心莲子饮加减治疗。张琪教授用此方随证加减化裁治疗慢性肾小球肾炎持续蛋白尿、血尿，肾病综合征水肿消退或无水肿，大量蛋白尿、血浆蛋白低下、高血脂以及慢性肾盂肾炎尿检白细胞顽固不消，用抗生素无效者均有较好疗效。

服用本方后，腰酸明显缓解，浮肿消失，体力恢复，尿蛋白转阴，白蛋白上升，疗效佳，故继以调补脾肾，清利湿热之法，标本兼治，减轻激素的副作用，改善体质状态，增强体力，提高病人的抵抗力，防病复发。最后均获临床缓解，随访1年未复发。说明中医辨证论治是从整体观出发调整气血阴阳之平衡与西药针对局部治疗不同。

---

8. 脾胃虚弱，湿邪留恋

症状：肾病综合征水肿消退后，症见体重倦怠，面色萎黄，饮食无味，口苦而干，肠鸣便溏，尿少，大量蛋白尿，血浆蛋白低。舌质淡，苔薄黄，脉弱。

治则：补气健脾胃，升阳除湿。

方药：升阳益胃汤加减：

黄芪30g 党参20g 白术15g 黄连10g 半夏15g 陈皮15g 茯苓15g 泽泻15g 防风10g 羌活10g 独活10g 白芍15g 生姜15g 红枣3枚 甘草10g

方药分析：本方出自李东垣之《脾胃论》，该方党参、黄芪、甘草益胃气，陈皮平胃气，半夏、白术燥湿，茯苓、泽泻渗湿而降浊阴；防风、羌活、独活、柴胡升举清阳之气，风药并能盛湿，少佐黄连以退阴火，疗湿热；白芍酸收敛阴以和营，并能防止羌活，柴胡辛散太过；全方补中有散，发中有收，使正气足，阳气生，具有补气健脾胃，升阳除湿之效。治疗脾虚清阳下陷，胃中湿热者，此方最为适宜。以此方治疗难治性肾病综合征，辨证见上述证候者有良好疗效。

病案举例

刘某，男，23岁，因水肿发病，在当地医院检查诊为肾病综合征，用泼尼松治疗20余天，水肿消退，但尿蛋白仍3+，血浆白蛋白21g/L，为求进一步治疗来我院。病人面色㿠白无华，体重倦怠，饮食无味，大便溏薄，腹胀尿少，舌质淡，苔薄白，脉细弱。辨证为脾胃虚弱，湿邪留恋之证。予以升阳益胃汤治疗。连服上方14剂，病人尿量增多，腹胀明显减轻，大便转正常，食欲增加。继以上方加减服药14剂，体力明显增加，化验尿蛋白+~±，血浆白蛋白28g/L。病情好转，带药出院，1个月后复查尿蛋白转阴，血浆白蛋白恢复正常，病获痊愈。

按 本病案辨证应属脾胃虚弱，清阳不升，湿邪留恋，常见于肾小球肾炎或肾病综合征水肿消退后，张琪教授以此方治疗难治性肾病综合征，辨证见上述证候者有良好疗效。

国内有关单位报道，用祛风药治疗肾炎蛋白尿有效，张琪教授认为风药必须与补脾胃药合用方能取效，取其胜湿升清阳之功，以利脾之运化，脾运健则湿邪除而精微固，于是尿蛋白遂之消除。调理脾胃，除健脾胃外，一是升清阳，二是降浊阴，"脾宜升则健，胃宜降则和"，益脾胃升清降浊为此方之特点，控制便溏，增进食纳，以利消化，吸收精微，从而达到减少蛋白质之丢失，提高蛋白质在胃肠之吸收，从而有利于改善低蛋白血症。但辨证必须见上述脾虚清阳不升证，方可应用有效。

此病案用本方后症状均明显改善，效不更方，守法施治，皆取得良效。

9. 脾胃寒湿，水湿不化

症状：腹水不消，其大便和小便不利，腰部腹部俱寒凉，大便不通畅，呕逆清涎，手脚厥冷，面色㿠白，形寒畏冷，舌白滑，脉沉迟。

治则：辛热散寒，温脾胃助运化。

方药：中满分消汤：

黄芪15g 党参15g 茯苓15g 半夏10g 泽泻15g 川乌15g 厚朴15g 吴茱萸15g 麻黄15g 荜澄茄10g 干姜15g 木香7g 草豆蔻10g 升麻10g 柴胡10g 青皮10g 川黄连10g 川柏10g 益智仁15g 甘草10g

方药分析：本方属辛热散寒法，由21味药组成，药味多，而配伍严谨，疗效甚佳。方中用人参、黄芪补中气健脾，取其补而兼运；川乌、吴茱萸、荜澄茄、干姜、草蔻辛热散寒开郁；益智既温肾又暖脾两擅其功；青皮、陈皮、厚朴疏肝郁泄满；升麻、柴胡升清阳；茯苓、泽泻利湿浊；麻黄宣发透达以通阳气；半夏降逆化痰浊，黄连、黄柏苦寒反佐，予大剂辛热药中少佐苦寒乃温中有凉，防辛热过剂伤阴。全方以辛热散寒为主，辛热散之，复以淡渗利之，甘温补之，苦温泻之，多方分消其邪，又用参芪以扶正，正邪兼顾以恢复脾胃运化，升清降浊之功能，可见其配伍之妙，令人叹服。

病案举例

　　林某，女，30 岁，肾病综合征 4 年。入院时，下肢浮肿，腹水，尿蛋白 3+，血清白蛋白低，胆固醇及三酰甘油均高，经用西药激素及呋塞米等利尿剂，腹水不消。症见下肢浮肿，腹水，大便和小便不利，腰部腹部俱寒凉，大便不通畅，呕逆清涎，手脚厥冷，面色㿠白，形寒畏冷，舌白滑，脉沉迟。诊断：肾病综合征；中医辨证：脾胃寒湿，水湿停蓄不化中药予以中满分消汤。二至四诊均守方治疗，五诊时腹水全消，腹部寒凉感已愈。随访：此病人自用中药后未用西药疗效明显，且远期追踪一直巩固。

　　按　本例证见腹水不消，其大便和小便不利，腰部腹部俱寒凉，大便不通畅，呕逆清涎，舌白滑，脉沉迟，手脚厥冷，面色㿠白，形寒畏冷，当属寒湿困脾证。脾胃寒湿与脾胃虚寒，虽均有脾胃虚弱，寒湿内停，但两者仍有一定的区别，脾胃寒湿当属寒湿困脾，治应重在散寒除湿，兼顾健脾；脾胃虚寒乃脾虚湿停，治应重在健脾，兼以除湿。本例属脾胃寒湿，故重在散寒除湿，虽用参芪，但用量较小。中满分消汤出自李东垣之《兰室秘藏》，主治中满寒胀寒疝，大小便不通，阴燥，足不收，四肢厥逆，食入反出，下虚中满，腹中寒，心下痞，下焦躁寒沉厥，奔豚不收。本方属辛热散寒法，由 21 味药组成，药味多，而配伍严谨，疗效甚佳。张琪教授常用本方治疗脾胃寒湿壅滞，运化受阻，风寒水湿停蓄不利之肾炎、肾病综合征，胃肠功能紊乱之腹水胀满，只要辨证属于寒湿阻遏，水湿停聚，服药后小便增多，腹胀满消除，有良好疗效。

10. 脾虚不运，气滞水蓄

　　症状：腹胀腹满，周身浮肿，小便不利，神疲面㿠，食少纳呆，腰痛乏力，大便溏泄。舌质淡，苔白滑或白腻，脉沉缓或沉弱。

　　治则：健脾行气利水。

　　方药：茯苓利水汤：

　　茯苓 30g　猪苓 20g　木瓜 10g　泽泻 20g　槟榔 20g　党参 20g　白术 20g　木香 10g　海藻 30g　紫苏 15g　陈皮 15g　麦冬 15g

　　方药分析：本方出自《医宗金鉴》，方中茯苓、猪苓、泽泻利水，槟榔、木香、海藻、紫苏理气，水与气同出一源，气顺则水行，气滞则水停，本方在用党参、白术、茯苓益气健脾扶助脾胃的基础上，用理气利水之剂，消补合用，故奏效甚佳。如兼肾阳虚，畏寒肢冷便溏，可于方中加入附子、肉桂以扶助肾阳。适用于脾虚不运，气滞水蓄之腹水证。

病案举例

　　金某，男，18 岁，诊断肾病综合征 1 周。症见腹部胀满，尿少，双下肢浮肿，伴纳差，胃脘部不适，舌尖红、苔白腻，脉滑，腹部膨隆，腹水征+。尿蛋白 3+，血浆总蛋白 57g/L，白蛋白 19g/L，总胆固醇 11.50mmol/L，三酰甘油 3.90mmol/L。予茯苓利水汤加益母 30g、黄芪 30g，14 剂，水煎服。二诊时腹水、浮肿均消，尿蛋白+，食欲好，尿量正常，无明显不适，舌红、咽赤。继以原方故去行气利水之木香、槟榔、青皮；舌红、咽赤，乃热毒上扰咽部之征，故加白花蛇舌草，银花、连翘以清热解毒。尿蛋白转阴，连续 2 次复查尿常规正常，血脂降至正常，血浆白蛋白 31g/L。

　　按　本案症见腹部胀满，尿少，双下肢浮肿，伴纳差，胃脘部不适，辨证属脾虚不运，气滞水蓄之水肿，治以健脾行气利水，以茯苓利水汤加减治疗。本方出自《医宗金鉴》，方中四苓利水，槟榔、紫苏、木香、海藻等理气，气行则水行，尤以重用参术苓益气健脾扶助脾胃的基础上，用理气利水之剂，消补合用，故奏效甚佳。适用于脾虚不运，气滞水蓄之腹水证。临床以腹胀腹满，周身浮肿，小便不利，神疲面㿠，食少纳呆，腰痛乏力，大便溏泄，舌质淡，苔白滑或白腻，脉沉缓或沉弱为主要表现者。二诊肿全消，故去行气利水之木香、槟榔、青皮；舌红、咽赤，乃热毒上扰咽部之征，故加白花蛇舌草、银花、连翘以清热解毒。

第四节　IgA 肾病

一、现代医学诊治概述

IgA 肾病是一组以系膜区 IgA 沉积为特征的系膜增殖性肾小球肾炎，目前已成为公认的全球范围内最常见的原发性肾小球疾病的表现形式。由于 IgA 肾病病因和发病机制不清，临床和病理表现多样，因此目前认为 IgA 肾病是具有同一免疫病理特征的一组疾病。该病呈进展性，大多 IgA 肾病患者最终发展至终末期肾病（ESRD），文献报道约 15%～20% 的 IgA 肾病患者在 10 年后进展为 ESRD，25%～30% 的患者在 20 年后进展为 ESRD。IgA 肾病是我国 ESRD 发生的主要原因之一。

（一）临床表现

IgA 肾病大部分患者无明显症状，常在健康检查或其他疾病检查时发现。约半数的 IgA 肾病患者有诱发因素，如常见的上呼吸道感染，少数有泌尿系统和肠道感染，以及剧烈运动等。IgA 肾病的临床表现较多样，几乎囊括了肾小球肾炎的全部临床表现。IgA 肾病最常见的发病方式为反复发作的肉眼血尿，且往往有诱发因素。常见的诱发因素如上呼吸道感染，尤其是慢性扁桃体炎，少数由泌尿系和肠道感染等因素诱发。大多数 IgA 肾病患者存在镜下血尿，伴或不伴蛋白尿，少数出现大量蛋白尿，可表现为肾病综合征。高血压多见于成年患者，部分患者甚至表现为恶性高血压。根据其临床表现大致分为以下几种类型。

1. 反复发作肉眼血尿型

（1）多发生在上呼吸道感染（胃肠道或泌尿道感染）后数小时到 1 天；

（2）儿童和青少年多见（80%～90%），成人 30%～40%；

（3）大多无伴随症状，少数有排尿不适；

（4）一般认为血尿程度与疾病严重程度无关；

（5）肾脏病理一般为 Lee 分级 Ⅱ～Ⅲ级。

2. 无症状性蛋白尿伴或不伴镜下血尿型

（1）蛋白尿，多为 +；

（2）伴或不伴镜下血尿；

（3）少数可有高血压；

（4）肾脏病理一般为 Lee 分级 Ⅱ～Ⅲ级。

3. 慢性肾炎型

（1）镜下血尿，伴或不伴蛋白尿 +～2+；

（2）往往有高血压；

（3）可伴或不伴肾功能下降；

（4）肾脏病理一般为 Lee 分级 Ⅱ～Ⅳ级。

4. 大量蛋白尿或肾病综合征型

（1）大量蛋白尿，或表现为肾病综合征，伴或不伴镜下血尿；

（2）多伴有高血压；

（3）肾脏病理一般为 Lee 分级 Ⅲ～Ⅴ级；

（4）可伴或不伴肾功能下降。

5. 急进性肾炎型

（1）肾功能进行性恶化，有进行性少尿；

（2）蛋白尿+～2+，伴或不伴肉眼血尿；

（3）多有高血压、贫血；

（4）肾脏病理为新月体肾炎，Lee 分级 Ⅴ级。

（二）实验室及辅助检查

（1）尿液分析：可见蛋白尿、血尿；

（2）血清学检查：半数 IgA 肾病患者血清 IgA 升高，但非 IgA 肾病所特有；

（3）肾脏超声；

（4）肾脏病理检查。

（三）诊断依据及鉴别诊断

1. 诊断依据

IgA 肾病是一种依赖于免疫病理学检查才可确诊的肾小球疾病。

2. 鉴别诊断

IgA 肾病应与以下疾病进行鉴别：

（1）紫癜性肾炎：有学者认为紫癜性肾炎和 IgA 肾病可能是同一疾病的变种，紫癜性肾炎是伴有紫癜的 IgA 肾病，而 IgA 肾病是未出现紫癜的紫癜性肾炎。从肾脏病理表现上，紫癜性肾炎与 IgA 肾病完全无法鉴别。两者鉴别的要点是在临床上有无典型皮肤紫癜。

（2）乙肝病毒相关性肾炎：在我国乙型肝炎携带者和乙型肝炎患者数量庞大，IgA 肾病患者中约17.3%可见血清乙型肝炎表面抗原阳性，其中61%在肾组织中检测到乙型肝炎相关抗原。乙肝病毒相关性肾炎患者肾脏病理主要表现为系膜增生病变，免疫荧光于系膜区可见 IgA 及乙肝病毒表面抗原和（或）核心抗原同时沉积。

（四）治疗方案

目前 IgA 肾病尚缺乏特异的治疗方法，近年来常用的治疗方法包括使用 ACEI/ARB、糖皮质激素和多不饱和脂肪酸等。这些治疗方法可以减少蛋白尿、保护肾功能、延缓肾损害的进展。

1. ACEI 和 ARB 在 IgA 肾病治疗中的应用

目前，血管紧张素转换酶抑制剂（ACEI）和血管紧张素受体阻断剂（ARB）类药物被认为是 IgA 肾病患者的一线治疗药物。研究表明，ACEI 和 ARB 不仅可以起到降压的作用，而且有减少蛋白尿的作用，进一步达到保护肾功能的效果。ACEI 减少蛋白尿的作用并不完全依赖于血压的降低，因此也可以用于血压正常伴有蛋白尿的 IgA 肾病患者。若应用 ACEI 或 ARB 后，血压已控制，而蛋白尿排出量仍未达到预期值，可加大用量。加大用量后，血压不会进一步下降，而蛋白尿排出量可进一步降低。ACEI 和 ARB 联合应用可以更好地减少蛋白尿，而且能显著延缓肾功能减退的速度。

2. 糖皮质激素在 IgA 肾病中的应用

许多研究证实：IgA 肾病尿蛋白>1.0g/d、肾功能正常或轻度异常、肾脏病理改变较轻微的患者，应用糖皮质激素能有效减少蛋白尿，防止肾功能恶化，并减少系膜基质的堆积。特别是在减少蛋白尿方面，效果较肯定。

3. 细胞毒药物在 IgA 肾病中的应用

在 IgA 肾病患者中，细胞毒药物（如环磷酰胺、硫唑嘌呤等）很少单独使用，常与激素联合。目前普遍认为临床和病理表现为新月体或血管炎的 IgA 肾病，特别是伴有肾功能快速减退的患者，应接受强化免疫治疗。

4. 多不饱和脂肪酸药物在 IgA 肾病中的应用

多不饱和脂肪酸药物可以减少前列腺素、血栓素和白三烯的产生，从而减少肾小球和肾间质的炎症反应，减少系膜细胞收缩、血小板的凝聚和免疫性肾损害诱导的缩血管物质的产生，达到保护肾脏的目的。

5. 扁桃体摘除对 IgA 肾病的作用

扁桃体是产生 IgA1 的主要部位之一，很多 IgA 肾病患者都伴有慢性扁桃体炎，尤其是表现为肉眼血尿反复发作的患者。慢性扁桃体炎被认为可能是 IgA 肾病发生的诱因之一，因此，摘除扁桃体对有慢性扁桃体炎或反复感染的患者可能降低血中 IgA 水平和循环免疫复合物的水平，使蛋白尿和发作性血尿减少，对肾功能具有长期的保护作用。

二、张琪诊治经验

（一）病因病机

张琪教授认为 IgA 肾病病位在肾，为内外合邪致病，涉及肺脾二脏，气阴两虚是其根本，邪热瘀血为其标。即正虚为本，邪实为标。

IgA 肾病是免疫性疾病，它的发病因素有遗传相关性。从中医角度与肾脏关系密切。张琪教授认为肾虚既是所有肾病的发病内因，亦是发病过程中的必然结果。肾为生命之根，乃藏精之脏。IgA 肾病的病人大多素体肾虚，为其发病奠定了关键基础，而 IgA 肾病多见青少年，此类人群，脏腑功能尚有幼稚之嫌，先天禀赋不足，肾虚为患。沉积在肾小球系膜区的多聚型 IgA1，可能来源于骨髓和黏膜，又佐证了肾虚而发病的依据，内经谓"肾主骨生髓"，中医认为肾脏与骨髓的生理病理密切相关。IgA 肾病常出现"腰痛"、"尿血"、"尿浊（蛋白尿）"、"水肿"以至后期"虚劳"等症状，肾虚可导致上述症状的发生，而上述症状的出现乃肾之阴阳受损的表现，因此无论是 IgA 肾病的开始，亦是病情缠绵变化的过程，乃至病之后期肾脏结构破坏（肾小球硬化、小管萎缩、间质纤维化）、阴阳失衡，肾脏失去应有的功能，均证明本病存在肾脏受损肾虚的病因。

1. 外感因素

常为风寒、风热及时疫毒邪等由呼吸道而侵犯人体，《灵枢·经脉》曰："肾足少阴之脉……其直者从肾上贯肝膈，入肺中，循喉咙，挟舌本。"说明了外邪多由口、鼻而入，亦可从皮毛入侵，因咽喉为其必经之关隘，故循经侵犯足少阴肾经之脉。另肺在体合皮，足少阴肾经循经络入肺中、上至咽喉、连舌体，利用气血循行侵犯于肾。

2. 内在因素

先天禀赋不足：可因先天不足，父母体弱等因素导致禀赋薄弱，体质不强，肾精（气）虚弱，或肾阴阳俱损，导致肾脏的生理功能发生异常，日后稍有疾病即病。

饮食所伤：饮食对人体的生命活动起着极其重要的作用。包括饮食不节、饥饱失常和饮食偏嗜。脾胃虚弱，后天不足，气血生化无源，水谷精微失于运化，先天之肾无以得到充养，日久湿浊内聚，痰饮内生，或者化热，耗伤气血阴阳，终累及于肾。饮食过饱致脾胃功能失调，二便不通利，糟粕滞留体内，毒邪内生则百病发。《素问》："五谷为养，五果为助，五畜为益，五菜为充，气味合而服之，以补精益气。"《灵枢》："五味各走其所喜，谷味酸，先走肝；谷味苦，先走心；谷味甘，先走脾；谷味辛，先走肺；谷味咸，先走肾。"说明过多贪食一味必然引起疾病，导致脏腑损伤。过度饮酒、嗜食肥甘厚味致中焦痞满，中满生热，酿热生痰，湿热下注而发病。

情志所伤：七情在人体气机变化影响中占有十分重要的地位。《养性延命录》："喜怒无常，过之为害"。《内外伤辨惑论》曰："喜怒忧恐……损耗元气"。《素问·举痛论》："气也，怒则气上，喜则气缓，悲则气消，恐则气下"。大怒伤肝，过度思虑伤脾，过度悲伤犯肺，极度欢喜伤心，过度惊恐伤肾，因脏腑功能失调，导致机体御邪能力低下，故使外邪易侵，加重病情。

劳逸过度：包括过度劳倦和过度安逸。过度劳倦又包括房劳过度、劳神过度、劳力过度。脑为髓之海，脑伤则髓耗，髓耗则精衰。《黄帝内经》云："肾者，作强之官，因于过于强力，则肾气内伤，精髓内枯"。因此劳神过度则伤脑，劳力过度则伤肾。劳倦过度是导致慢性肾脏病发生或加重的重要因素之一。过度安逸就会使脾胃呆滞，脏腑功能减弱，从而导致气血运行不畅，肾的气化功能失调。因此，无论过度劳倦或过度安逸对慢性肾脏病都是不利的。

3. 肾阴亏虚及气阴两虚是 IgA 肾病发病之本

IgA 肾病病程缠绵，病机复杂，经久难愈，以血尿为主，重症多同时出现蛋白尿，血液难循故道而妄溢，精微下泄尿中而流失。IgA 肾病的发病中素体肾阴虚为本、为先，是发病的中心环节，气阴两虚是发病过程乃至伴随血尿［伴（或）不伴蛋白尿］全程的病变基础和必然结果。血尿的特点多缠绵不愈，反复发作，血乃水谷精微所化生，血尿迁延日久必气虚体弱，精血下泄日久必耗气伤阴，肾病及脾，张介宾："盖脾统血，脾气虚则不能收敛"，气虚失于固摄，气不统血而血溢脉外。阴伤"阴虚则热"，加重火热灼伤血络。气阴损伤在病程中成为新的内因，加之肾阴虚"两虚相得乃客其形"加重着病情的传变和发展。肾阴亏虚、气阴两虚是 IgA 肾病发病基础。人体素质强弱，阴阳的偏盛偏衰、气血之盈亏决定人体对致病因素的易感性与病机证候倾向性。《灵枢·经脉》云，"是肾所生病者，口热、舌干、咽肿、上逆、嗌干咽痛。"也即素体阴虚生内热，虚热循经上扰导致上述症状。人体脏腑百骸须赖气血之濡润，所谓"气主煦之，血主濡之。"而血又赖气血之统摄，如气虚则血失统摄。《内经》谓"中气不足则溲为之变。"IgA 肾病反复发作，日久则多属气阴两虚，肾失统摄所致。现代医学研究也表明，基因指导在 IgA 肾病的发病中起着非常重要的作用，在 IgA 肾病患者中表现出家族聚集现象，对这种现象研究表明在 IgA 肾病中存在遗传因素。

"阴阳互根"阴虚日久多损及阳，致阴阳两虚证出现，肾阳虚则不能温煦脾阳，进而相继出现脾肾阴阳俱虚证。临床观察 IgA 肾病慢性迁延日久，至后期机体衰弱已极，多以脾肾阴阳两虚为主要表现。此时多为肾衰竭，预后不良。

4. 邪热瘀毒为 IgA 肾病的诱发及加重因素

热邪与尿血的因果关系为历代医家所认可。张琪教授多年来对其不断补充和发展，认为导致溺血的热邪亦有风热、热毒与虚火之分。临床上 IgA 肾病的产生、加重，往往继发于上呼吸道感染、扁桃体炎之后，因此认为 IgA 肾病为内外合邪致病，其外在因素为邪热瘀毒。邪热瘀毒与 IgA 肾病的病情活动有关，是病变进展的重要因素。张琪教授认为 IgA 肾病邪热来源通过如下途径：外感毒邪：IgA 肾病常继发于风热毒邪所引起的咽喉肿痛，皮肤疮疡等症之后，此为感受风热邪毒或热邪日久蓄结，热毒循经下侵于肾，损伤脉络；或肾失封藏。邪热内蕴：素有蕴热或饮食失节伤及脾胃，运化失职，湿停化热，湿热毒邪内蕴不除，热迫下焦伤及血络；药源性：长期大量应用抗生素，滥用肾上腺皮质激素、细胞毒类药物等而致机体阴阳失调，水火失济而内蕴邪热瘀毒、灼伤脉络、迫血下溢发为血尿。肾失封藏，精微脂液下泄，而发为蛋白尿。

在 IgA 肾病形成及进展过程中，瘀血是主要病理产物，也是加重病情的重要因素。一是因虚致瘀。IgA 肾病患者素体阴虚，阴亏水乏，相火偏盛，煎熬阴液，则血液凝聚，血行艰涩，留而为瘀；气虚运血无力，血瘀不行，因之气阴两虚，由虚致瘀。二是邪热瘀血实邪致瘀。邪热耗津炼液，血液凝聚，瘀血内停，或感受湿热之邪阻碍气机，妨碍血行，留而为瘀；瘀阻脉络则血不循常道而外溢，致"瘀"、"溢"互为因果，加重病情，迁延难愈。出血之症，其出血必留瘀，瘀血不除则血难止。IgA 肾病血尿病程较长，"久病入络"，奠定了血尿瘀血产生的基础理论。张琪教授多年临床经验发现，诸多止血方法无效的情况下，改用活血止血方药，可取得良好效果，并指出无论实证、虚证，有离经之血必有瘀滞，如唐容川所说："离经之血，虽清血鲜血，亦是瘀血。"在分析病机确定治则时，必须注意瘀血问题。本病微观的病理变化，肾小球系膜增生、硬化、肾小管萎缩及间质纤维化损害等，当属肾脏脉络中邪阻血瘀。辨病辨证相结合，从根本上达到病情缓解和治愈。因此 IgA 肾病血尿病机中邪热瘀血为标，可诱发和加重病情的进展。

（二）辨证论治

张琪教授在临床实践中审证用药，注意病证转化，动态观察其标本缓急、阴阳虚实的变化，从基本病机入手辨证论治，同时，根据现代医学 IgA 肾病的致病机理、病理分级、物理化学检查而灵活用药，通过辨病与辨证相结合，全面整体的把握 IgA 肾病的病机，以多层次、多途径、多环节调节肾的阴阳平衡，截断病邪的进展，扭转病势，获得转机向愈，达到正复瘀除、邪热去。

1. 邪热内蕴，瘀血内停

临床表现：IgA 肾病，发热咽痛或咽部红赤，扁桃体肿大，五心烦热，大便秘结或黏滞不爽，肉眼血尿或镜下血尿，蛋白+～2+或－，舌尖红，薄苔少津，脉滑数有力。

治法：清热解毒，凉血化瘀。

方药：清热解毒饮：

生地黄20g　玄参15g　黄芩15g　焦栀子10g　桃仁15g　大黄5g　金银花30g　连翘20g　白茅根30g　小蓟30g　侧柏叶20g　甘草10g

水煎服，每日1剂，早晚分服。

方药分析：生地黄、玄参滋阴、清咽利膈，金银花、连翘、焦栀子、黄芩清热解毒。本病属邪热损伤血络，邪热甚则耗伤阴液，故多兼咽痛（慢性咽炎），方用生地黄、黑玄参滋阴清热利咽，侧柏叶、茅根、小蓟清热凉血止血。此病日久多挟血瘀，故用大黄、桃仁活血开瘀。全方滋阴利咽，清热解毒，凉血止血，活血开瘀，四法合用相辅相成，用于 IgA 肾病辨证属于此型者多能取效。

病案举例

李某，女，19 岁，学生。2001 年 12 月 15 日初诊。患者系某大学学生，据述参加学校义务劳动后，感冒发热恶寒，体温 38.7℃，随之出现肉眼血尿伴有全身酸痛、头痛、咽痛。因 2 年前曾患过血尿经医院治愈，遂来院门诊求治。此间曾用青霉素治疗，肉眼血尿消失，红细胞 50 个以上/HP，蛋白+，舌尖红，脉象滑数。给予清热止血之品治疗反复不效，动员其做病理检查，经哈尔滨医科大学第二附属医院病理检查，结果示 IgA 肾病（系膜增生型）。根据上述脉证分析，当以清热解毒、活血化瘀法治疗。

处方：

生地黄 20g 玄参 15g 焦栀子 15g 黄芩 15g 金银花 30g 连翘 20g 桃仁 15g 大黄 5g 茅根 30g 小蓟 30g 侧柏叶 20g 牡丹皮 15g 甘草 15g

水煎，分 2 次服。

服药 7 剂后咽痛、全身酸痛明显减轻，尿蛋白±，红细胞 30 ~ 40 个/HP，潜血 3+，舌尖仍红赤，脉滑，大便尚可，小便色深黄。经 4 次复诊服药 40 余剂，有时镜下血尿明显好转，红细胞 4 ~ 5 个/HP，但不久又起伏不定出现 30 ~ 40 个/HP，腹稍不适，大便每日 1 次，不溏，原方加地锦草 30g、荠菜 20g，又经 2 个月治疗服药 30 余剂，红细胞 2 ~ 5 个/HP，嘱暂停药观察。2002 年 8 月复查尿常规红细胞阴性，疗效巩固，病情从而缓解。

2. 肾阴亏虚，内热瘀滞

临床表现：血尿日久不愈，五心烦热，腰膝酸痛，或尿道痛，肉眼血尿或镜下血尿，尿色黄赤。舌质红，苔薄白，脉小稍数或沉细。

治法：滋肾阴收敛固脱，辅以清热化滞法。

方药：加味理血汤。

生龙骨 20g 生牡蛎 20g 海螵蛸 20g 茜草 20g 阿胶 15g 山药 20g 生白芍 15g 焦栀子 10g 牡丹皮 15g 知母 10g 黄柏 10g 白头翁 15g 甘草 15g

水煎服，每日 1 剂，早晚分服。

方药分析：生龙骨、生牡蛎、茜草、海螵蛸以固摄尿血，又有化滞作用，山药、阿胶补血益阴，白芍酸寒敛阴，白头翁性寒凉而清肾脏之热，且味苦而涩有收敛作用，加牡丹皮、焦栀子、知母、黄柏以助其清热化瘀之力，全方补虚、育阴、固脱、清热化瘀，适用于 IgA 肾病血尿反复不愈，病程日久耗伤阴血，而又兼有瘀滞者。

病案举例

陈某，女，35 岁，机关公务员。2003 年 8 月 2 日初诊。患者镜下血尿反复出现 3 年余，轻则红细胞 20 ~ 30 个/HP，重则 50 个/HP 以上，历经中西药治疗不愈，经北京中日友好医院肾活检诊断为 IgA 肾病（轻度系膜增生型），现镜下红细胞 30 ~ 40 个/HP，腰痛乏力，舌淡红，脉沉滑。辨证属肾阴亏耗失于封藏，相火迫血外溢，兼挟瘀滞，为虚中挟瘀证。宜以补肾固脱为主，辅以清热化滞法。

处方：

熟地黄 25g 山药 30g 阿胶 15g(冲烊化) 龙骨 20g 牡蛎 20g 海螵蛸 20g 茜草 20g 知母 15g 黄柏 15g 白芍药 15g 牡丹皮 15g 白头翁 15g 焦栀子 10g 甘草 15g

水煎，分 2 次服。

近 2 个月治疗服药 50 余剂。初服 14 剂，镜下红细胞 3 ~ 5 个/HP，继服又出现 20 ~ 30 个/HP，但较前减少，嘱继服原方。又服 14 剂，红细胞 15 ~ 20 个/HP，咽部稍痛，扁桃体红赤，加重楼 30g、金荞麦 30g，继服 14 剂，咽痛愈，镜下红细胞 1 ~ 3 个/HP，嘱暂停药。后经 2 次尿检红细胞 0 ~ 2 个/HP、1 ~ 2

个/HP，从而缓解。2004 年 2 月 15 日，尿检阴性，动员其再做肾脏病理检查，患者不同意，未知病理结果。

> **按**　本方从《医学衷中参西录》理血汤加味，张锡纯氏引征《本经》谓："龙骨善开癥瘕，牡蛎善消鼠瘘，是二药为收涩之品，而兼具开通之力。"海螵蛸、茜草亦开通收涩之力俱备，四药汇集成方对血尿日久，既滑脱而有瘀滞者，收敛与开通具备实为他药所不及。笔者通过大量肾小球肾炎血尿患者观察，从病机分析既滑脱不止，而兼有瘀滞者此方甚效，原方用山药、阿胶以滋补肾阴，白头翁以清肾脏之热，白芍药利小便而兼敛阴清热；张氏立此方谓治"血淋及尿血，大便下血证之由于热者"。笔者治疗肾病血尿在本方基础上加焦栀子、牡丹皮、知母、黄柏以助其清热之力，如审病者体虚腰痛，可加用熟地黄、山萸肉、女贞子等以助其补肾之功。

3. 气阴两虚，邪热内蕴

临床表现：IgA 肾病血尿顽固不止，腰酸气短，倦怠乏力，五心烦热，口干苔白，舌质红，脉细数或沉弱。

治法：益气，养阴，止血。

方药：益气养阴汤：

黄芪 30～40g　党参 20g　麦门冬 15～20g　玄参 15g　石莲子 20g　地骨皮 15g　车前子 15g　赤茯苓 15g　柴胡 15g　生地黄 20g　白茅根 30g　小蓟 30g　滑石 15g　甘草 15g

水煎服，每日 1 剂，早晚分服。

方药分析：方用黄芪、党参补气为主，因气为血之帅，凡气虚不统之血尿，必须用参芪益气以统帅血之妄行外溢；血尿日久多耗伤阴液，用生地黄、玄参、麦门冬以清热滋阴，且生地黄更具有凉血止血之功；石莲子清热固涩，滑石、赤茯苓、车前子淡渗清利湿热，白茅根、小蓟凉血止血。诸药相辅相成配伍，以治气阴两虚、湿热损伤血络之血尿可取良效。

> **病案举例**
>
> 姜某，男，27 岁，工人。2002 年 5 月 15 日初诊。病者患肾炎 2 年余，尿蛋白 2+～3+、红细胞 30～50 个/HP 持续不消失，经某医院肾穿刺病理检查，诊断为 IGA 肾病（中度系膜增生型），曾用雷公藤总苷片，强地松治疗半年余，效果不理想，遂来门诊就诊。尿检蛋白 2+～3+，定量为 24 小时尿蛋白 2.2g，红细胞为 30～50 个/HP，腰酸痛，气短乏力，五心烦热，眼睑轻度浮肿，舌淡红，苔白腻，脉象细数，小便深黄多泡沫。综上分析，当以气阴两虚挟有湿热，前者为本，后者为标，治以益气养阴以固本，清热利湿以除邪。
>
> 处方：黄芪 30g　党参 20g　麦冬 15g　玄参 15g　石莲子 15g　赤茯苓 15g　石韦 15g　车前子 15g　地骨皮 15g　柴胡 15g　甘草 15g
>
> 水煎，分 2 次服。
>
> 6 月 8 日复诊，服上方 20 剂，患者自觉全身有力，腰酸痛明显减轻，气短亦明显好转，尿常规 2 次检查蛋白+～2+，红细胞 20～30 个/HP，舌苔转薄，脉沉细不数，此属气阴渐复，湿热渐除之兆，仍用上方加山茱萸 15g、女贞子 20g、旱莲草 20g。嘱继服药，每周检查 1 次尿常规。其后 4 次复诊，服药 80 余剂，近 4 个月治疗，服药未间断，后 2 次检查蛋白±、红细胞 2～3 个/HP。嘱暂停药观察，防感冒，勿过劳。2003 年 2 月复诊，诸症皆除，尿检数次皆转阴，从而缓解。但未做病理复检。

4. 气阴两虚，相火妄动

临床表现：IgA 肾病血尿、蛋白尿病程日久，患者腰酸腿软，手足心热，体倦乏力，气短心悸，头晕耳鸣，咽干口燥。舌红少苔或无苔，脉沉数。

治法：益气补肾，滋阴降火

方药：加味地黄汤：

熟地黄 25g　山茱萸 15g　山药 15g　茯苓 15g　牡丹皮 15g　泽泻 15g　知母 15g　黄柏 10g　龟板 20g　女贞子 20g　旱莲草 15g　黄芪 30g　党参 20g　地骨皮 15g　甘草 15g

水煎服，每日 1 剂，早晚分服。

方药分析：知柏地黄汤为治肾阴亏耗，相火妄动血不安谧尿血之有效方剂，加龟板、女贞子、旱莲草、地骨皮滋肾阴降火，相辅相成力专效宏；同时又用黄芪、党参以益气固摄，气为血之帅，气行则血行，气虚则血失统摄，故须用黄芪、党参以补脾肺之气。笔者经验重用黄芪以治脾肺气虚不摄之血尿、蛋白尿皆有良效，但必须辨证属于脾肺气虚者方可取效。本方则与滋补肾阴药合用，双层次治疗。临床观察服药后病者体力增强，腰酸腿软均明显好转，随之血尿、蛋白尿均减少，继服药不变则可收功。

> **病案举例**
>
> 　　范某某，男，35 岁，工人。2003 年 8 月 10 日初诊。患者镜下血尿 1 年余治疗无效，经哈尔滨市某医院肾穿病理检查诊断为 IgA 肾病（局灶节段增生型）。镜下红细胞 30～50 个/HP，有时 20～30 个/HP 反复不消失，尿蛋白+～2+，咽痛，全身乏力，手足心热、头昏、脱发、下肢软无力，舌红无苔，脉细稍数，血压 130/80mmHg，此属肾阴虚兼气虚。阴虚则相火妄动迫血下溢，气虚失统则精微不固，宜补肾阴降火兼益气固摄法。
>
> 　　处方：
>
> 　　熟地黄 25g　山茱萸 20g　山药 20g　茯苓 15g　牡丹皮 15g　泽泻 15g　知母 15g　黄柏 15g　龟板 20g　女贞子 20g　旱莲草 20g　侧柏叶 20g　血余炭 15g　黄芪 30g　党参 20g
>
> 　　水煎，分 2 次服。
>
> 　　经治 3 个月，服药 70 余剂。服 14 剂尿蛋白即转阴，红细胞有时好转在 10～15 个/HP，有时 30～40 个/HP，期间有时出现咽部红肿痛，加重楼、金荞麦、山豆根、玄参、生地黄、麦冬等，基本方不变，最后 1 个月经 4 次检查，尿中红细胞 2～3 个/HP 或 3～5 个/HP，腰痛、下肢软无力等症均消失，自觉全身有力，精力充沛，舌淡红苔薄，脉沉滑，嘱停药观察。2004 年 3 月复诊，在大庆经数次检查尿常规均正常，未做病理复检。

5. 气虚不摄，肾失封藏

临床表现：IgA 肾病大量血尿日久不止，患者出现全身乏力，腰酸腿软，神疲气弱，舌淡润，脉沉弱，或沉细无力。

治法：益气补肾，固摄止血。

方药：益气补肾，固摄合剂：

黄芪 30g　太子参 20g　石莲子 15g　乌梅炭 15g　金樱子 15g　熟地黄 25g　山茱萸 20g　龟板 20g　五倍子 15g　孩儿茶 15g　赤石脂 15g　生龙骨 20g　生牡蛎 20g　茜草 15g　地骨皮 15g　甘草 15g

水煎服，每日 1 剂，早晚分服。

方药分析：病机一属气虚不摄，一属肾虚失于封藏，滑脱不止，用本方治疗疗效多良好，曾有报道对肾病血尿禁用收敛之剂以防血凝，不无道理，但据张琪教授临床经验，此类血尿中医辨证属于滑脱不止，必须涩以固脱，同时配以补肾益气之品，方能达到血止之效。

方中黄芪、太子参益气，血尿日久耗伤肾阴以致肾失封藏，用熟地黄、山茱萸、龟板滋补肾阴，地骨皮、石莲子滋阴清热，生龙骨、生牡蛎具收敛之功，辅以五倍子、金樱子、乌梅炭、孩儿茶、赤石脂，皆具有收敛固涩止血之功效，故对于此类血尿有良好疗效。

病案举例

魏某，男，39岁，工人。2002年5月18日初诊。患者自述从2001年3月患慢性肾炎，尿检蛋白3+，红细胞充满，历经中西药治疗效果不明显，后经肾穿刺病理检查为IgA肾病（中度系膜增生型），曾用泼尼、雷公藤总苷治疗，尿蛋白+，血尿无好转，镜下红细胞50个/HP以上，有时减少至20～30个/HP，不久又增多，一年余反复出现；腰痛乏力，两下肢酸软，血压130/80mmHg，舌淡，脉沉弱。余先用加味地黄汤治疗，尿蛋白–，血尿无好转，红细胞仍为30～50个/HP，改用益气补肾收敛法治疗。

处方：黄芪30g　党参20g　熟地黄25g　龟板20g　女贞子20g　金樱子15g　乌梅炭15g　生龙骨20g　生牡蛎20g　孩儿茶15g　赤石脂15g　五倍子10g　茜草20g　甘草15g　石莲子15g

水煎，分2次服。

二诊　6月5日。服药14剂，血尿明显好转，红细胞10～20个/HP，继用原方，第3次复诊红细胞20～30个/HP，但较近一年来减少，嘱继服原方。经3个月治疗服药80余剂，镜下3次检查红细胞2～3个/HP或3～5个/HP，腰痛腿软、全身乏力诸症皆除，嘱停药观察。2003年复诊尿常规转阴，仍未做病理复查。

按　此病例曾用加味地黄汤未效，后改用此方在益气补肾的基础上加收敛止血之品而获效，可见凡血尿日久不止，收敛固涩止血之法应考虑应用。中医辨证属于滑脱不止，必须涩以固脱，同时配以补肾益气之品，方能达到血止之效。方中黄芪、党参益气，血尿日久耗伤肾阴以致肾失封藏；用熟地黄、女贞子、龟板滋补肾阴；石莲子滋阴清热；生龙骨、生牡蛎具收敛之功；五倍子、金樱子、乌梅炭、孩儿茶、赤石脂，皆具有收敛固涩止血之功效，对于此类血尿有良好疗效。

IgA肾病的发病机理十分复杂，张琪教授强调多元化分析、纵向认识本病的发展变化，用动态观点来观察病情变化、病位层次，以肾脏为中心，旁涉肺脾等，肾阴虚为发病的内因，发展阶段气阴两虚，病之后期肾之阴阳气血俱虚，火热（实热、虚火）、热毒、湿热之邪兼夹。瘀血是其经久不愈的病理产物。因此治疗时张琪教授主张多元论治：复方合剂，多种治法联合应用，兼顾周全，疗效甚佳。补中有清，或清中有补有敛，或上以清热下以补肾。同时要重视病人表现出肾病以外的症状，因五脏六腑的病变交互影响，肾与骨、齿、髓、发、腰、耳、二阴、二便等生理病理均有联系，止血、减少蛋白尿的同时对其他肾外表现宜慎辨施治。既改善症状，又提高了疗效，突出了中医治病的整体观。

第十章 继发性肾小球疾病

第一节 糖尿病肾脏疾病

一、现代医学诊治概述

糖尿病（diabetic mellitus, DM）是由多种病因引起的以慢性高血糖为特征的代谢性疾病。其高血糖主要由于机体胰岛素分泌障碍和（或）产生胰岛素抵抗所致。2007年2月，美国国立肾脏病基金（National Kidney Foundation）发表的《糖尿病及慢性肾脏病临床实践指南及专家建议》指出，既往临床常用的diabetic nephropathy（DN）这一专业术语应被"糖尿病肾脏疾病"（diabetic kidney disease, DKD）所替代。"糖尿病肾脏疾病"（diabetic kidney disease, DKD）为DM的主要微血管病变，是糖尿病最常见的并发症，也是糖尿病患者的主要死亡原因之一。随着我国社会经济的持续发展，人民生活水平的迅速提高和人均寿命的延长，糖尿病的患病率也在不断上升。由于受地理、社会经济、生活习惯以及种族特征等因素的影响，糖尿病的患病率存在很大差异。近期统计资料表明我国人群中糖尿病和糖耐量减低（IGT）的患病率分别为3.63%和4.19%，其中有糖尿病家族史者（2.85%和3.68%）。根据美国肾脏病数据统计局1996年的统计资料，在终末期肾衰竭患者中糖尿病肾脏疾病占首位，约为36.39%。欧洲肾透析移植学会的统计表明，糖尿病肾脏疾病在终末期肾衰竭患者中占7.9%。在我国，导致终末期肾衰竭的常见病因依次为慢性肾小球肾炎、间质性肾炎、高血压病及糖尿病肾脏疾病。糖尿病肾脏疾病约占终末期肾衰竭患者总数的5%。不同类型糖尿病在人群中的发生率不同，肾脏受累的情况也不尽相同。在欧洲，尤其在斯堪的纳维亚地区糖尿病以1型多见，而在亚洲地区，2型糖尿病的发病则远远高于1型糖尿病。在西方国家2型糖尿病患者糖尿病肾脏疾病的发生率为30%~50%，而在我国约为21.05%。

（一）临床表现

糖尿病肾损害分为5期：1期，肾小球高滤过期；2期，正常白蛋白尿期；3期，早期糖尿病肾脏疾病期；4期，临床糖尿病肾脏疾病期；5期，肾衰竭期。

糖尿病肾脏疾病早期患者可无症状，起病和发展缓慢，第2、3期即可出现高血压，其他临床及实验室表现常到第4、5期才逐渐显现：

（1）蛋白尿：在糖尿病肾损害的第2、3期，可出现间断性或持续性微量白蛋白尿，进入临床糖尿病肾脏疾病期，尿蛋白量将逐渐增加，常在3~5年内进展至大量蛋白尿（尿蛋白量>3.5g/日），引起肾病综合征。

（2）水肿：随着蛋白尿的出现，水肿即发生。当大量蛋白尿造成低蛋白血症后，患者水肿常十分严重，甚至出现胸水、腹水。

（3）高血压：在糖尿病肾损害第2、3期即可出现。早期为间歇性高血压，而后进展成持续性高血压。高血压将增加尿蛋白排泄、加速肾损害进展，是促进糖尿病肾脏疾病恶化的一个重要因素。

（4）肾功能损害：在进入临床糖尿病肾脏疾病期前，肾功能损害进展很慢。而出现持续性蛋白尿、尤其大量蛋白尿后，肾功能损害迅速进展，数年内进展至终末期肾衰竭，此时患者与原发性肾小球疾病不同的是仍常有大量蛋白尿及肾病综合征，使治疗更加困难。

（二）实验室及辅助检查

（1）测定血糖：是诊断糖尿病的必要依据。空腹血糖≥7.0mmol/L，或随机血糖≥11.1mmol/L可诊断为糖尿病。

（2）糖化血红蛋白：可反映取血前2～3个月的平均血糖状况，可弥补血糖测定只反映瞬时血糖值的不足，是监测糖尿病病情的重要指标。正常人糖化血红蛋白应在4%～6%，糖尿病患者糖化血红蛋白应控制在6%～7%，超过7%就应该调整治疗方案。一般要求每3个月测定一次。

（3）正常人空腹血浆胰岛素浓度为5～25mU/L。1型糖尿病者明显降低或测不出，2型糖尿病可呈现高、正常及低的变化。测定结果显示胰岛素水平低下并不一定就是胰岛功能衰竭，应同时注意是否存在升糖激素分泌不足等其他情况（如肾上腺皮质功能减退症等）。C肽是从胰岛素原裂解后的肽链，故测定C肽可评估胰岛B细胞分泌胰岛素的能力，正常人空腹血浆C肽水平为（0.32±0.14）nmol/L。C肽是从肾脏清除的，在解释化验结果时要注意存在严重肾功能不全的情况。

（4）微量白蛋白尿的筛查：2型糖尿病人一经明确诊断即应开始微量白蛋白尿筛查，如果病人从前并无微量白蛋白尿，初次筛查后还应每年再做微量白蛋白尿检查，最好采集晨尿。至尿白蛋白排泄量≥30mg/24h（相当于定时样本20μg/min或者随机样本的30mg/g Cr）即谓微量白蛋白尿。病人每天的尿白蛋白排泄量会存在显著差异，所以只有在3～6个月内3次尿检中2次白蛋白增多才能诊断微量白蛋白尿。

（5）尿沉渣：一般改变不显著，若有较多白细胞，提示并发尿路感染，若有大量红细胞，提示可能为其他肾小球疾病。至后期出现肾功能减退。

（三）诊断依据及鉴别诊断

早期诊断DKD可以使患者尽早接受正规治疗，对延缓、甚至阻滞肾脏功能恶化具有重要意义。

1. DKD 的早期诊断

微量白蛋白尿检侧（UAER）在早期诊断中非常重要。研究表明糖尿病患者进入微量白蛋白尿阶段后，每年尿蛋白增长速度为10%～20%，10～15年后进入显性肾病（2型DKD这一时期较短）。因此，对于初次诊断的糖尿病患者，应常规尿检，即使在尿常规中尿蛋白阴性，也应专门做UAER检查，若在3个月内3次检查中2次以上为尿微量白蛋白增高，则被确定为微量白蛋白尿，应及时治疗，以后还要定期随访；若UAER正常，则说明尚未进入隐匿性肾病阶段，但仍需要每半年至一年复查一次。

2. DKD 的临床诊断标准

糖尿病并发肾脏损害（蛋白尿、肾小球滤过率下降等）可能是由多种情况造成的，虽然多为DKD，部分糖尿病患者也可并发非糖尿病性肾脏病（NDRD），更少见的情况还有DKD并发NDRD。符合以下条件即可诊断糖尿病肾脏疾病：患者有多年糖尿病病史，有微量白蛋白尿水平以上的蛋白尿，伴有高血压病和糖尿病其他并发症（如糖尿病眼底损害），临床能除外其他肾脏病。通常不需要做肾活检。

3. 鉴别诊断

本病应与同样造成肾脏体积增大的肾脏病鉴别，如肾淀粉样变性病、多发性骨髓瘤肾损害等，因其有各自的临床特征不难鉴。难以鉴别的是糖尿病患者并发非糖尿病肾脏疾病：若 2 型糖尿病患者出现以下情况，则需要肾脏病理予以明确是否存在或合并存在 NDRD：①DM 起病距肾病的间隔时间短于 5 年；②肾小球源性血尿突出；③大量蛋白尿时血压正常，④急性肾损伤或急性起病的肾病综合征；⑤出现显性蛋白尿时，血压正常、无糖尿病引起的其他器官损害。血肌酐上升显示 DKD 肾功能已严重减退，常为预后不良的指示。此时下列特点可作为与一般非糖尿病肾脏疾病肾衰竭鉴别诊断的参考：①蛋白尿相对仍较多；②肾小球滤过率检查相对较高；③肾体积缩小相对出现较晚；④贫血出现较早；⑤心血管并发症较严重。

（四）治疗方案

早期正规治疗糖尿病，使血糖及糖化血红蛋白水平达标，是防止糖尿病肾脏疾病发生的关键。如出现糖尿病肾损害，就应参考肾损害分期给予相应治疗，不宜应用激素、细胞毒药物或其他免疫抑制药。

1 期：治疗重点仍为控制好血糖，血糖控制稳定后肾损害主要表现为肾小球滤过率增高，可以恢复。

2~3 期：除控制血糖外，无论有无高血压，均应及时给予血管紧张素转换酶抑制剂（ACEI），或血管紧张素 AT1 受体阻滞药（ARB）治疗。必要时配合其他降压药，使血压下降达标（≤130/80mmHg）。第 1~3 期的积极治疗是延缓肾损害进展的关键。

4~5 期：除治疗糖尿病外，主要是对症治疗，包括降血压、利尿消肿、调血脂等。发展到终末肾衰竭后，应进行肾脏替代治疗，包括血液透析、腹膜透析、肾移植。

二、张琪诊治经验

张琪教授认为糖尿病肾脏疾病是由糖尿病失治、误治或治不得法发展而来的严重微血管并发症，多本虚标实证，病机复杂多变。临床辨证多属脾肾两虚，五脏受损，三焦阻隔，湿浊瘀血交阻，变证丛生。张琪教授在糖尿病肾脏疾病的治疗中，强调未病先防，既病防变；重视顾护脾肾，贵求阴阳平衡；辨病与辨证的结合，分型与分期的统一，及糖尿病肾脏疾病晚期内科非透析治疗方面深得体会；合理用药，充分发挥中药的综合作用，为糖尿病肾脏疾病的用药开拓了新的思路。

（一）病因病机

1. 糖尿病肾脏疾病发病多脾肾两虚

糖尿病属中医消渴范畴，糖尿病肾脏疾病发病源于消渴。而消渴的发病又是脏腑功能衰减的产物。"五脏皆柔弱者，善病消瘅。"（《灵枢·五变》）。张琪教授认为患病之体正气虚弱，阴阳失调，复因饮食不节，情志内伤，劳欲过度，乃发消渴。病至消渴，已有气阴不足，复因治不得法，或失治、误治，伤阴耗气，阴损及阳，阴阳两虚，五脏虚损，是糖尿病肾脏疾病的基本发展趋势。糖尿病肾脏疾病病位始终不离肾脏，在绵长的病程中出现的尿浊、水肿、胀满、关格等一系列表现，始终贯穿着肾元受损的病机。脾虚是糖尿病肾脏疾病的重要表现，消渴之人多有过食膏粱厚味，炙煿之品或过食辛辣、饮酒过度等伤及脾胃。即病之后，多误用寒凉之品或饮水量多，更伤脾胃。久病耗伤，脾脏虚损，脾肾同病。"肾为水火之宅"，内寄真阴真阳，肾精充足，气血旺盛，脏腑功能才能健全。脾（胃）居中焦，后天水谷之精微通过脾胃运化作用而布达周身，濡养脏腑组织。脾主运化，水谷精微需肾中阳气的温煦，而肾中精气亦赖后天水谷精微的不断补充与化生，脾肾两脏互滋互养，相互为用。"脾气不足，津液不生，故渴欲饮"。脾虚气血生化不足，阴精亏虚，脏腑组织失去濡养，则见肌肉消瘦，疲倦乏力，贫血；脾虚湿浊内停，则见浮肿；"五脏六腑之血，全靠脾气统摄"，脾统摄失司，脾不升清，精微下泄，则见尿浊；消渴之病"久久不治，气尽虚"，气为血帅，气虚则无力推动血液运行，瘀血因而形成。肾气亏虚，真气虚损，肾之封藏失职，肾气不固则精微外泄而出现蛋白尿；"肾者水脏，主津液"（《灵枢》），五脏之伤，穷必及肾，消渴日久，肾气虚衰，不能蒸化水液，水液潴留，发为尿少，浮肿。脾肾虚衰，五脏受损，气机逆乱，三焦阻隔发为关格，关于上则呕恶频作，头目眩晕，胸闷气逆，关于下则尿少尿闭，甚则引动肝风而烦躁不安，肢体抽搐，昏迷不醒。故张琪教授认为糖尿病肾脏疾病发病以虚为本，即有气阴两虚，又有阴阳两虚，病位以脾肾二脏为主，兼及五脏。如肝肾阴虚，精血不能上承，目窍失养的眼目干涩，视物不清，雀目等眼疾；肝肾阴虚，肝阳上亢的头目眩晕，腰膝酸软等症；气血不足，阴精亏虚，心失所养的心悸、胸痛、失眠、多梦等症。此外，脾气上输之精气不能归于肺而布散全身，径走膀胱，治节无权，亦可以出现尿频多饮、尿浊等症。但其根本，脾肾虚损是糖尿病肾脏疾病发病和病机演变的关键环节。

2. 糖尿病肾脏疾病发病与肝郁（证）相关

张琪教授认为糖尿病肾脏疾病的发生、发展与情志失调密切相关。"忧郁伤肝，思虑伤脾"，"盖五积者，因怒忧思七情之气，以伤五脏，遇传克不行而成疾也"。究其原因，或"因郁致病"或"因病致郁"，或家庭、社会、心理等多种因素所致。因恐惧疾病而产生的抑郁情绪及对突发事件的焦虑绝望常是诱发和加重糖尿病肾脏疾病的主要因素，其血压常随其大幅度波动。由于严重的持久的精神抑郁（创伤），破坏了体内丘脑-垂体-肾上腺神经内分泌轴的平衡，神经系统调节紊乱而导致免疫功能低下及内分泌紊乱，使体内阴阳内环境平衡失调，从而影响五脏功能，使之亏损。抑郁恼怒，肝失疏泄，气机不畅，脉络受阻，气滞血瘀；郁怒伤肝滞脾，脾胃呆滞，运化传导功能障碍，气血生化不足，水湿内停；肝郁化火，肝阳上亢的眩晕、中风、昏厥等。从而使糖尿病肾脏疾病虚者更虚，湿阻、瘀结、毒热之实证更加明显。晚期糖尿病肾脏疾病患者情感因素影响更加明显，且治疗效果、生存质量明显降低。由此可见，情志抑郁等不正常的心理因素的刺激，可以加速糖尿病肾脏疾病病情的进展。因此，配合药物的同时进行心理因素调节，保证机体内环境的稳定，保持乐观的态度，可以减少糖尿病肾脏疾病的诱发和加重。

3. 糖尿病肾脏疾病发病多夹瘀血

张琪教授认为，瘀血不仅是糖尿病肾脏疾病的主要病理基础，而且贯穿糖尿病肾脏疾病的始终。糖尿病肾脏疾病病程冗长，"久病入络"，气滞血瘀，"久病多瘀"。瘀阻肾络，精气不能畅流，壅而外溢，常使蛋白尿顽固难消。瘀血内阻，经脉不利，则见舌质紫暗或瘀斑，舌下静脉曲张，脉涩沉迟等。"瘀血化水，亦发水肿，是血瘀而兼水也"。瘀血的发生与气滞、久病、阴血虚等相关；阴血虚一则脉道不充，一则阴虚火旺，煎灼津液成瘀；"气温则血滑，气寒则血凝"（《仁斋直指方》）。"血与水，上下内外，皆相济而行，故病血者，未尝不病水；病水者，亦未尝不病血也"，（《活血化瘀专辑》）；《内经》亦有："孙络外溢，则经有留血"之说。此外，肾失开合，清浊不分，湿浊内壅或湿毒伤络，血行不畅，故而成瘀；湿浊郁而化热，"血受热则煎熬成块"。加之热灼津液，耗伤营血，以致血中津少，质黏而稠运缓而成瘀。"五脏之道，皆出于经隧，以行血气。血气不和，百病乃变化而生"（《素问·调经论》）。瘀血阻络，新血不生，无以营养脏腑经络，进一步导致脾肾固摄无权，气化不利，常见水肿、腰痛、高血压等症。糖尿病肾脏疾病晚期病人，瘀血征象更加明显，出现面色黧黑，肌肤甲错，皮肤瘀斑，甚则（或）"血道不通，日大不休，俯仰不便，趋翔不能"（《灵枢·刺节真邪》），"颈脉动"、"腹筋起"及出血等证。临床上见不同阶段的糖尿病肾脏疾病患者都有血液流变学异常及微循环的障碍，其轻重程度常随病情的加重而表现的更加明显。因此，血瘀一直贯穿糖尿病肾脏疾病发生、发展的全过程。

4. 糖尿病肾脏疾病发病多湿浊（毒）

张琪教授认为，湿浊也是糖尿病肾脏疾病发病的主要病理因素，并强调有形之湿及重视无形之湿。糖尿病肾脏疾病患者素有过食肥甘厚味的病史，伤及脾胃，化湿生痰，故多数病人体胖、身重、困倦、嗜睡，同时伴有胆固醇、三酰甘油及低密度脂蛋白胆固醇的明显升高，这类病人临床多见于糖尿病肾脏疾病早期，虽无浮肿、尿少症状，但却是造成瘀血的主要原因。有形之湿为患多与脾肾相关，"诸湿肿满，皆属于脾"，脾失健运，水湿内停，"气化不速而湿浸于外"（《金匮要略心典·痉湿暍病》）；肾阳不足，温煦气化功能失常，水液代谢和分清泌浊功能障碍，导致湿浊内留，清浊相混，出现尿少，尿浊，甚则尿闭。

5. 糖尿病肾脏疾病病变多虚实夹杂

糖尿病肾脏疾病是一种较为复杂的疾病，病程长，病根沉痼，病机错综复杂，证候变化多端，且大多屡经中西药治疗，每每虚实并见，寒热错杂，故张琪教授认为糖尿病肾脏疾病属本虚标实之证。本虚多为脾肾两虚，标实多湿浊毒邪内阻、气血瘀滞，虚实交互并存，互为因果。脾肾两虚出现一系列水液代谢紊乱及精微化生障碍，是贫血、乏力、消瘦、倦怠、纳差、腰膝酸软等虚证表现的主要根源，同时也是引起湿浊内停，气滞血瘀，甚至湿毒入血等实证表现的基础。阴虚与湿热常相互胶结，水与血也相互影响，相互瘀结，"水阻则气不行，血不行为水"。水湿瘀互结进一步阻滞气机，损伤脾胃，破坏体内阴阳平衡，加重消化、吸收、排泄等体内代谢的紊乱，出现变证、危证。故治疗时应注意虚实的存在及两者的转化，分清正邪虚实，轻重缓急，祛邪不忘扶正，扶正不碍祛邪，才能免犯虚虚实实之戒。

张琪教授认为晚期糖尿病肾脏疾病临床以脾肾两虚，阴阳俱伤，湿毒潴留，瘀血互结，虚实夹杂出现者居多。治应补泻兼施，宜补脾肾、泻湿浊、解毒活血法。补与泻熔于一炉，扶正不留邪，祛邪不伤正。此类病人临床常见，故此法在临床极为常用。

（二）辨证论治

张琪教授根据糖尿病肾脏疾病发病、转归的联系性、阶段性的特点，分为三个主型、三个兼证进行辨证治疗。

三个主型包括气阴两虚型、脾肾两虚型、脾肾虚衰型。

张琪教授认为糖尿病肾脏疾病早期多见气阴两虚型，系因糖尿病自身阴虚为本，燥热为标，阴虚燥热，日久耗气伤津。阴虚以肾阴亏虚为主，兼及肺肝，气虚以脾气虚多见，气阴两虚常并存。此时气阴俱伤，既不能用温补刚燥之品重灼其阴，使阴虚愈重；也不宜纯用甘寒益阴之品，因阴柔滋腻有碍阳气之布化，影响脾胃运化功能。张琪教授认为，唯以调理脾胃，资助化源，补益气血最为适宜。

糖尿病肾脏疾病由于病情迁延，气阴两伤日久，阴损及阳，引起脏腑功能严重失调以致脾肾两虚型。此型多见糖尿病肾脏疾病临床期及平素体质极度虚弱患者。补脾宜健脾渗湿，益气补虚以扶正；补肾宜滋肾阴而摄精气，以冀阴中求阳，同时补益命门之火，而从阳中求阴，使肾阴阳皆得补益，阳蒸阴化，肾气充盈，精微得固。

糖尿病肾脏疾病晚期，肾功能损伤明显，血清肌酐、尿素氮持续不降，多见脾肾虚衰型。此时脾肾虚衰，五脏受损，有阴（血）、阳（气）厥脱之象，因脾气虚衰不能化生精微，肾气亏乏，阴阳气血俱虚，既需益气健脾以资化源，又需补肾温阳固摄化浊。选用补药时，偏温燥及偏滋腻之品应慎用，前者灼伤阴液，后者伤阳有碍脾之运化。

三个兼证包括挟瘀血、挟湿浊、挟湿浊（毒）瘀血壅结。

糖尿病肾脏疾病病变常挟瘀血，张琪教授认为瘀血是糖尿病肾脏疾病病程中因虚所产生的病理产物，又可作为新的致病因素作用于人体，主张审因辨治血瘀。如属于气滞血瘀除活血祛瘀外，并选理气药配伍，相辅相成；如属于气虚血瘀仅用活血化瘀药则少效，须以补气为主，辅益气养血，助精活血之法，寓通于补；阳虚血瘀者以温经散寒之品与活血祛瘀之活血化瘀药物合用。若阳气衰微者治宜温阳活血法。由于瘀血成因不同，故治疗应审证求因，辨证论治，才能达到活血化瘀之目的。

糖尿病肾脏疾病晚期常挟湿浊突出表现是水湿内停。其发病机制，一是与脾失健运、肾阳虚失于化气行水有关；二是脾气虚弱，清阳不升，精微下注。肾气亏虚，精关不固，蛋白精微失守而下泄尿中，精微遗泄日久，必然更耗脾之阴、肾之阴阳，使水湿内停加剧。湿有内湿外湿，水湿内停又有寒化、热化之分。阳虚之体易寒化为寒湿，阴虚之体易热化为湿热。治疗寒湿内停用温中散寒除湿法；对于气阴两虚，湿热留恋所致的持续浮肿、低蛋白血症，采用清补兼施之法。

糖尿病肾脏疾病晚期常见湿浊（毒）瘀血壅结，病情多较危重，应急则治标，使病情稳定。若阴阳俱伤，又与湿毒瘀血互结，虚实夹杂，则应治以通补兼施，祛邪与扶正兼顾，补脾肾泄湿浊，解毒活血，补泄于一方，扶正不留邪，祛邪不伤正，使邪去正安，方能是病情趋于稳定。

1. 三个主型

（1）气阴两虚型

症状：多症见口干多饮，尿频、量多或尿浊，头晕目眩，口渴心烦，便干耳鸣，或四肢麻木疼痛；或视物模糊不清，苔少，脉细；或精神委靡，气短乏力，自汗，脉虚。

治法：益气养阴为主。

方药：归芍六君子汤加减：人参15g　白术15g～20g　茯苓15g　甘草10g　半夏15g　陈皮15g　当归15g　白芍15g～20g　首乌15g　砂仁10g

水煎服，每日1剂，早晚分服。

方药分析：方中人参甘温，白术苦温，虽有茯苓之淡渗，甘草之甘平，仍偏于燥，且重于补气，略于补血，故加当归、白芍。白芍酸苦微寒，敛阴养血，柔肝理脾，当归补血润肠。二药一则可调剂六君子汤之偏燥，二则柔肝阴间接助脾胃之运化，补血补气并重。若口渴甚加天花粉、葛根、知母；肾虚腰膝酸软加枸杞子、菟丝子；尿浊、尿频加金樱子、芡实；体虚易感加防风、羌活、黄精。

（2）脾肾两虚型

症状：多症见反复浮肿，尿白浊，神倦乏力，纳少腹胀，腰膝酸软，或畏寒尿少，面色晦暗，肢冷，性欲低下。苔少，脉沉。

治法：脾肾双补。

方药：八味肾气丸加味：

熟地黄20g　山茱萸15g　山药20g　茯苓20g　泽泻15g　牡丹皮15g　肉桂7g　附子7g　菟丝子20g　枸杞子20g　金樱子20g

水煎服，每日1剂，早晚分服。

方药分析：方中以熟地黄、山茱萸、菟丝子、枸杞子补益肾阴而摄精气，以冀阴中求阳；

肉桂、附子补命门之火，而从阳中求阴，使肾阴阳皆得补益，阳蒸阴化，肾气充盈，精微得固；茯苓、山药健脾渗湿。可酌加党参、黄芪、莲子健脾益气，补虚扶正；纳差腹胀者加砂仁、陈皮、枳壳；尿浊加萆薢、金樱子、芡实。阳痿早泄者，加仙茅、仙灵脾、巴戟天、鹿角霜等药物。

（3）脾肾虚衰型

症状：多症见面色晦暗无华，纳少呕恶，口中腥臭，尿少、尿浊，甚则尿闭，倦怠嗜卧，腹胀腰痛，浮肿加重，甚则胸闷腹胀，消瘦，脉沉细或结代。

治法：健脾补肾以固本，既补阴阳，又助气血。

方药：参芪地黄汤加味：

熟地黄20g　山茱萸15g　山药20g　茯苓20g　泽泻15g　牡丹皮15g　肉桂7g　附子7g　黄芪30g　党参20g　菟丝子20g　金樱子20g

水煎服，每日1剂，早晚分服。

方药分析：方中熟地黄、山茱萸补益肾阴而摄精气，黄芪、党参补气健脾，山药、茯苓、泽泻健脾渗湿，牡丹皮清虚热，桂附补命门真火而引火归原，再加金樱子以固摄精气，菟丝子以填肾精。若呕吐，纳差，口吐秽浊，加藿香、竹茹、檀香；腰冷痛畏寒加附子、杜仲、肉苁蓉；尿少浮肿或尿闭加猪苓、车前子、萹蓄、瞿麦，或用大黄泄浊；贫血，乏力，嗜卧者加当归、白芍。

2. 三个兼型

（1）挟瘀血

症状：多症见浮肿日久不消，腰痛如折，皮肤瘀斑，舌紫暗，脉涩结代。

治法：活血化瘀之大法。

方药：血府逐瘀汤加味：

当归15g　生地黄15g　桃仁15g　红花15g　枳壳15g　赤芍15g　川芎15g　柴胡15g　桔梗10g　丹皮15g　怀牛膝15g　丹参15g　甘草10g

水煎服，每日1剂，早晚分服。

方药分析：本方由桃红四物汤（桃仁、红花、当归、川芎、生地黄、赤芍）合四逆散（柴胡、枳壳、甘草、赤芍）加桔梗、怀牛膝而成。方中以桃红四物汤活血化瘀而养血，防纯化瘀之伤正；四逆散疏理肝气，使气行则血行；加桔梗引药上行达于胸中（血府）；怀牛膝引瘀血下行而通利血脉。诸药相合，构成理气活血之剂。本方以活血化瘀而不伤正、疏肝理气而不耗气为特点，达到运气活血、祛瘀止痛的功效。

气滞血瘀者多伴胸闷胁痛、善太息等肝气郁滞证，常选用桃仁、红花、川芎、赤芍等活血祛瘀，并选柴胡、枳壳、怀牛膝、砂仁等理气药配伍，相辅相成。气虚血瘀者常伴乏力、倦怠等症，仅用活血化瘀药则少效，须以补气为主，辅益气养血，助精活血之法，以桃仁、当归、鸡血藤养血活血，寓通于补。阳虚血瘀者在血瘀基础上伴畏寒肢冷、四肢不温、少腹冷痛、脉沉紧者，以温经散寒之炮姜、小茴香、桂枝与活血祛瘀之当归、川芎、桃仁合用。若阳气衰微则见心悸、浮肿、肢厥、舌紫暗、脉微欲绝等症，治宜温阳活血，常用附子汤加丹参、桃仁、红花等。糖尿病肾脏疾病晚期湿浊蕴毒，瘀血阻滞，临床表现为恶心、呕吐、心烦、头痛、皮肤瘙痒、舌红、脉滑等。张琪教授主张用解毒活血汤加醋炙大黄，通腑泄热祛瘀，使毒素浊邪从肠管排出。水蓄致血行阻滞，血瘀又加重水蓄程度，水与血相互影响，相互瘀结，是糖尿病肾脏疾病各期典型特征。此时若单纯祛瘀，则因蓄水不除压抑脉道使血行阻滞，必致瘀血难除。单纯逐瘀则会因瘀血障碍，津液敷布及排泄受阻，使水瘀互结加重，故二者并施方能达到瘀水并除之目的。方中常用大黄、水蛭合党参、白术、茯苓，攻补兼施，使瘀消水泄，则诸症解除。由于瘀血成因不同，故治疗应审证求因，辨证论治，才能达到活血化瘀之目的。

（2）挟湿浊

症状：多症见周身浮肿，脘腹膨隆胀满，面白少华，形寒肢冷，尿短少，呕恶纳少，舌淡嫩苔白滑，脉沉缓或沉迟等寒湿内停之证。或湿热留恋所致持续尿蛋白不消失，血浆蛋白低，症见周身乏力，少气懒言，口干舌燥，食少纳呆，五心烦热，无浮肿或轻微浮肿，舌淡红或舌尖赤，苔薄白或苔白微腻，脉细数或滑。

1）寒湿内停治宜温中散寒除湿法。

方药：中满分消汤：

厚朴15g　炙川乌10g　吴茱萸10g　当归15g　麻黄7.5g　半夏15g　升麻5g　木香7.5g　干姜10g　草果仁10g　党参20g　黄芪30g　茯苓15g　泽泻15g

水煎服，每日1剂，早晚分服。

方药分析：本方为李东垣治中满寒胀之方。原方主治中满寒胀寒疝，二便不通，四肢厥冷，食入反出，腹中寒，心下痞，下虚阴燥，奔豚不收。方中川乌、干姜、吴茱萸、草果仁辛开苦降温脾以除寒湿，党参、黄芪益气补脾，茯苓、泽泻淡渗利湿，厚朴、木香开郁理气，升麻、柴胡升阳，麻黄辛温宣通二温散寒湿，淡渗利湿，益气健脾，开郁理气，合为一方，消中有补，降中有升，相反相成，以达上下分消之目的。

2）对于气阴两虚，湿热留恋所致的持续浮肿、低蛋白血症，采用清补兼施之法。

方药：清心莲子饮加减：

黄芪50g　党参20g　地骨皮20g　麦门冬20g　茯苓15g　柴胡15g　黄芩15g　车前子20g　石莲子15g　白花蛇舌草30g　益母草30g　甘草15g

水煎服，每日1剂，早晚分服。

方药分析：方中以党参、黄芪、甘草补气健脾，助气化以治气虚不摄之尿蛋白；黄芩、麦门冬、莲子清心肺之热，地骨皮退肝肾之虚热，茯苓、车前子利湿，益母草活血利水，白花蛇舌草清热解毒，合用具有益气固摄、清热利湿解毒之功。

3）其他：脾湿胃热，湿热互结中焦，脾运失职之顽固性水肿，症见腹胀满，呕恶不食，口苦，尿短赤，脉滑，常用人参、白术、茯苓等健脾除湿，干姜、砂仁温脾阳而燥湿，四苓散淡渗利湿，二陈汤化痰湿，使湿浊除，脾阳健而清阳升；用黄连、黄芩苦寒泄热除痞满，知母助芩、连滋阴清热，热清则浊阴降，清升浊降则胀满自除。脾胃不和则肝气乘之，以枳实、厚朴、姜黄以平肝解郁，行气除满，方以四君子汤、四苓散、二陈汤、泻心汤组方，对脾胃不和，湿热中阻证，利尿消肿。

对湿热塞滞下焦，气化失常，水湿泛滥，症见腰以下肿，阴囊肿大，小便不利，尿黄赤，用牡蛎、海藻软坚散结，清利湿热；常山、葶苈子、商陆逐水饮化痰浊；尤以瓜蒌根配牡蛎、泽泻既可养阴清热散结，又能利水逐饮，更能益胃生津，且防商陆、常山攻逐过甚伤阴液，又能协助牡蛎软化水结，以奏利尿消肿之功。

对湿热弥漫三焦，症见头面全身浮肿，腹胀大，小便不利，或尿黄、便秘，方用加味疏凿饮子。药用秦艽、羌活疏风解表，祛风以胜湿，使湿从汗解；商陆、椒目、槟榔消胀满，散结行于里；赤小豆利水解毒，大腹皮、茯苓皮、生姜皮辛散淡渗行肌表之水；泽泻、木通、萹蓄、车前子泻热利水；海藻、二丑软坚逐水饮以治腹大水肿。诸药合用，上下、内、外分消，使水邪得以驱除。此外，张琪教授十分重视瘀与水湿，气与水湿的关系。对脾虚不运，气滞水蓄之水肿则补虚，行气利水，消补合用。脾肾虚挟湿热又宜健脾固摄，补肾固精，清热利湿并用，补中有清，通补兼施。

（3）挟湿浊（毒）瘀血壅结

症状：多症见恶心呕吐、脘腹胀满、口气秽臭，头痛，烦闷，血清尿素氮及肌酐明显增高表现为主者，大便秘结或不爽，或兼肢体虚肿，舌苔垢腻，稍黄少津。舌质淡，舌体胖大，脉弦滑或沉滑等。

治法：芳化湿浊，苦寒泄热。

方药：化浊饮：

醋炙大黄 10g　黄连 10g　黄芩 10g　草果仁 15g　藿香 15g　苍术 10g　紫苏 10g　陈皮 10g　半夏 15g　砂仁 10g　甘草 10g　生姜 15g　茵陈 15g

水煎服，每日 1 剂，早晚分服。

方药分析及加减：方中醋炙大黄、黄连、黄芩苦寒泄热；砂仁、藿香、苍术芳香辛开，驱除湿邪。二类药配伍，相互调济，既无苦寒伤胃，又无辛燥耗阴，使湿浊毒热之邪得以蠲除。张琪教授用大黄、草果仁有独到之处，他认为用大黄降尿素氮，必须是湿热毒邪蕴结方为适宜，反之，不仅无效，反促使病情加重；草果仁辛温燥烈，善除脾胃之寒湿。慢性肾衰竭氮质潴留，湿毒内蕴，非此辛温燥烈之品不能除，然湿蕴化热，又必须伍以大黄、黄连以泄热开瘀。若湿浊毒热入侵血分，血络瘀阻，症见头痛少寐，五心烦热，恶心呕吐，舌紫无苔、或舌有瘀斑、舌下静脉紫暗，宜清热解毒，活血化瘀，常用连翘、柴胡、白花蛇舌草清热解毒；丹参、红花、赤芍、当归活血化瘀；加大黄增加其通便降氮，解毒清热，活血化瘀之力。津亏明显加生地黄、葛根清热生津；脾胃虚寒加丁香、山茱萸、炮姜等。若阴阳俱伤，又与湿毒瘀血互结，虚实夹杂，症见面色㿠白，头晕目眩，倦怠乏力，气短懒言，腰膝酸软，腹胀呕恶，口中秽臭，脉沉滑等症，治以通补兼施，祛邪与扶正兼顾，补脾肾泄湿浊，解毒活血，补泄于一方，扶正不留邪，祛邪不伤正，常用益气健脾补肾之红参、白术、茯苓、菟丝子、熟地黄；泄热化浊之大黄、黄连、草果仁；活血化瘀之桃仁、红花、丹参、赤芍等，扶正祛邪，消补兼施，补得消则补而不滞，消得补则泄浊作用益彰。

病案举例 1

张某，男，68 岁，2002 年 9 月 11 日初诊。

病史：糖尿病病史 13 年，发现尿蛋白 3 年，近 2 年注射胰岛素治疗，空腹血糖控制在 9.4mmol/L，尿蛋白持续±，偶尔尿蛋白+～2+，肾功能正常，血压正常，血脂正常，乏力多汗十余年，现因动则汗出，乏力，遂来医院门诊就治。

初诊　多汗，倦怠乏力，动则尤甚，舌质红干，无舌苔，脉弦细数。

西医诊断：糖尿病肾脏疾病。

中医诊断：自汗（肾气阴两虚，肾气虚则固摄失职，上为表虚自汗，下为精微外泄）。

治法：补肾益气养阴，活血化瘀。

方药：熟地 20g　天门冬 20g　玄参 15g　山茱萸 15g　枸杞子 20g　菟丝子 20g　女贞子 20g　旱莲草 20g　坤草 30g　天花粉 20g　黄芪 30g　党参 20g　赤芍 15g　红花 15g　草决明 20g

水煎，日 2 次服。

二诊　2002 年 9 月 25 日。服药症状变化不明显，仍有多汗，倦怠乏力，动则尤甚。舌质红干，无舌苔，脉弦细数，血压正常。

方药：黄芪 40g　太子参 15g　石莲子 15g　地骨皮 15g　柴胡 15g　茯苓 15g　麦门冬 15g　车前子 15g　天花粉 20g　女贞子 20g　枸杞子 20g　山茱萸 15g　熟地黄 20g　丹参 20g　赤芍 15g　红花 15g　草决明 20g　玉竹 20g　制何首乌 15g　桃仁 15g

水煎，日 2 次服。

三诊　2002 年 11 月 13 日。尿常规：尿蛋白 2+，尿潜血±，余-。乏力减轻，自汗减轻。舌暗红，舌苔薄白，脉弦。

方药：黄芪40g 党参20g 石莲子15g 生地黄20g 麦门冬20g 玉竹20g 生山药20g 知母15g 黄精20g 菟丝子20g 五倍子15g 女贞子20g 肉苁蓉15g 巴戟天15g 天门冬15g 桃仁15g 五味子15g

水煎，日2次服。

四诊 2003年1月8日患者自觉虚弱乏力，汗出，舌暗红，舌苔薄白，脉弦。尿常规：尿潜血3+，尿蛋白2+，空腹血糖13.4mmol/L。

方药：熟地黄20g 山茱萸20g 山药20g 茯苓15g 牡丹皮15g 泽泻15g 枸杞子20g 玉竹20g 菟丝子20g 五倍子15g 黄精20g 肉苁蓉15g 巴戟天15g 天门冬15g 桃仁15g 红花15g 丹参20g 黄芪40g 党参20g

水煎，日2次服。

五诊 2003年2月5日。易汗出，时有头晕，余无明显症状。舌红，舌苔薄白，脉弦。

方药：熟地黄20g 山茱萸20g 山药20g 茯苓15g 牡丹皮15g 泽泻15g 枸杞子20g 玉竹20g 菟丝子20g 五倍子15g 黄芪30g 太子参20g 天门冬20g 巴戟天15g 肉苁蓉15g 桃仁15g 赤芍15g 红花15g

水煎，日2次服。

六诊 2003年2月19日。患者易汗出，乏力倦怠，舌干红，无苔，脉弦。尿常规尿蛋白±，尿糖3+。

方药：熟地黄20g 生地黄20g 山茱萸20g 山药20g 茯苓15g 牡丹皮15g 泽泻15g 黄芪30g 太子参20g 枸杞子20g 龙骨20g 牡蛎20g 五倍子15g 桂枝15g 白芍20g 巴戟天15g 肉苁蓉15g 菟丝子15g 丹参20g 桃仁20g 红花15g 赤芍20g 牛膝15g 坤草30g

14剂，水煎，日2次服。

七诊 2003年3月12日。患者汗出愈，仍觉乏力，舌干红，无苔，脉弦。尿常规：尿蛋白±，尿糖3+。

方药：熟地黄20g 生地黄20g 山茱萸20g 山药20g 茯苓15g 牡丹皮15g 泽泻10g 黄芪20g 太子参20g 天门冬20g 枸杞子20g 龙骨20g 牡蛎20g 五倍子15g 丹参20g 桃仁20g 红花15g 赤芍15g 牛膝15g 益母草30g 白芍20g 桂枝15g 巴戟天15g 玉竹15g

14剂，水煎，日2次服。

按 本病诊为糖尿病肾脏疾病，血糖用胰岛素控制尚可，尿蛋白2+，症状全身乏力、多汗，舌质红干，脉象细数，当属肾阴虚、气阴二虚之候，辨证辨病相结合，始终以大补气阴之剂，后期考虑阴中求阳，辅以补肾阳之剂，兼用活血之品，病情获得缓解。

病案举例2

孙某某，男，62岁，2005年8月22日初诊。

病史：患者多饮多尿12年，乏力腰酸，浮肿反复发作3年。该患12年前诊为2型糖尿病。3年前无明显诱因出现乏力、腰酸、浮肿，于某大学附属二院就治，查尿蛋白+，诊断糖尿病肾脏疾病。予以黄葵胶囊等治疗，病情未好转。2005年8月9日，查尿蛋白3+，肾功能血肌酐116.4μmol/L，就诊于某大学附属医院，诊为糖尿病肾脏疾病，慢性肾功能不全（氮质血症期）。为进一步治疗而来我院就治。

初诊 乏力，腰酸痛。查肾功能：血肌酐115.8μmol/L，血尿素氮6.53mmol/L；血脂：总胆固醇6.43mmol/L，三酰甘油2.45mmol/L；血糖：空腹8.0mmol/L，餐后17.1mmol/L；内生肌酐清率77.4ml/min；尿液分析：尿蛋白3+，尿潜血+，尿红细胞8~10个/HP。B超：双肾实质稍改变。胸透：高血压心脏病。头脑CT：腔隙性脑梗死及脑软化灶。眼科查眼底：糖尿病性视网膜病变Ⅳ期。舌质淡红，苔白，脉沉细。

中医辨证：证病互参诊其为虚劳，肾阴虚、湿浊瘀血内蕴。

糖尿病从中医辨证以气阴两虚贯穿始终，病程日久则"穷必及肾"，致使肾阴亏耗。"肾为气之根"，"肾藏真精为脏腑阴阳之根"，为元气之所系，病久则促使肾阴亏耗，气阴两伤，因此出现乏力，腰酸痛；而肾阴亏耗，气阴两伤，统摄固涩失职，精微外泄则有蛋白尿，甚至肾功能不全。由于脾肾气阴两伤，分清泌浊功能失职，水湿瘀血内停则时有水肿。

治法：益气滋补肾阴，利湿活血。

方药：参芪地黄汤加活血利水之剂：

熟地黄25g 山茱萸20g 山药25g 茯苓20g 牡丹皮15g 泽泻20g 黄芪50g 太子参30g 车前子30g 牛膝20g 益母草30g 丹参20g 水蛭10g 茅根30g 桃仁15g 赤芍15g 川芎20g

水煎，日2次服。

二诊 服上药后乏力、腰酸症状减轻，尿液分析：尿蛋白2+，尿潜血+，尿红细胞3~5个/HP。于上方减黄芪、太子参，恐其热伤阴，加滋补肾阴之品：

枸杞子20g 菟丝子20g 女贞子20g 制首乌15g 玄参20g 天门冬20g

水煎，日2次服。

随访：此患续以上方服用半月余，尿蛋白+~2+，血糖控制在正常范围，肾功能稳定。

按 张琪教授认为，糖尿病肾脏疾病主要以气阴两虚多见，多挟瘀血证。病情发展至肾衰竭期主要以脾肾虚衰兼挟湿浊、瘀血毒邪等证，虚实夹杂，治疗应根据各期不同时机和临床特征确定治法和选方用药。本病例糖尿病肾脏疾病大量蛋白尿，肾功能下降，属于临床糖尿病肾脏疾病，以乏力、腰酸为主，故诊为虚劳，属肾阴不足，兼见水湿、血瘀。治以参芪地黄汤益气补肾滋阴为主，兼以利湿、活血之剂治疗。张琪教授认为糖尿病肾脏疾病无论那一期均有血瘀之象，活血化瘀之药为必用之品，只是轻重而已。故治疗本病例糖尿病肾脏疾病以益气补肾为主，活血为辅为治疗大法。

(三) 治疗特色

1. 未病先防，既病防变

根据长期诊治经验，张琪教授在确诊糖尿病之初，尚未出现肾脏损害的临床特征时，就主张保护肾脏，"先安其未受邪之地"。因此，在糖尿病早期以中药配合西药控制血糖缓解"三消"症状，常用自拟益气滋阴饮，方中以人参、黄芪益气，玉竹、鲜地黄、枸杞子、菟丝子、女贞子、玄参补肾滋阴。玉竹补中益气、生津止渴润心肺；鲜地黄凉血生血补肾水；怀山药、枸杞子、女贞子、菟丝子补肝肾、生精益气；玄参滋阴清热。诸药合用具有补肝肾、滋阴润燥、生津止渴，降低血糖的作用。同时，还应用保护和调整肾脏功能的药物，注重调脂、降压、抗凝，调节患者机体的免疫功能，减少感染机会，尽可能消除糖尿病向糖尿病肾脏疾病发展的诱因。糖尿病肾脏疾病早期临床症状多不典型，常无肾功能的改变，仅靠尿微量白蛋白的测定而发现，多数病人不重视此期。张琪教授认为早期糖尿病肾脏疾病的治疗至关重要，是关系到预后、转归的关键时期。强调低蛋白饮食，减轻肾脏的负荷；注意药物的合理使用，减少肾脏的药物损伤，防止肾病的进展。选择既降血糖，又能调节脂类代谢的中药（如黄精、制首乌、淮山药、肉苁蓉）及活血化瘀药中改善血小板聚集功能，抗凝、促纤溶的中草药（如丹参、桃仁、红花等），这些药物对保护肾功能，防止肾小球硬化极为重要。临床期糖尿病肾脏疾病多见，部分患者肾功能已有明显改变，并有显性蛋白尿、浮肿等一系列症状，治疗的关键是改善糖、脂、蛋白代谢，有效地降低全身性与肾小球高压，减少尿蛋白，抑制肾小球肥大、系膜扩张和基底膜增厚，减轻临床期糖尿病肾脏疾病病人肾功能的恶化程度。中药以注重扶助正气，调补脾（胃）肾，提高机体的抗病能力，同时不同程度地配伍活血化瘀、利湿消肿的中药，以不增加肾脏负担和损害肾功能为宗旨，力求达到强心、降脂、利尿、改善血液循环和营养状态，延缓向晚期糖尿病肾脏疾病发展的进程。糖尿病肾脏疾病晚期伴有慢性肾衰竭，全身状态差，贫血、消瘦、尿浊、浮肿、纳差、呕恶、乏力诸症俱在，治疗稍不慎，或伤正气，或助邪毒，变证丛生，危及生命。张琪教授此期注重饮食，情志调节，预防感染，消除诱因，同时采用综合治疗，扶正治其本，祛邪治其标，标本兼治，努力提高生存质量，保存残存的肾功能，或逆转肾功能，延长存活期。

2. 顾护脾肾，善调阴阳

张琪教授认为，糖尿病肾脏疾病肾虚伴脾虚为多，糖尿病肾脏疾病早期以肾虚为主，糖尿病肾脏疾病中晚期，脾虚、肾虚常并重。故糖尿病肾脏疾病早期补肾之气阴，兼调脾胃；糖尿病肾脏疾病中期则脾肾双补；糖尿病肾脏疾病晚期补脾先于补肾。调补脾肾应辨别阴阳。"善补阳者，必于阴中求阳，则阳得阴助而生化无穷；善补阴者，必于阳中求阴，则阴得阳升而泉源不竭"。宜分析阴阳主次，有针对性地有序治疗，方能获得最佳疗效。张琪教授在方药运用中常阴阳之药合而用之，或针对证之阴阳多少而定，立法处方无不体现阴阳互根、寒热互施、阴中求阳、阳中求阴、防偏纠偏，损有余补不足，旨在使阴阳重归平衡。张琪教授研制的参地补肾汤即以人参、白术、茯苓共奏补脾益气、助气血生化之源之功，熟地黄、菟丝子与淫羊藿相配合，菟丝子助熟地黄滋肾阴益精髓，淫羊藿温肾助阳，肾脏得补，乃针对糖尿病肾脏疾病晚期肾虚为本的基本病机而设。张琪教授曾以此方治疗刘姓男患，2型糖尿病病史10余年，症见尿少、浮肿、纳差腹胀、周身乏力，面白少华、口中秽味，大便秘结，大便3~4天1次，腰膝酸软，夜尿频多，脉沉细。血压23/12 kPa。尿蛋白2+~3+，血红蛋白70g/L，血尿素氮28mmol/L，血肌酐489μmol/L。治以补脾肾、温阳、活血泄浊法。予以本方化裁。服药50余剂后，诸症俱除。复查肾功能：血尿素氮8.5mmol/L，血肌酐224μmol/L，二氧化碳结合率23mmol/L。后以该方加减继续治疗6个月后，复查：血常规：血红蛋白105g/L，血生化：血尿素氮9.6mmol/L，血肌酐183μmol/L，二氧化碳结合率25mmol/L，精神体力俱如常人。

张琪教授常说，调脾重在促使脾气健运，不可过用香燥之品，以免伤津耗液，影响气血生化；补肾有滋补和温补之别，不可过用滋腻碍脾之物，以免造成脾气呆滞。调理脾胃常用党参、茯苓、白术、砂仁、泽泻等；常用滋补肾阴之药有生地黄、枸杞子、女贞子、墨旱莲、龟板、麦冬等；常用温补肾阳药有肉桂、附子、淫羊藿、菟丝子、巴戟天等。

3. 辨病与辨证结合，分期与分型统一

糖尿病肾脏疾病在不同的发展阶段各有其不同特点，合理分期、分型对其诊断、治疗及判断疗效标准十分有益。张琪教授历来重视辨病与辨证相结合，认为辨证论治是中医的精髓，一个经验丰富、技术高明的医生，主要是辨证熟练准确，立方遣药切中肯綮，有良好的疗效，这是中医的特色，必须弘扬光大。但中医毕竟受历史条件的局限，存在着不足之处，所以应借助现代科学的诊断手段，将中医的辨证与西医的辨病相结合，才能大大开阔诊治的思路。张琪教授临床中以证为主体，以疗效为中心，通过对证候的改善程度与之相关的尿蛋白、血尿素氮、血肌酐、内生肌酐、内生肌酐清除率变化分析，进行证效的研究，确定糖尿病肾脏疾病不同时期的诊断及疗效标准，总结证治规律，预后转归，探讨疗效机制，提出新的理论。结合现代药理学研究成果而遣方用药，如糖尿病肾脏疾病患者日久存在血液流变学异常和微循环障碍，张琪教授喜用桃仁、红花、丹参、水蛭等活血化瘀药以改善微循环；对于高血糖者则多选用熟地黄、山药、天花粉等药物以助于降血糖。当糖尿病肾脏疾病晚期，伴有肾功能不全时，张琪教授临证结合现代药理研究，常选用具有改变肾小球血液动力、抗肾间质纤维化、调节脂质代谢的中药，如大黄、黄芪、生地黄、党参、当归等。同时，探寻有效的方剂，对治疗证的主要治则、治法、方药进行了筛选。糖尿病肾脏疾病的各个不同时期病证互相联系又有其不同特点，这与其发病不同阶段的病理机制相关，无论是益气养阴，或是补脾益肾，祛湿、活血、解毒，都是针对不同的证候而采用的治法，体现了同病异治的治则。对血细胞、尿蛋白、血液流变学及肾功能等实验指标的合理分期运用，也为脾（胃）肾理论、瘀血理论与糖尿病肾脏疾病的内在联系提供了客观依据。因此，可以说辨病与辨证相结合，分期与分型相统一，为糖尿病肾脏疾病的研究开辟了新的途径。病证结合，取中西医之长，既弥补了糖尿病肾脏疾病早期无症可辨的不足，又尽可能的运用中药等治疗手段，改善症状，提高患者的生存质量，保护肾功能。

4. 古方新用，创制新方

在古方的基础上加减变化，使之更加符合病情，切中病机，是张琪教授用药的一大特点。对于使用古方，张教授指出：首先，剖析药物组合，掌握方证之本意，密切结合临床四诊等有关资料，经过辨证、立法、择方，全面考虑，方能用药精当、化裁灵活、匠心独运。张琪教授积数十年临床经验，创制出许多行之有效新方剂。所处之方，配伍严谨，用药精当，每获良效。如张琪教授曾治疗一张姓男患。糖尿病病史 20 余年，周身高度水肿，按之没指，身体困重，胸闷气短，难以平卧，腹部膨隆，食少纳呆，口渴尿少，便秘，舌质淡，舌体胖大，边有齿痕，苔白厚，脉沉细。体重 85kg（发病前体重 55kg），血压：155/100mmHg，胸水，腹水征+，右侧肢体较左侧肿甚。尿蛋白 2+，空腹血糖 7.39mmol/L；血生化血白蛋白 18.7g/L，总蛋白 42.5g/L，血肌酐 298.1μmol/L，血尿素氮 14.85mmol/L。B 超：左肾（$10.6×4.7×4.5cm^3$），右肾（$10.5×5.1×4.3$）cm^3。心脏彩超：左心增大，心包积液，二、三尖瓣，主动脉瓣均存在反流。眼底检查：双眼糖尿病视网膜病变。西医临床诊断：糖尿病肾脏疾病，慢性肾功能不全（氮质血症期）。给予降糖、降压、扩容、抗凝、利尿、改善微循环治疗半月余，尿量由 750ml/24h 增至 1200ml/24h，水肿症状改善不明显，且药物减量则水肿再次加重。张琪教授根据临床辨证当属脾肾虚损，湿热、瘀血壅结三焦之证，故宜治以寒温并用、消补兼施之法，健脾温肾，清热化湿，散瘀利水。予以：

海藻 40g　牡蛎 30g　黑白丑各 30g　槟榔 20g　郁李仁 30g　泽泻 25g　猪苓 20g　茯苓 50g　车前子 50g　王不留行 30g　肉桂 10g　枳实 15g　厚朴 15g　木香 10g

水煎，日 2 次服。服药后，尿量增至 2000～3000ml/24h，共服 40 剂，水肿基本消退，体重由 85kg 降至 56kg，唯腹部气胀，双下肢轻度水肿。又在原方基础上加减，连服 10 余剂，水肿尽消。门诊随访病情稳定。本方系从决水汤加减化裁而成。决水汤出自清《辨证录》，由茯苓、车前子、王不留行、肉桂、赤小豆组成。重用茯苓、车前子。其功散瘀利水，健脾温肾，以补脾渗湿为主，纯属脾虚者有效。而本病例高度水肿乃虚实夹杂，必须攻补兼施，方能奏效。张琪教授在原方基础上加入海藻、牡蛎、黑白丑、槟榔、郁李仁、泽泻、猪苓、木香、枳实、厚朴。方中海藻为治腹水之要药。《千金方》治大腹水肿，气息不通，危在旦夕之大腹千金散即以此药为君。海藻、牡蛎、黑白丑以软坚散结、攻逐水饮，以之治大腹水肿，其效甚佳；槟榔、郁李仁破坚攻积，使水从大便排出；泽泻、猪苓、茯苓、车前子清热利水使水从小便而出。水与气同出一源，气滞则水停，气顺则水行，故用木香、枳实、厚朴行气导滞利水；王不留行善于通利血脉，行而不住，走而不守，且有利尿作用，故有活血利尿消肿之功；茯苓、泽泻益气健脾利湿，脾气健则运化功能复常，水湿得以正常分布自无停蓄为患之虑；肉桂温肾阳，肾阳充则恢复其开阖功能，小便自利。诸药共奏寒温并用、消补兼施、上下分消之功，则水湿自无停蓄为患。本病人高度水肿，服药后，水液下利 29kg，水肿全消，可见本方攻补兼施之效。

第二节 过敏性紫癜性肾炎

一、现代医学诊治概述

（一）概述

1. 定义

过敏性紫癜是一种全身性小血管炎性疾病。组织学特征为白细胞破碎性血管炎，在血管周围常可见白细胞浸润和核破碎，免疫荧光染色证实受累的血管壁有 IgA 沉积。其临床表现包括：紫癜性皮肤病变、胃肠道症状和关节症状以及肾脏损害，也有肺、心、生殖和神经系统症状，由此常称为紫癜性综合征。伴肾脏损害者称为过敏性紫癜性肾炎（Henoch-Schonlein purpura nephritis，HSPN），简称紫癜性肾炎。本病多好发于儿童，据报道，HSPN 占儿科住院泌尿系疾病 8%，仅次于急性肾炎、原发性肾病综合征位居第三位。

2. 病因

引起过敏性紫癜的原因不明，主要考虑与变态反应有关。约 1/3 的患者发病前有感染发生，最常见的是上呼吸道感染，也有衣原体和寄生虫感染。约 1/4 的患者发病前有药物、食物、花粉过敏及疫苗接种、昆虫叮咬的病史。儿童最常见的触发因素为病毒和细菌感染，成人主要病因为药物和毒素。

（二）临床表现

1. 肾外表现

典型的皮肤紫癜，胃肠道表现及关节症状为紫癜性肾炎身外的三大主要表现。

（1）皮疹：本病临床诊断的主要依据之一是绝大多数患者以皮肤紫癜为首发症状。出血性和对称性分布是本病的皮疹的特征。皮疹初起时为红色斑点状，压之可以消失，以后逐渐发展为紫红色出血性皮疹，触摸稍隆起于皮表，常发生在四肢远端伸侧、臀部及下腹部，多呈对称性分布，皮损大小不等，可融合成片，有痒感，不痛，可有一次至多次复发，也可分批出现，1~2 周后逐渐消退，也有 4~6 周延缓消退者。有时也可分批出现荨麻疹及出血性斑丘疹、血管神经性水肿等症状。

（2）关节症状：大约 80% 的患儿有关节症状，多发生在较大关节，如膝、踝关节，其次为腕和手指关节，常表现为关节周围触痛和肿胀，活动受限，但无红、热，不发生畸形。

（3）肠道症状：因为肠道是无菌性毛细血管、小血管炎症、渗出和水肿，刺激肠管，使肠管发生痉挛，50%~75% 患儿有胃肠道症状，以腹部不定位绞痛为多见。体检腹部有压痛，一般无腹肌紧张或反跳痛，伴有恶心、呕吐，常有胃肠道出血，肠段水肿、出血或僵硬，可形成肠套叠，肠穿孔，临床表现为呕血或黑粪。以上表现约在半数患者可在感冒后反复出现。

（4）其他表现：有上呼吸道感染史者可有头痛、低热、全身不适。偶尔发生鼻出血或咯血，神经系统受累表现为头痛、行为异常及抽搐等。少数病人有心肌炎表现。

2. 肾内表现

过敏性肾炎多发生于皮肤紫癜后 1 个月内，有的或可以同时并见皮肤紫癜，可以表现为单纯性血尿、蛋白尿、肾病综合征、急性肾炎综合征、慢性肾炎综合征及急进性肾炎综合征等。过敏性紫癜的肾脏表现多种多样，肾脏受累的程度与皮肤、关节及胃肠道受累的程度无关。临床分型上可分为：①孤立性血尿型；②孤立性蛋白尿型；③血尿和蛋白尿型；④急性肾炎型；⑤肾病综合征型；⑥急进性肾炎型；⑦慢性肾炎型。

（三）实验室检查及辅助检查

（1）血常规检查：血小板、出血时间、凝血时间、血块回缩时间和凝血酶原时间正常。出血严重者可伴贫血。

（2）免疫学检查：血清 IgA 升高，IgG、IgM 正常。多在起病后 2 周 IgA 开始升高。C3、C4、CH50 多数正常或增加。白细胞介素 6（IL-6）及肿瘤坏死因子（TNF-a）升高。

（3）肾功能多正常，严重者血尿素氮、肌酐可升高，肌酐清除率可下降。

（4）尿液分析 可见血尿、蛋白尿和管型尿。

（5）凝血功能检查正常，可与血液病致紫癜相鉴别。

（6）急性期毛细血管脆性实验阳性。

（7）如表现为肾病综合征者，血清白蛋白降低和胆固醇升高。

（8）肾活检检查：过敏性紫癜肾炎主要的病变是肾小球系膜细胞增殖，常伴有不同程度的内皮细胞和上皮细胞增殖。上皮细胞增殖处常与球囊粘连，并形成小新月体，被累及的肾小球多在 50% 以下，尽管一些很轻的局灶性病变，也可有新月体形成。因此，多数学者认为新月体形成是其突出的病理表现。

（9）皮肤活检：无论在皮疹部或非皮疹部，免疫荧光检查均可见毛细血管壁有 IgA 沉积。

（四）诊断依据及鉴别诊断

1. 诊断标准

参考中华医学会儿科学分会肾脏病学组 2009 年制定的紫癜性肾炎诊治循证指南（试行）（简称试行指南）的诊断标准进行诊断。

在过敏性紫癜病程 6 个月内，出现血尿和（或）蛋白尿。其中血尿和蛋白尿的诊断标准分别如下。

（1）血尿：肉眼血尿或镜下血尿。

（2）蛋白尿，满足以下任一项者：①1 周内 3 次尿常规蛋白阳性；②24h 尿蛋白定量>150mg；③1 周内 3 次尿微量白蛋白高于正常值。极少部分患儿在过敏性紫癜急性病程 6 个月后，再次出现紫癜复发，同时首次出现血尿和（或）蛋白尿者，应争取进行肾活检，如为 IgA 系膜区沉积为主的系膜增生性肾小球肾炎，则亦应诊断为紫癜性肾炎。

2. 病理分型

目前国内外多应用统一的肾小球病理分级标准，但为了更准确全面地评价病情，评估疗效及预后，建议联合肾小管间质病变分级标准进行分级。①肾小球病理分级［依据国际小儿肾脏病研究组（ISKDC）2007］：Ⅰ级：肾小球轻微异常；Ⅱ级：单纯系膜增生（a）局灶/节段（b）弥漫性；Ⅲ级：系膜增生，伴有 < 50% 肾小球新月体形成/节段性病变（硬化、粘连、血栓、坏死），其系膜增生分为：（a）局灶/节段（b）弥漫性；Ⅳ级同Ⅲ级：50% ~ 75% 肾小球有上述病变，分为（a）局灶/节段（b）弥漫性；Ⅴ级同Ⅲ级：>75% 肾小球有上述病变，分为（a）局灶/节段（b）弥漫性；Ⅵ级：膜增生性肾小球肾炎。②肾小管间质病理分级：+级，轻度小管变形扩张；2+级，间质纤维化，小管萎缩＜20％，散在和（或）弥漫性炎性细胞浸润；3+级，间质纤维化，小管萎缩占30％，散在和（或）弥漫性炎症细胞浸润；4＋级，间质纤维化，小管萎缩＞50％，散在和（或）弥漫性炎症细胞浸润。

3. 鉴别诊断

本病应与以下疾病相鉴别：

（1）急性肾炎：当 HSP 肾炎发生于皮疹已消退时需与急性肾炎鉴别。此时追询病史，包括回顾皮疹形态、分布、关节和胃肠道症状有助于本病诊断。另外该病与紫癜肾炎不同的是血清 C3 多数下降；皮肤活检及肾活检有助鉴别。

（2）狼疮性肾炎：狼疮肾炎的皮疹有特征性蝶形红斑或盘状红斑，多为充血性红斑；狼疮除关节、皮疹、腹及肾表现外，尚有多系统损害包括光过敏、口腔溃疡、浆膜炎、神经系统表现、血液系统检查异常，免疫学检查示血清 C3 下降，抗 dsDNA 阳性、抗 Smith 抗体阳性、抗核抗体阳性；皮肤活检：狼疮带阳性；肾活检：狼疮肾有 V 形病理改变，肾小球毛细血管壁"白金耳"样改变，免疫荧光示"满堂亮"，IgG、IgM、IgA、C3 共同沉积，以 IgG、IgM 为主。

（3）原发性小血管炎（微型多动脉炎、韦格内肉芽肿）临床表现除有皮疹、肾损害外，上呼吸道、肺部表现多见。皮肤或结节活检显示血管壁内皮细胞肿胀、增生、中层纤维素坏死伴炎性细胞浸润、水肿。有时伴大量淋巴细胞、单核细胞、多核巨细胞及中性粒细胞浸润，甚至形成肉芽肿病变。无免疫球蛋白沉着，免疫荧光阴性。肾活检：肾小球节段坏死伴周围炎性细胞浸润，甚至肉芽肿形成，可伴新月体，免疫荧光多数阴性，有时表现为坏死性小动脉炎。血液中可查到抗白细胞胞浆抗原自身抗体（ANCA），微型多动脉炎以核周型 PANCA 为主，靶抗原为髓过氧化物酶（MPO）。韦格内肉芽肿以胞质型 C-ANCA 为主，靶抗原为蛋白酶 3（PR3）。

（4）IgA 肾病（IgAN）：以反复肉眼血尿为主，少有皮疹、关节痛及腹部表现；IgAN 发病以成年多见；病理检查多见 IgA、IgG、IgM 沉积，经典补体激活途经 C4/C1q 沉积比例明显增高。过敏性紫癜肾炎单根据肾脏病理与免疫病理的改变难以与 IgA 肾病相区别。大部分作者认为过敏性紫癜肾炎肾脏受累的临床、病理过程与 IgA 肾病很相似，故认为它们是同一疾病的两种不同表现，IgA 肾病以肾脏单独受累为主，过敏性紫癜肾炎除肾脏受累外还有全身系统受损。进一步的遗传学研究发现此二病发生于同一家族中，纯合子无效 C4 遗传表型（homozygous null C4 phenotype）频率均增高，都表现为产生 IgA 的免疫调节异常，如 IgA 及大分子（多聚）IgA 增高，两者患者扁桃体淋巴组织中产生 IgA 浆细胞/IgG 浆细胞比值均上升。过敏性紫癜肾炎属于系统性血管炎，也是一种继发性 IgA 肾病，其在病理上与 IgA 肾病都以系膜病变为主，都伴有新月体形成和肾小球硬化，特别是 IgA 肾病患者表现为反复发作性肉眼血尿者，无论其在临床表现还是基因背景上，都较其他临床类型 IgA 肾病与过敏性紫癜肾炎有更多相似之处。但尽管过敏性紫癜肾炎和 IgA 肾病有众多相似之处，但两者仍存在明显差别。

（5）血液病所致紫癜：由于过敏性紫癜肾炎血小板计数及出血、凝血时间正常，故可与血液病所致的紫癜区别。

（6）急腹症：由于腹型过敏性紫癜易发生肾炎，尤其在紫癜出现之前，应与急性阑尾炎、出血性肠炎、肠穿孔、急性胰腺炎或肾结石等鉴别。

（7）古德帕斯丘（Goodpasture）综合征：当 HSPN 伴肺出血、咯血时应注意与本病相鉴别。由于本病有典型的皮疹和关节及胃肠症状，血清 IgA 增高等鉴别并不困难。

（五）治疗方案

（1）一般治疗：急性期或发作期应注意休息、保暖。在有明确的感染或感染灶时选用敏感的抗菌药物，但应尽量避免盲目地预防性使用抗菌药物。尤其是肾毒性药物。积极寻找并去除可能的过敏原，如药物、食物或其他物质过敏所致者应立即停用。重视对症治疗，服用维生素 C 及维生素 P 可改善毛细血管壁的脆性。

（2）紫癜性肾炎患儿的临床表现与肾病理损伤程度并不完全一致，后者能更准确地反映病变程度。没有条件获得病理诊断时，可根据其临床分型选择相应的治疗方案。

1）孤立性血尿或病理Ⅰ级：仅对过敏性紫癜进行相应的治疗，镜下血尿目前未见有确切疗效的文献报道。

2）孤立性蛋白尿、血尿和蛋白尿或病理Ⅱa级：血管紧张素抑制剂和（或）血管紧张素受体拮抗剂类药物有降蛋白尿的作用，可建议使用。雷公藤总苷片，1mg/（kg·d），分 3 次口服，每日剂量不超过 60mg，疗程 3 个月，但应积极预防副作用。

3）非肾病水平蛋白尿或病理Ⅱa级、Ⅱb级：除血管紧张素抑制剂和（或）血管紧张素受体拮抗剂类药物外，可使用雷公藤总苷片，1mg/（kg·d），分 3 次口服，每日剂量不超过 60mg，疗程 3～6 个月。

4）肾病水平蛋白尿、肾病综合征或病理Ⅲb、Ⅳ级：临床症状与病理损伤均较重，现多倾向于采用激素联合免疫抑制剂药物治疗，其中疗效最为肯定的是糖皮质激素联合环磷酰胺。泼尼松1.5～2mg/（kg·d），口服 4 周后渐减量，同时应用环磷酰胺 8～12mg/（kg·d）静脉滴注治疗，连续应用 2 天，间隔 2 周为 1 个疗程，共 6～8 个疗程，环磷酰胺累积<150mg/kg，若临床症状较重、病理呈弥漫性病变或伴有新月体可采用甲泼尼龙冲击治疗。

5）急进性肾炎或病理Ⅳ、Ⅴ级：这类病人临床症状严重、病情进展较快，现多采用三联至四联疗法，常用方案为：甲泼尼龙冲击治疗 1～2 个疗程后改为口服泼尼松+环磷酰胺+肝素+双嘧达莫。亦有甲泼尼龙联合尿激酶冲击治疗+口服泼尼松+环磷酰胺+华法林+双嘧达莫治疗。

二、张琪诊治经验

过敏性紫癜肾炎是多发于小儿的一种继发性肾小球疾病。现代医学认为属毛细血管变态反应性疾病，因其病因及发病机理尚不完全明确，且部分病例预后较差及单纯西药疗效不理想，因此从祖国医学中寻求有效的治疗途径已引起充分重视。根据本病以紫癜、血尿、浮肿等为主要临床表现，当属中医"肌衄"、"尿血"、"水肿"等疾病范畴。张琪教授在诊治大量过敏性紫癜肾炎过程中，根据其证候表现及病机演变特点，设立三步论治法，并注重药物的配伍选择，取得了满意的疗效。张琪教授还指出：三步论治法是过敏性紫癜肾炎的基本治法，但应针对具体病情，灵活应用。如某些病例在病变过程中常出现关节疼痛、腹痛甚甚至便血等症状，可在治疗大法前提下，酌加适当药物，若关节痛加淮牛膝、赤芍、地龙、寄生等，腹痛重用白芍、甘草等，皆可明显提高疗效。有些患者久服激素而出现明显副作用者，可配伍解毒活血之品。病久不愈而仅以镜下血尿为主者，不应妄用峻剂，免徒伤正气，使病情复发。在本病的后期，多出现气虚或脾肾不足证候，宜根据辨证用益气补脾兼收摄止血之标本兼顾法。但要注意补而勿凝，即益气摄血或止血药中酌加少量活血之品，往往可提高疗效。

（一）病因病机

1. 毒热蕴结，迫血妄行为其发病之关键

外感毒热之邪，或热蓄日久，蓄结成毒，毒热迫血妄行，损伤脉络，血溢于脉外，渗于肌肤，发为紫斑；《外科正宗·葡萄疫》谈到感受四时"不正之气"，郁于皮肤而发紫斑。除外感热毒之

邪以外，饮食、劳倦、情志所伤皆能导致脏腑内伤，阴阳失衡，阳气过旺而蕴生内热，引起紫斑。而毒热循经下侵于肾，损伤脉络，而为溺血，《内经》谓："胞热移于膀胱，则癃，溺血。"故毒热迫血妄行是引起过敏性紫癜肾炎的主要原因。

2. 血热内瘀，脉络损伤为其病理之机转

过敏性紫癜肾炎几经治疗，往往毒邪渐去，而血热搏结。或用药不当，致血热内瘀，日久迁延，虚火内生，舍于肾与膀胱，迫血妄行，损伤脉络而尿血。

3. 气血不足，脾肾亏虚为其病势之转归

除少数因脏腑内伤，过敏性紫癜肾炎日久不愈，或失治误治，往往耗伤气血，损及脾肾，而成热邪未去，正气已伤之虚实夹杂之候。脾肾亏虚，气虚不摄，血虚失于统摄，脾虚统摄失职，精微不固，再加上邪热滞留，而致尿中红细胞、蛋白不断的流失。若久病不愈，长期反复流失蛋白及尿血，则血出既多，气随血去，故气亦亏耗。

（二）辨证论治及要点

1. 辨证要点

（1）辨紫斑的数量、分布及颜色：紫斑的面积小、数量少者，出血较少，一般病情比较轻；面积大、数量多者，出血较多，一般病情较重。斑疹颜色紫黑者，病情较重；色红赤者，病情较轻。

（2）辨尿血及蛋白流失的多少及病程：尿血及蛋白流失量较大者，病情较重；出血量小，流失少者轻。病程日久迁延者多耗气亏血、损伤阴阳，使本病治疗更加棘手。

（3）辨火热或热毒的有无及证候的虚实：血本阴精，不宜动，动则为病；血主营气，不宜损，损者多为病。而血得热则行，若火热炽盛、热毒内蕴，迫血妄行，而致本病加重。

2. 辨证分型

（1）毒热蕴结，迫血妄行

症状：肌肤突然红色紫斑，分布稠密，痛痒不显，舌红绛，脉滑数等症状。

治则：清热解毒，凉血止血。

方药：犀角地黄汤加味：

水牛角20g　生地黄15g　白芍药15g　牡丹皮15g　侧柏叶20g　焦栀子10g　旱莲草15g　女贞子20g　白茅根30g　小蓟20g　茜草20g　蒲公英20g　金银花20g　白花蛇舌草20g　生地榆20g　甘草15g

方药分析及加减：犀角地黄汤首载于唐·孙思邈《备急千金要方》，其方源为《小品方》之芍药地黄汤，"治伤寒及温病应发汗而不汗之内蓄血者，及鼻衄吐血不尽，内余瘀血、面黄、大便黑……"，为热毒炽盛于血分、迫血妄行所致出血而设。为清热凉血之剂，既能清热解毒，又能凉血散瘀，兼以养阴。由犀角、生地黄、芍药、牡丹皮四味药组成，功用清热解毒，凉血散瘀。汪昂曰："血属阴，本静，因诸经火迫，遂不安其位而妄行。"由于方中主药犀角，属稀缺、禁售之品，多以水牛角代之，但仍不失其清热凉血、化瘀解毒之良方美誉。因热蕴下焦，每与湿邪搏结，致湿热蕴结于下，故常加白花蛇舌草、萹蓄、木通、白茅根、瞿麦等清利湿热以止血。此类患者初起紫斑甚者，当重在清热解毒；若尿血重者，当重在清利湿热毒邪以止血。若兼有风邪表证者，以紫斑瘙痒、肢节痛，遇风甚，鲜红成片而突发为特点，可酌加荆芥、防风、牛蒡子、升麻等疏风解毒之品，然用量不宜大，防化燥伤阴。

病案举例 1

宋某，女，21 岁，2003 年 7 月 23 日初诊。

主诉：镜下血尿 8 个月。

病史：2003 年 5 月服牛黄消炎片，出现皮肤紫癜，镜下血尿，经治疗皮肤紫癜消失，但仍持续有镜下血尿。

初诊　无皮肤紫癜，尿色深黄，舌质红，苔薄黄，脉滑数。化验尿常规：蛋白质-，红细胞 30 ~ 40 个/HP。

西医诊断：过敏性紫癜性肾炎。

中医诊断：尿血（热伤血络）。

治法：清热解毒，凉血止血。

方药：以犀角地黄汤加减：

水牛角 20g　生地黄 15g　白芍药 15g　牡丹皮 15g　侧柏叶 20g　焦栀子 10g　旱莲草 15g　女贞子 20g　白茅根 30g　小蓟 20g　蒲黄 15g　赤芍 15g　滑石 15g　茜草 20g　仙鹤草 20g　蒲公英 20g　金银花 20g　白花蛇舌草 20g　生地榆 20g　甘草 15g

14 剂水煎，每日 1 剂，日 2 次服。

二诊　2003 年 9 月 17 日。无不适感，无紫癜，月经量多，持续 10 天，舌质红，苔薄白，脉滑。化验尿常规：蛋白质-，红细胞 15 ~ 20 个/HP。以四物汤加减：

当归 15g　白芍 15g　川芎 15g　生地黄 20g　白茅根 30g　生地榆 20g　贯众 20g　焦栀子 10g　黄芩 10g　仙鹤草 30g　蒲公英 30g　金银花 30g　白花蛇舌草 30g　蝉蜕 15g　侧柏叶 20g　茜草 20g　蒲黄 15g　赤芍药 15g　牡丹皮 15g　甘草 15g

14 剂，水煎，每日 1 剂，日 2 次服。

三诊　2003 年 10 月 12 日。

无明显不适，舌质红，苔薄白，脉滑。化验尿常规：蛋白质-，红细胞 8 ~ 10 个/HP。以四物汤加减：

当归 20g　白芍 15g　川芎 15g　生地黄 15g　牡丹皮 15g　白茅根 30g　贯众 20g　生地榆 20g　仙鹤草 30g　黄芩 15g　刘寄奴 20g　蝉蜕 15g　白花蛇舌草 30g　茜草 20g　蒲黄 15g　藕节 20g　金银花 30g　小蓟 30g　连翘 20g　甘草 15g

21 剂，水煎，每日 1 剂，日 2 次服。

四诊　2003 年 12 月 10 日。乏力，腰酸不适，舌质淡红，苔薄白，脉细滑。尿常规：蛋白质-，红细胞 10 ~ 14 个/HP。左归饮合理血汤加减：

山茱萸 20g　枸杞子 20g　菟丝子 20g　女贞子 20g　旱莲草 30g　生地黄 20g　贯众 20g　黄芩 15g　白茅根 30g　小蓟 30g　侧柏叶 20g　茜草 20g　海螵蛸 20g　龙骨 30g　牡蛎 20g　三七 10g　赤芍药 15g　金银花 30g　连翘 20g　甘草 15g

28 剂，水煎，每日 1 剂，日 2 次服。

追访结果：2004 年 9 月 1 日，尿蛋白质-，红细胞 1 ~ 3 个/HP，白细胞 0 ~ 1 个/HP。

按　本案初诊之时为热伤血络，虽无皮肤紫癜，但尿色深黄，舌红，苔薄黄，脉滑数皆为热盛之象，故选方以犀角地黄汤加减以清热解毒，凉血止血为主；二诊舌质仍红，苔由薄黄转为薄白，脉由滑数转为滑而不数，且尿中红细胞亦为减少，为热势渐退之象，但月经量多，时间长，恐血虚不安，故以四物汤加减以养血安血，并继之以清热解毒凉血之品以祛余热；三诊未有明显变化，尿中红细胞数量继续减少，故守法守方未有大变，继而服之。四诊出现乏力，腰酸，舌质转为淡红，脉象细滑，且病程日久，伤及正气，故方用左归饮以培补正气，加用理血汤以固涩止血，少佐清热之品以除余热，守方 28 剂而基本痊愈。

病案举例2

刘某，女，19岁，2004年6月11日初诊。

主诉：皮肤紫癜反复发作2年，血尿2个月。

病史：该患于2年前因食用鱼虾后出现全身皮肤紫癜，以四肢为重，到当地医院诊断为过敏性紫癜。给予西药对症治疗，静脉滴注地塞米松后逐渐消失，2年间每遇海鲜之品则发作，口服西药治疗则紫癜消退，2个月前因饮食不当，紫癜复现，四肢及躯干，皮肤大量出血点，色红成点状，散有几处成片状，伴有尿红，乏力腰酸，经多方治疗出血点减少，尿转清，闻名来门诊治疗。

初诊 四肢及躯干皮下出血点散发，色红，舌质红少苔，脉滑数。化验尿常规：蛋白质+，潜血3+，红细胞6~8个/HP，肾功能正常。

西医诊断：过敏性紫癜性肾炎。

中医诊断：尿血（肾阴虚，血热伤络）。

治法：清热解毒，凉血止血。

方药：犀角地黄汤合小蓟饮子加减：

生地黄20g 白芍药15g 水牛角30g 牡丹皮15g 小蓟20g 藕节20g 蒲黄15g 焦山栀15g 侧柏叶20g 白茅根30g 地榆20g 黄芩15g 茜草20g 刘寄奴20g 地锦草20g 芥菜20g 枸杞子20g 山茱萸20g 黄芪30g 女贞子20g 旱莲草30g 甘草15g

14剂，水煎，每日1剂，日2次服。

二诊 2004年6月24日。尿色黄，皮肤出血点明显减少，舌质淡红，苔少，脉滑。化验尿常规：蛋白质+，潜血3+，红细胞5~6个/HP。效不更方，继服7剂。

三诊 2004年7月2日。患者正值月经期，腰酸乏力，皮肤出血点明显吸收，无新出血点，尿黄，舌质淡红，苔白厚，脉细。化验尿常规：蛋白质+，潜血3+，红细胞25~30个/HP。参芪地黄汤加减：

黄芪30g 太子参20g 生地黄15g 山茱萸20g 生山药20g 牡丹皮15g 枸杞子20g 女贞子20g 旱莲草20g 海螵蛸20g 茜草20g 龙骨20g 牡蛎20g 白芍药20g 白头翁20g 地榆20g 白茅根30g 三七10g 刘寄奴20g 芥菜20g 甘草15g

14剂，水煎，每日1剂，日2次服。

四诊 2004年7月16日。无出血点，症状明显好转，尿黄，舌质红，苔薄白，脉弦滑。化验尿常规：蛋白质+，隐血2+，红细胞10~15个/HP。继服前方7剂，水煎，每日1剂，日2次服。

五诊 2004年7月23日。患者无明显体征，尿淡黄，无乏力，腰酸，舌质淡红，苔薄白，脉细。化验尿常规：蛋白质-，潜血2+，红细胞3~5个/HP。自拟方：

黄芪30g 太子参20g 生地黄15g 海螵蛸20g 茜草20g 龙骨20g 牡蛎20g 生山药20g 地榆20g 白茅根30g 三七10g 刘寄奴20g 芥菜20g 贯众20g 血余炭15g 乌梅炭15g 焦栀子10g 甘草15g

14剂，水煎，每日1剂，日2次服。

2004年8月6日来诊化验尿常规：蛋白质-，潜血-，红细胞0~1个/HP。

按 该患初感热毒之邪，入血络，热灼伤血络，血溢于脉外，则皮肤红色血点，邪热疫毒久居体内不除，久病入肾，伤及肾之血络，使血溢而出，随尿液而出则尿血，腰为肾之府，肾伤则腰痛，乏力，舌质红，少苔，脉滑数，皆为毒热为患之征，初诊为肾阴虚与毒热相结为患，以毒热盛为主，故用方以犀角地黄汤合小蓟饮子加减以清热解毒，凉血止血，兼用滋肾阴之品，以防毒热伤及；二诊皮肤紫斑明显减少，热邪得清，肾阴未伤，故继用原方以进一步祛邪，防护正气；三诊正值经期，已有虚弱之象，虽热邪得清，但留有余邪，唯恐热邪入血室，故拟方以益气养阴，培补肾气，固摄收涩以防正气损伤，而少用清热凉血之剂以祛余邪；四诊未有明显变化，尿化验稍好，以原方继服7剂；五诊尿色淡黄，热邪已清，余证以本虚为主，故用理血汤配以益气，碳类药物止血顾护正气，收得其效。

（2）血热内瘀，阴虚火旺，脉络损伤

症状：紫癜时隐时现，尿血色紫，或尿如酱油色，或镜下血尿，排尿涩痛不畅，小腹胀满，腰痛，便秘，手足心热，或兼咽痛，扁桃体红肿，舌暗红或舌尖红少津，苔白燥，脉滑数有力。

治则：清热利湿，活血止血。

方药：方用自拟桃黄止血汤：

大黄7.5g　桃仁20g　小蓟30g　茅根30g　生地黄20g　侧柏叶20g　焦栀子10g　蒲黄15g　桂枝10g

水煎服，每日1剂，早晚服。

方药分析：本方主药为桃仁、大黄，桃仁活血润燥，大黄泻热结，二药配伍泻热开结，热除则血止。此方乃根据桃核承气汤意，除大黄、桃仁泻热逐瘀外，桂枝温通以防寒凝，小蓟、侧柏叶、茅根、生地黄、焦栀诸药凉血清热止血，合而为清热止血之有效方剂。但临证中有许多病例初期血热征象明显，经用清热凉血药物治疗后，热象渐退，此时用药切忌过于苦寒，张琪教授常在凉血止血药中酌加参芪等益气之品，清补兼施，可明显提高疗效。

病案举例

任某，男，13岁，1984年6月26日初诊。

主诉：双下肢皮肤紫癜3个月。

现病史：患儿3个月前出现双下肢皮肤紫癜，化验尿常规：蛋白质+，红细胞40～50个/HP，经中西药治疗效果不显，故医院门诊治疗。

初诊　症见手心热，尿黄赤，舌尖红，苔白，脉滑有力。查尿蛋白质+，红细胞30～40个/HP。

西医诊断：过敏性紫癜肾炎。

中医诊断：尿血（湿热蕴结，伤及血络）。

治法：泄热，凉血，止血。

方药：大黄7.5g　桃仁15g　牡丹皮15g　茜草20g　小蓟30g　白茅根50g　藕节20g　阿胶10g（烊化）　生地黄15g　侧柏叶15g　甘草10g

7剂，水煎，每日1剂，早晚分服。

二诊　1984年7月2日。服上方7剂，略有腹泻，日3次，手心热、脉滑。尿常规：红细胞2～3个/HP，蛋白质+，前方大黄改为大黄炭5g，加白花蛇舌草30g。18剂，水煎，每日1剂，早晚分服。

三诊　1984年7月30日。服上方18剂，症见略有腰酸乏力，舌淡红润，脉缓。尿常规：红细胞4～5个/HP，余阴性。治以益气补肾，凉血止血法治疗。

方药：黄芪30g　党参20g　枸杞子15g　熟地黄20g　大黄炭5g　侧柏叶20g　白茅根50g　小蓟30g　白花蛇舌草30g　阿胶10g（烊化）　甘草10g

服药12剂，诸症消失，尿检无异常而痊愈。

按　此病例以血热内瘀，脉络损伤为其病理之机转。常见于过敏性紫癜肾炎几经治疗，往往毒邪渐去，而血热搏结。或用药不当，致血热内瘀，舍于肾与膀胱，迫血妄行，损伤脉络而尿血。此时病人往往紫癜时隐时现，但尿血（肉眼血尿、或镜下血尿）持续不解。因此治疗当以清热利湿、活血止血法。常用大黄、桃仁、白花蛇舌草、小蓟、白茅根、焦栀、茜草、侧柏叶、蒲黄、生地、赤芍等药物，特别是大黄、桃仁泄热活血止血，必不可少。临床上，凡属紫癜肾正气未衰者，张琪教授喜用大黄与桃仁配伍，确有泄热开瘀止血之效，尤其是对屡用激素而有瘀热之象者，首选大黄、桃仁，常收到满意效果。但临证中有许多病例初期血热征象明显，经用清热凉血药物治疗后，热象渐退，此时用药切忌过于苦寒，张琪教授常在凉血止血药中酌加参芪等益气之品，清补兼施，可明显提高疗效。三诊本以气血不足，脾肾亏虚为其病势之转归。本例病人初以清热凉血法而见效，然后用少量大黄即出现腹泻，说明脾气有亏虚之象。故后加党参、黄芪益脾气，熟地黄、枸杞子滋肾阴，增强收摄精微之力，药后果然起效而愈。

（3）气血不足

症状：病程较久，耗伤正气，长期站立则紫癜复现，伴有乏力、心悸、蛋白尿、血尿、倦怠乏力、腰膝酸软、舌淡嫩、脉细弱。

治则：健脾益气，凉血止血。

方药：方用归脾汤加减：

当归 15g　白术 15g　太子参 20g　黄芪 20g　茯神 15g　远志 15g　酸枣仁 15g　木香 10g　桂圆肉 15g　生姜 15g　大枣、甘草 15g　仙鹤草 20g　茜草 20g　侧柏叶 20g　生山药 20g　地榆 15g

水煎服，每日 1 剂，早晚分服。

方药分析：此方出于严用和《济生方》，原方"治思虑过度，劳伤心脾，以致血不归经，而为健忘、不寐、怔忡等症"。归脾汤气血双补，以补气为主，使脾健气血生化有源，统血摄血有权。

病案举例

郝某，女，28 岁，2006 年 12 月 27 初诊。

主诉：双下肢皮肤紫斑 2 年 3 个月。

现病史：2004 年 9 月份出现紫癜，1 周后尿中有改变，以后逐渐出现尿蛋白、尿潜血，在某医科大学附属医院诊断为过敏性紫癜肾炎，服用泼尼松 40mg/d，规律减完激素，但双下肢出血点没有消失，持续出现。

初诊　见双下肢有散在出血点，小米粒大小，无关节红肿，心悸，失眠，乏力，双下肢出血点长于站立时间过长后出现，舌质红，苔白，脉细弱。查尿常规：蛋白质 ±，红细胞 53.3/μl。

西医诊断：过敏性紫癜肾炎。

中医诊断：紫斑（心脾两虚）。

治法：健脾养心，益气摄血，凉血止血。

方药：归脾汤加减：

当归 20g　白术 20g　太子参 20g　黄芪 40g　茯神 15g　远志 15g　酸枣仁 20g　木香 10g　桂圆肉 15g　生姜 15g　大枣 5 枚　甘草 15g　仙鹤草 30g　茜草 20g　侧柏 20g　乌梅 15g　贯众 15g　生山药 20g　地榆 20g　槐花 20g

14 剂，水煎服，每日 1 剂，日 2 次服。

二诊　2007 年 1 月 10 日。患者服上药紫癜减少，但每天均有新生双下肢皮肤紫癜，心悸，失眠，乏力好转，久立则加重，舌质红，苔薄白，脉细弱。2007 年 1 月 9 日尿常规：潜血±，红细胞 2～4 个/HP。

方药：当归 15g　白术 15g　太子参 20g　黄芪 30g　茯神 15g　远志 15g　酸枣仁 20g　龙眼肉 15g　白芍药 20g　桂枝 15g　生姜 15g　大枣 5 枚　仙鹤草 30g　茜草 20g　海蛸 20g　侧柏叶 20g　贯众 20g　乌梅 15g　槐花 15g　地榆 15g　山药 20g　甘草 15g　何首乌 20g

14 剂，水煎服，每日 1 剂，日 2 次服。

三诊　2007 年 1 月 24 日。患者双下肢仍有少量皮肤紫癜，数量较前减少，变小，近二日未有新鲜出血点，乏力，食少。舌淡，苔薄白，脉细弱。未化验。

方药：当归 15g　白术 20g　太子参 15g　黄芪 30g　茯神 15g　远志 15g　酸枣仁 20g　白芍 20g　桂圆肉 15g　桂枝 15g　生姜 15g　大枣 5 枚　仙鹤草 30g　茜草 20g　小蓟 20g　贯众 20g　乌梅 15g　槐花 20g　地榆 20g　侧柏叶 20g　山药 20g　何首乌 20g　甘草 15g

14 剂，水煎服，每日 1 剂，日 2 次服。

四诊　2007 年 2 月 7 日。患者双下肢紫癜时有时无，偶有 1～3 个紫癜，余无明显不适。舌淡，苔薄白，脉细弱。

方药：当归 15g　白术 20g　太子参 15g　黄芪 30g　茯神 15g　远志 15g　酸枣仁 15g　白芍药 15g　桂圆肉 15g　桂枝 15g　生姜 15g　大枣 5 枚　仙鹤草 30g　蒲黄 20g　小蓟 30g　槐花 30g　侧柏叶 20g　贯众 20g　地榆 20g　何首乌 15g　山药 20g　甘草 15g

14 剂，水煎服，每日 1 剂，日 2 次服。

此后病人间断复诊，双下肢紫癜未有复发而愈。

按 此患来诊时病程已久，耗伤正气，故有长期站立则紫癜复现，此为脾虚证之代表征象，而患者兼有心悸失眠，而辨为心脾两虚之证。初诊治以健脾养心，益气摄血，凉血止血为主；二诊患者心悸失眠乏力好转，双下肢皮肤紫癜减少，此为心得血养，脾气得健，固摄有力之象；三、四诊守大法不变，而使病渐愈。张琪教授治疗此类患者病程长，有久立或劳累复发，兼或不兼有心悸、失眠，而有乏力者多辨为此证，而用归脾汤加减则确有良效。此方出于严用和《济生方》，原方"治思虑过度，劳伤心脾，以致血不归经，而为健忘不寐怔忡等症"。而血证范畴最主要的病因病机即为血热妄行和气虚不摄，此患者病程长达 2 年余，正气已虚，不能固摄血液在脉内运行，归脾汤气血并补，但以补气为主，使脾健气血生化有源，统血摄血有权。因生血、统血皆归脾之所主，故名为归脾汤。

（4）阴虚火旺

症状：外感疫毒之邪，日久伤及肾阴，肾阴亏耗，相火妄动，热迫血行而致尿血，或蛋白尿。舌红，口干，五心烦热，舌质红，少苔，脉细数。

治则：滋补肾阴，凉血止血。

方药：六味地黄丸加味：

熟地 20g 山茱萸 15g 山药 20g 牡丹皮 15g 茯苓 15g 泽泻 15g 知母 20g 黄柏 15g 茜草 20g 阿胶 15g（烊化） 甘草 15g

水煎，日 2 次服。

方药分析及加减：本方由《小儿药证直诀》之六味地黄丸加味。阴虚火旺之尿血，既不可用桂附以助阳伤阴，又不可用苦寒之剂以直折其热，必以"壮水之主，以制阳光"，则诸症自除。本方以大补真阴之六味地黄汤加知母、黄柏以滋阴清热，使水升火降则诸症可平；茜草、阿胶育阴止血，治阴虚火动之出血最宜。如尿血较重，也可加入三七、旱莲草、生地炭、仙鹤草等止血药，标本兼顾。

病案举例

焦某，男，29，工人，双城粮库，2003 年 4 月 24 日初诊。2002 年 3 月在沈阳进食海鲜后出现双下肢皮肤出紫斑，后化验尿常规红细胞 7 ~ 8 个/HP，潜血 3+，其后持续镜下血尿，时轻时重。

初诊 无皮肤紫斑，腰酸痛，周身乏力，舌质红，苔薄白，脉沉。化验尿常规：红细胞 15 ~ 20 个/HP，潜血 3+。

西医诊断：过敏性紫癜肾炎。

中医诊断：尿血（肾阴虚，湿热内蕴）。

治法：益气养阴，清热利湿，凉血止血。

方药：六味地黄汤加减：

熟地黄 25g 山茱萸 20g 山药 15g 茯苓 15g 牡丹皮 15g 泽泻 15g 菟丝子 15g 女贞子 20g 墨旱莲 20g 小蓟 30g 白花蛇舌草 30g 蒲公英 30g 藕节 20g 侧柏叶 20g 生甘草 15g 赤芍 15g 刘寄奴 20g

14 剂，水煎，每日 1 剂，日 2 次服。

二诊 2003 年 5 月 8 日。服药后腰痛及周身乏力减轻，舌质红，苔薄白，脉沉。化验尿常规：红细胞 3 ~ 5 个/HP，潜血+。

方药：熟地黄 25g 山茱萸 20g 山药 15g 茯苓 15g 牡丹皮 15g 泽泻 15g 菟丝子 15g 女贞子 20g 墨旱莲 20g 小蓟 30g 白花蛇舌草 30g 蒲公英 30g 刘寄奴 20g 赤芍 20g 侧柏叶 20g 甘草 15g

14 剂，水煎，每日 1 剂，日 2 次服。

三诊　2003 年 5 月 22 日。腰酸痛，小便有时痛，舌质红，苔薄白，脉细滑。化验尿常规：红细胞 0～3 个/HP，白细胞 0～3 个/HP，潜血 2+。六味地黄汤加减：

熟地黄 20g　山茱萸 20g　山药 15g　茯苓 15g　牡丹皮 15g　泽泻 15g　小蓟 30g　藕节 20g　地榆 20g　贯众 20g　茴香 15g　橘核 15g　葫芦巴 15g　生甘草 15g　车前草 20g　金钱草 30g　白花蛇舌草 30g　蒲公英 30g　紫花地丁 20g

21 剂，水煎，每日 1 剂，日 2 次服。

四诊　2003 年 6 月 10 日。腰偶有酸痛，小便有无痛，舌质红，苔薄白，脉细滑。化验尿常规：潜血±，红细胞 0～1 个/HP。六味地黄汤加减：

熟地黄 20g　山茱萸 20g　山药 15g　茯苓 15g　牡丹皮 15g　泽泻 15g　金钱草 30g　小蓟 30g　白茅根 30g　忍冬藤 20g　白花蛇舌草 20g　蒲公英 30g　藕节 20g　地榆 15g　巴戟天 15g　肉苁蓉 15g　葫芦巴 15g　橘核 15g　茴香 15g　甘草 15g

30 剂，水煎，每日 1 剂，日 2 次服。

2003 年 10 月 6 日随访已无明显不适，化验尿常规正常。

按　过敏性紫癜肾炎日久不愈，或失治误治，往往耗伤气血，损及脾肾，而成热邪未去，正气已伤之虚实夹杂之候。邪热滞留，脾肾亏虚，精微不固，而致尿中红细胞、蛋白日久不消，并伴有倦怠乏力、腰膝酸软、舌淡嫩、或苔少、脉细弱等症状。此时切不可妄自攻邪，免再伤正气，当明辨气血亏虚的程度，分清耗损之脏腑。采用健脾益肾、补气养血之法，或以扶正祛邪共施之剂，并酌加收涩止血之品。张琪教授常以六味地黄丸，知柏地黄丸加龟板、阿胶，或圣愈汤等化裁，并与自制之四味止血汤（龙骨、牡蛎、海蛸、茜草）合用，效果较佳。本病初诊时辨证为肾阴虚，湿热内蕴，为感受湿热之邪后，蕴里日久，伤及肾阴，虚火内扰，伤及血络，而致血热妄行，流溢于膀胱，则见镜下血尿，诊时不见皮肤紫斑，是为湿热之邪不盛，而表现为腰酸痛，乏力，舌质红，脉沉是为肾阴亏虚之象，故张琪教授治以滋补肾阴，清热利湿，凉血止血为主；二诊病人症状明显缓解，化验尿常规亦较前好转，无其他变证，又守法守方不变；三诊新增尿痛，且化验尿中有白细胞，为复感湿热之邪，然不盛，守方不变，而增加清热利湿之药物力量；四诊病人尿痛消失，尿化验基本正常，辨为湿热已去，以肾阴虚为主，故以滋补肾阴为主，加用清热利湿之品以防复染，而复用补肾阳之品以阴阳共济，而使病愈。

（5）脾肾两虚

症状：病程日久，皮肤紫癜消退，持续性蛋白尿或和镜下血尿，神疲乏力，舌淡，苔白。

治则：健脾补肾，益气摄血。

方药：方用参芪地黄汤加味：

党参 20g　黄芪 30g　熟地黄 20g　山萸肉 15g　山药 20g　茯苓 15g　丹皮 15g　泽泻 15g　茜草 20g　白茅根 20g　土茯苓 30g　薏米 20g

水煎服，每日 1 剂，早晚分服。

方药分析：过敏性紫癜性肾炎病程日久，持续性蛋白尿或和血尿，脾肾两虚，肾失固摄，脾失统摄。治疗以参芪地黄汤加味益气健脾补肾。此时要注意补而勿凝，即益气摄血或止血药中酌加少量活血之品如三七、藕节等，往往可提高疗效。

病案举例

张某，女，28 岁，2004 年 7 月 2 日初诊。

主诉：肉眼血尿 1 个月。

病史：该患于 3 年前因食用海鲜后皮肤出现紫癜，经治疗皮肤未再有出血点，但尿常规大量红细胞不减，曾到医院诊治，诊断为紫癜性肾炎，经治疗尿中红细胞减少。近 1 个月来无明显诱因出现肉眼血尿，遂来门诊求治。

初诊　尿血，腰痛，偶有小腹痛，口干，心烦，舌质红，苔白腻，脉滑。化验尿常规：蛋白质2+，潜血3+，红细胞50个以上/HP，白细胞0~1个/HP。肾功能正常，肝功能正常。

西医诊断：过敏性紫癜性肾炎。

中医诊断：尿血（肾阴虚，湿热下注）。

拟方：六味地黄汤加味：

生地黄20g　山茱萸15g　山药15g　茯苓15g　牡丹皮15g　泽泻15g　旱莲草30g　茜草20g　知母15g　黄柏15g　女贞子15g　生龙骨20g　生牡蛎20g　阿胶15g　山栀子15g　甘草15g

14剂，水煎，每日1剂，日2次服。

二诊　2004年7月16日。尿色减轻，腰痛略减轻，但遇劳仍加重，小腹痛，舌质红，苔薄白，脉弦滑。化验尿常规：蛋白质2+，红细胞50个以上/HP，潜血3+，白细胞0~1个/HP。仍按以前方14剂，水煎每日1剂，日2次服。

三诊　2004年7月31日。尿色较前轻，由红转黄，腰痛仍有，劳时加重，小腹痛，舌质红，苔薄白，脉弦滑。化验尿常规：蛋白质2+，潜血3+，红细胞30~40个/HP，白细胞-。六味地黄丸加减：

生地黄20g　山茱萸15g　山药15g　茯苓15g　牡丹皮15g　泽泻15g　旱莲草30g　茜草20g　知母15g　黄柏15g　女贞子15g　生龙骨20g　生牡蛎20g　阿胶15g　焦栀子15g　甘草15g　川断15g　杜仲炭15g　白茅根30g　小蓟30g

14剂，水煎每日1剂，日2次服。

四诊　2004年8月13日。腰痛大减，小腹仍时有疼痛，尿色黄，舌质红，苔薄白，脉弦滑。化验尿常规：蛋白质2+，潜血3+，红细胞20~30个/HP。

方药：熟地黄20g　山茱萸15g　生山药15g　茯苓15g　牡丹皮15g　泽泻15g　旱莲草30g　女贞子20g　茜草20g　阿胶15g（另包）　知母15g　黄柏15g　小蓟30g　白茅根30g　川断15g　杜仲炭15g　焦栀子15g　龙骨25g　牡蛎25g　甘草15g

14剂，水煎，每日1剂，日2次服。

五诊　2004年8月27日。腰痛消失，小腹痛减轻，舌质淡红，苔薄白，脉沉弦。化验尿常规：蛋白质2+，潜血2+，红细胞6~8个/HP。仍服前方，14剂，水煎每日1剂，日2次服。

六诊　2004年9月10日。尿黄，无灼热，咽干消失，舌质红，苔薄白，脉弦。化验尿常规：蛋白质3+，潜血+，红细胞5~7个/HP。

方药：熟地黄20g　山茱萸15g　生山药15g　茯苓15g　牡丹皮15g　泽泻15g　旱莲草30g　女贞子20g　茜草20g　阿胶15g（另包）　知母15g　黄柏15g　小蓟30g　白茅根30g　川断15g　杜仲炭15g　山栀子15g　龙骨25g　牡蛎25g　甘草15g　黄芪30g

14剂，水煎，每日1剂，日2次服。

七诊　2004年9月24日。略有乏力，腰酸，尿黄，劳后气短，舌淡红，苔薄白，脉沉。化验尿常规：蛋白质3+，潜血+，红细胞3~4个/HP。参芪地黄汤加减：

黄芪30g　太子参20g　熟地黄20g　山茱萸20g　生山药20g　茯苓15g　牡丹皮15g　泽泻15g　海螵蛸20g　茜草20g　小蓟30g　白茅根30g　黄芩15g　地榆20g　芡实15g　金樱子15g　生龙骨20g　牡蛎20g　甘草15g

14剂，水煎，每日1剂，日2次服。

八诊　2004年10月7日。诸症明显好转，尿黄，舌淡红，苔薄白，脉弦。化验尿常规：蛋白质+，潜血+，红细胞3~4个/HP。

前方得法，守方14剂，水煎每日1剂，日2次服。

九诊　2004年10月21日。无明显不适，舌质淡红，苔白，脉弦。化验尿常规：蛋白质±，潜血-，红细胞1~3个/HP。参芪地黄汤加减：

黄芪25g　太子参20g　熟地黄20g　生山药20g　山茱萸20g　茯苓15g　牡丹皮15g　泽泻15g　小蓟30g　白茅根30g　茜草20g　甘草15g　生龙骨20g　牡蛎20g　杜仲炭15g

14 剂，水煎，每日 1 剂，日 2 次服。

十诊　2004 年 11 月 4 日。无明显不适，舌光淡红，苔薄白，脉细。化验尿常规：蛋白质-，潜血±，红细胞 1~2 个/HP。

以清心莲子丸，1 丸，每日 2 次，口服，巩固治疗。

按　此患初感受毒热之邪，邪入肌肤血络，热破血妄行，溢于脉外，易见肌衄，毒邪未去，日久则入里，伤及肾之阴，肾阴不足，则相火旺盛，火旺则妄动灼伤血络，血溢于络外，则尿血不止。腰为肾之府，肾虚则腰失所荣养，故不荣则痛，足少阴之脉络咽喉，肾阴不足则咽干、红赤，肾阴不足则无以济心火，心火旺则心烦，舌质红，苔白腻，脉滑为有热之象，故前二诊以六味地黄丸加味以滋阴清热降火为主；三诊尿色由红转黄，但腹痛明显，为下焦蕴有湿热于小肠，湿热不祛，则腹痛不除，故加白茅根、小蓟以清热利湿兼以凉血止血，另加用杜仲、川断以强腰膝；四、五诊守方不变；六诊病人尿中蛋白增加，虑其精微不固，故加用黄芪以益气固摄；七诊尿中血量已大减，以蛋白尿为主，阴液得复，而原脾气、肾气不足则为主要矛盾，脾肾不足，气虚则肾失固涩，脾气不足，精微随尿而出，肾虚则腰酸痛，脾气不足则乏力，劳后气短，舌淡红，苔薄白，脉沉为脾肾不足之征，治疗转以补益脾肾、收敛为主；八诊、九诊因效果明显，守法守方不变；十诊尿中化验已基本正常，常服益气养阴之品以防复发。本案病程较长，张琪教授择其主要矛盾分别逐一攻克，顾护得当，深得治疗治精要。

（6）湿热内蕴

症状：皮肤紫癜反复出现，紫癜色深红，口苦，口中黏腻，晨起口中异味，时有腹痛，关节痛，大便不爽，舌质红，苔白腻，脉沉。

治则：祛风清热，利湿止血。

方药：当归拈痛汤加减：

当归20g　苦参15g　苍术15g　猪苓15g　防风10g　升麻15g　羌活15g　泽泻15g　茵陈15g　葛根15g　黄芩15g　白术20g　山药20g　薏苡仁30g　紫草15g

水煎服，每日 1 剂，早晚分服。

方药分析及加减应用：当归拈痛汤出自金代名医张元素的《医学启源》，方由"羌活、防风、升麻、葛根、白术、苍术、当归、人参、甘草、酒浸苦参、炒黄芩、酒洗知母、酒炒茵陈、猪苓、泽泻"组成，原方治湿热为病。肢体烦痛，肩背沉重，胸膈不利，遍身疼，下注于胫，肿痛不可忍。张琪教授常以此方加减治疗过敏性紫癜性肾炎辨证属于风湿热邪内蕴，灼伤脉络，或外感风湿热邪循经入侵于肾所致者。其组方特点为用羌活、独活以散风除湿，猪苓、泽泻甘淡利湿，苍术、白术健脾燥湿，苦参、黄芩、茵陈、知母苦寒清热除湿，升麻、葛根解毒清热，引清气上行以散风湿，再加当归补血活血。诸药合用，祛风清热利湿止血，上下分消湿热，使壅滞得以宣通。

病案举例

陈某，男，30 岁，2006 年 7 月 19 日初诊。

主诉：双下肢皮肤反复紫斑 3 个月余。

病史：患者 3 个月前出现双下肢皮肤紫癜，腹痛，曾尿色橘红，化验尿常规：蛋白质3+，潜血2+，于当地医院诊断过敏性紫癜肾炎，应用激素、服中药治疗，未有显效，故来医院诊治。

初诊　见双下肢皮肤紫斑，腹胀不适，尿黄，便干，1 次/日，舌红，苔黄腻，脉数有力。化验尿常规：蛋白质3+，潜血2+，红细胞20~30 个/HP。

西医诊断：过敏性紫癜肾炎。

中医诊断：紫斑（湿热内扰）。

治法：清热解毒，祛风胜湿。

方药：当归拈痛汤加减：

当归20g　苦参15g　苍术15g　猪苓15g　防风10g　升麻15g　羌活15g　泽泻15g　茵陈15g　黄芩10g　葛根15g　黄芪30g　太子参20g　山药20g　薏苡仁30g　紫草15g　大青叶20g　板蓝根20g　甘草15g

14剂，水煎每日1剂，2次分服。

二诊　2006年8月2日。服药1周后尿色转清，腹胀减轻，鼻干，身上偶现散在紫斑，舌红，苔厚，脉数有力。7月31日化验：尿常规：蛋白质3+，潜血+，白细胞1~3个/HP，红细胞5~8个/HP，白细胞+。自拟方。

方药：茵陈15g　苦参15g　金银花30g　白花蛇舌草30g　连翘20g　升麻15g　赤芍20g　大青叶15g　瞿麦20g　萹蓄20g　蒲公英30g　紫花地丁20g　仙鹤草30g　知母15g　防风10g　黄芪30g　太子参20g　石莲子15g　地骨皮15g　柴胡15g

30剂，水煎，每日1剂，日2次服。

三诊　2006年9月6日。活动尿色红，偶有出血点为针尖大小，晨起乏力，失眠，多梦，胸闷，心短，伴眩晕，仍有胃胀，舌质淡红，苔黄腻，脉数。查：尿蛋白质2+，潜血3+，红细胞10~15个/HP。以清心莲子饮加减：

黄芪50g　太子参30g　石莲子20g　地骨皮15g　柴胡15g　土茯苓30g　山药20g　芡实15g　苦参15g　金银花30g　牡丹皮15　白花蛇舌草30g　仙鹤草30g　瞿麦20g　萹蓄20g　升麻15g　小蓟30g　白茅根30g　侧柏叶20g　紫草20g　甘草15g

14剂，水煎，每日1剂，日2次服。

四诊　2006年9月20日。服药后尿转清，仍反复出现针尖大紫色血点，腹胀，舌红，苔白，脉细数。查尿常规：蛋白质+，潜血2+，红细胞3~6个/HP。以清心莲子饮加减：

黄芪40g　党参20g　石莲子15g　地骨皮15g　柴胡15g　茯苓15g　麦冬15g　车前子15g　仙鹤草30g　茜草15g　紫草15g　山萸肉20g　枸杞20g　熟地黄20g　山药20g　白花蛇舌草30g　金银花30g　甘草15g

21剂，水煎，每日1剂，日2次服。

五诊　2006年10月11日。尿色淡黄，无皮肤紫癜出现，无明显不适，舌淡，苔白，脉滑细。化验：尿常规：蛋白质+，潜血±，红细胞3~4个/HP。

方药：黄芪30g　党参20g　小蓟20g　薏苡仁20g　土茯苓50g　白茅根30g　茜草20g　藕节20g　菟丝子20g　桑椹子25g　白花蛇舌草30g　蒲黄炭20g　甘草15g

30剂，水煎，每日1剂，日2次服。

1个月后复诊，患者无明显不适，复检尿常规正常而愈。

按　该患病程不长，来诊时因腹胀不适，尿黄，便干，舌红，苔黄腻，脉数有力，张琪教授辨证湿热实证之象显著，故而应用当归拈痛汤以祛风清热利湿；二诊因尿色转清，腹胀亦较前轻减，舌苔黄腻转为苔厚，张琪教授认为湿热之邪去除大半，故拟方以清热解毒利湿为主以祛除余邪，并稍佐益气养阴之剂以培护正气；三诊患者以气阴两虚表现为主，张琪教授认主为此类患者病程稍长则湿热之邪多伤及气阴，据活动后尿色红，偶有出血点为针尖大小，晨起乏力，伴眩晕辨为气阴两虚，而仍有胃胀，舌质淡红，苔黄腻，脉数则示为湿热之邪未有尽去，故拟方为益气养阴扶正为主，而以清热利湿凉血为辅，共为标本兼治之法；四、五诊病人湿热之实邪已祛，而以气阴两虚为主，故加大了益气养阴，培补正气之力，少佐清热利湿，凉血止血之剂而病得以愈。

第三节 系统性红斑狼疮性肾炎

一、现代医学诊治概述

系统性红斑狼疮（SLE），是一种自身免疫性疾病，其特征是患者体内出现多种自身抗体，导致全身多器官系统损害。我国系统性红斑狼疮的患病率约为 70/10 万人，好发于青、中年女性，患者男女性别之比约为 1：9。系统性红斑狼疮性肾炎是免疫介导性炎症，即是由免疫反应引起的炎症，是系统性红斑狼疮较常见且严重的并发症。至少 50% 以上的系统性红斑狼疮患者临床上有肾脏受累的证据。大多数系统性红斑狼疮病例皆先有全身系统表现，然后才出现肾炎，但是 6% ~ 10% 的病例却是先出现系统性红斑狼疮性肾炎，然后其他器官系统才受累，后一种情况很容易导致系统性红斑狼疮误诊、漏诊，需要特别警惕。

（一）临床表现

系统性红斑狼疮好发于育龄妇女，但在儿童及老年性别差别不大。系统性红斑狼疮性肾炎的临床表现多样，病理类型Ⅰ型（微小系膜型）的系统性红斑狼疮性肾炎患者几乎没有任何肾脏病临床表现，仅在做肾组织免疫病理检查（包括免疫荧光或免疫组织化学检查）时，见到肾小球上有免疫复合物沉积。病理类型Ⅱ~Ⅵ型的系统性红斑狼疮性肾炎患者都呈现临床表现及实验室检查异常，与原发性肾小球肾炎相似，也表现为尿异常、水肿、高血压及肾功能损害。①尿异常：常表现为蛋白尿，重者出现大量蛋白尿，引起肾病综合征；血尿，主要为镜下血尿，偶见肉眼血尿，均为变形红细胞性血尿；无菌性白细胞尿，出现于肾脏活动病变者；管型尿，以颗粒及细胞管型为主。②水肿：首先出现眼睑、下肢水肿，严重时遍及全身，伴随出现腹水及胸水。③高血压：肾脏活动病变者，如Ⅳ型及部分Ⅲ型及已经慢性化者（如Ⅵ型）易出现高血压。④肾功能损害：Ⅳ型系统性红斑狼疮性肾炎患者常迅速出现肾功能损害，严重时导致急性肾衰竭，而Ⅵ型系统性红斑狼疮性肾炎患者，肾功能常逐渐恶化，最后进入慢性肾衰竭。

本病肾外表现多样，常见皮肤黏膜、关节肌肉、血液系统、中枢神经系统和心血管系统等不同程度受累。其中血液系受累可表现为自身免疫性溶血性贫血、白细胞和血小板少。

（二）实验室及辅助检查

辅助检查最为突出的是自身免疫异常，表现为抗核抗体、抗双链 DNA 抗体和抗 Sm 抗体阳性；血清补体水平与临床病情的活动度密切相关。

系统性红斑狼疮性肾炎病理分型现在一般都采用国际肾脏病学会及肾脏病理学会 2003 年制定的标准进行病理分型，共分为如下 6 型：①Ⅰ型，即微小系膜型；②Ⅱ型，即系膜增生型；③Ⅲ型，即局灶型；④Ⅳ型，即弥漫型；⑤Ⅴ型，即膜型；⑥Ⅵ型，即严重硬化型。

（三）诊断依据及鉴别诊断

1. 诊断依据

青年女性多系统受累，应考虑 SLE。系统性红斑狼疮性肾炎为临床诊断，符合 1997 年美国风湿病学学会制定的 SLE 分类诊断标准：①颊部红斑；②盘状红斑；③光敏感；④口腔或鼻咽腔溃疡；⑤非侵蚀性关节炎；⑥浆膜炎［胸膜炎和（或）心包炎］；⑦肾脏病变［尿蛋白量>0.5 g/d

和（或）管型］；⑧神经病变［癫痫发作和（或）精神异常］；⑨血液系统病变（溶血性贫血和（或）白细胞减少和（或）淋巴细胞减少和/或血小板减少）；⑩免疫学异常［抗 dsDNA 抗体阳性和（或）S_m 抗体阳性和（或）抗磷脂抗体阳性］；⑪抗核抗体阳性。中的 4 条即可诊断 SLE，有肾脏受累表现即可诊断系统性红斑狼疮性肾炎。

临床上符合系统性红斑狼疮性肾炎诊断标准的患者应进行肾活检，其目的在于进一步明确病理类型并判断病变的活动性和慢性化指标以指导治疗方案的制订和对长期预后的评估。

2. 鉴别诊断

系统性红斑狼疮性肾炎需要与其他累及肾脏的系统性疾病相鉴别。

（1）过敏性紫癜肾炎：除肾受累外，可伴皮肤紫癜、消化道出血、关节痛，但血 ANA 阴性，肾脏病理可见 IgA 沉积。

（2）原发性小血管相关肾损害：除肾受累外，亦有全身多系统改变，如上呼吸道、下呼吸道、眼、耳、关节和肌肉等。该病常见于中老年，无明显性别差异，血清 ANCA 常阳性，肾脏病理常为节段性坏死性改变，常伴新月体形成。

（3）肾淀粉样变性：除肾受累外，可累及消化系统、心脏、关节及皮肤等，但血中 ANA 阴性，受累组织刚果红染色阳性，电镜下肾脏有淀粉样纤维丝。

（四）治疗方案

系统性红斑狼疮性肾炎的治疗原则应包括免疫抑制治疗和支持治疗。免疫抑制治疗的强度应根据临床表现、血清学检查结果及肾脏病变的组织学活动性确定。分为诱导缓解期和巩固疗效期两个阶段的治疗方案。

1. 诱导疾病缓解治疗方案

（1）类固醇激素与细胞毒药物联合治疗。激素常用泼尼松或泼尼松龙；细胞毒药物常用环磷酰胺或硫唑嘌呤。

（2）激素和霉酚酸酯联合治疗。

（3）激素和环孢素联合治疗。

2. 巩固疗效维持治疗方案

当应用上述治疗方案诱导系统性红斑狼疮缓解后，还应继续进行较长时期的维持治疗，以巩固疗效，防止复发。

常用激素（泼尼松或泼尼松龙）10mg/d 或 20mg/隔日，治疗 3~5 年或更长。现在还可选用霉酚酸酯 0.75~1.0g/d，治疗 2 年或更长。还可用雷公藤总苷 30mg/d 进行维持治疗。

支持治疗包括严格控制高血压和高脂血症，其他防治慢性肾脏病（CKD）的治疗手段如纠正贫血及改善钙磷代谢、适时使用 ACEI 和 ARB 等措施对系统性红斑狼疮性肾炎一样适用。

二、张琪诊治经验

张琪教授认为虽然系统性红斑狼疮性肾炎在古代中医文献内无确切对应的名称，但根据其病因病机和临床症状，本病一般属于中医的"阴阳毒"、"丹疹"、"痹证（五脏痹）"、"肾着"、"肾脏风毒"、"温毒发斑"、"蝶疮流注"、"红蝴蝶"、"蝴蝶丹"、"水肿"、"腰痛"、"虚劳"等病证的范畴。这些病名在一定程度上反映了系统性红斑狼疮性肾炎的特征性表现，仍无法用一个统一的病名来概括其多系统受累的表现。目前随着现代医学、科学技术的发展，对系统性红斑狼疮性肾炎的发病机制有了更加深入的认识，霉酚酸酯、他克莫司等新型免疫抑制剂的应用，也使系统性红斑狼疮性肾炎的治疗取得了进展，但仍存在疗效不一、毒副作用大等诸多问题。中医药治疗具有增加疗效、减少激素及免疫抑制剂用量及其毒副作用的优势。张琪教授临床依据系统性红斑狼疮性肾炎的不同阶段、不同的临床表现，辨证地制定治则和方药，其治疗的核心是保护脏器功能，延长患者生命，提高其生存质量。

（一）病因病机

张琪教授认为系统性红斑狼疮性肾炎的形成，内因多为先天禀赋不足，肝肾亏虚，七情内伤，阴阳失调，气血逆乱，络脉瘀阻，营卫不和，卫外不固，劳累过度，房事不节，伤及肾阴；外因多与感受外界六淫疫疠之邪毒有关，多见日光曝晒，服食热毒之品，热毒之邪燔盛为患；外发肌表则关节肿痛、面部及四肢红斑，内攻脏腑，轻则咳嗽、心悸，重则高热、腰痛，诸多因素作用，日久伤津耗气，正气虚损，呈现出气阴两虚之征；随着病情迁延，后期常因久病，阴损及阳，致阳气衰微而成阴阳俱衰，五脏俱损，脾失健运，肾虚失司，水湿内停而表现水肿；肾失封藏，精微外泄，而表现蛋白尿。故系统性红斑狼疮性肾炎病位与肝、脾、肾三脏有关，病机为本虚标实，以肾精亏虚为本，以湿、瘀、热毒客于机体为标。肾精亏虚贯穿病程始终，湿、瘀、热毒是诱发疾病活动、加重疾病进展的重要因素，两者相互影响。临床表现多为虚实互见、寒热错杂、本虚标实，使疾病反复发作，缠绵不愈。

（二）辨证论治

张琪教授临床将系统性红斑狼疮性肾炎分为热毒炽盛、气阴两虚、肝肾阴虚、脾肾阳虚四型。

张琪教授认为系统性红斑狼疮性肾炎的急性活动期多见热毒炽盛型。热毒可从肌表内陷深入，始在卫分，旋即进入气分，继而内窜入营，甚则深入血分；亦可由药食之毒从内而发，初起即见气分热盛或气营两燔证候。系统性红斑狼疮性肾炎之病机特点为本虚标实，其活动期虽以标实为重，但阴虚之本早寓其中。其阴虚内燥，虚火内炽，营血久受煎熬，则气热一至，即翕然而起，迅成气营两燔、热毒燎原之势。故即使营分表现不著，亦当先安未受邪之地。当急性活动期已经控制，进入亚急性轻度活动期或慢性期，则标实之热毒渐退，而本虚之证较为突出。由于体质之阴虚内燥，复因热毒伤津灼液导致阴虚加重，或壮火食气，而出现气阴两虚和肝肾阴虚之证候。故急性期或慢性期多见气阴两虚、肝肾阴虚型。慢性期及病程后期多见脾肾阳虚型。脾阳不足，升清之力，统摄无权，也可导致精微物质下泄而成蛋白尿、血尿、肌肤发斑；脾阳亏虚，失于运化，土不制水，水湿停滞，甚则水湿泛滥浸及四肢发为水肿；脾为气血生化之源，脾气虚弱，失于运化水谷精微，则便溏食少纳差或完谷不化，化源不足，则面白体虚乏力，病情难以恢复。肾阳亏虚则封藏无力，摄纳失司，精微物质下泄而成蛋白漏下，损耗五脏精气，精越漏则肾越虚，病越重；肾阳虚衰而气化不足，则见头面身肿，夜尿频多，重则胸水、腹水，下肢水肿皮亮欲破，举步维艰；肾阳虚衰失于温煦，则畏寒肢冷，腰膝酸软冷痛；二便失司，秽浊毒物泄下受阻，外犯扰神，可见面部红斑、四肢发斑疼痛、神昏智减，瘀积体内，蕴久成毒，侵犯五脏六腑，致脏腑阴阳失衡，可见心悸咳嗽、呕吐腹泻。由于病程迁延日久，多兼夹血瘀、湿浊或湿热。系统性红斑狼疮性肾炎患者出现热象，应区分虚热或实热，实热以热毒内燔营血为主，虚热多见气阴两虚或肝肾阴虚。

1. 热毒炽盛

症状：多症见急性活动期，起病急，高热不解，红斑隐隐，烦渴喜饮，关节红肿疼痛，尿赤，便结，吐血，甚则神昏谵语，抽搐。舌红绛，苔黄，脉洪大而数或脉弦而数。

治法：清热解毒凉血。

方药：凉血解毒汤：

水牛角 30g　生地黄 20g　牡丹皮 15g　赤芍药 20g　黄芩 10g　金银花 30g　连翘 20g。

水煎服，每日 1 剂，早晚分服。

方药分析：方中水牛角清热凉血，因其本身能够活血，能清热凉血不留瘀。生地黄清热养阴，以防热毒伤阴。牡丹皮、赤芍偏寒，清热凉血，增强水牛角、生地黄凉血作用，共为佐药，且又有散血化瘀之功，牡丹皮凉血散瘀，赤芍有活血作用。黄芩清上焦心肺之热，肺热清则清肃下行。金银花、连翘清热解毒。全方共奏清热解毒，凉血而无冰伏留瘀之弊。如神昏谵语，可加用安宫牛黄丸、紫雪丹之类；如抽搐，加羚羊角粉、钩藤、全蝎等；挟瘀血明显者，加桃仁、红花、茜草、益母草、泽兰等；如高热不退，选用生石膏、大青叶等；如皮肤红斑明显者，选用紫草、七叶一枝花等。

2. 气阴两虚

症状：多症见乏力倦怠，少气懒言，恶风畏寒，手足心热，自汗盗汗，口燥咽干，口干不欲饮水，大便先干后溏。舌淡或舌红，苔薄白，脉细弱或细数。

治法：益气养阴。

方药：清心莲子饮加减：

黄芪 50g　党参 20g　地骨皮 20g　麦门冬 20g　茯苓 15g　柴胡 15g　黄芩 15g　车前子 20g　石莲子 15g　白花蛇舌草 30g　益母草 30g　甘草 15g

水煎服，每日 1 剂，早晚分服。

方药分析：原方以石莲子为君取其有清心火、涩精之效。黄芪、党参补气升阳，地骨皮、麦冬滋阴，黄芩清上焦心肺之热，肺热清则清肃下行，车前子、茯苓淡渗利湿，柴胡以疏散肝胆之郁热。补气与养阴、清热利湿、秘精合用，相辅相成。系统性红斑狼疮性肾炎多兼血瘀，故于原方加益母草活血利水，白花蛇舌草清热解毒，重用黄芪、党参以补气固摄，适用于蛋白尿日久不消者。黄芪属甘温之品，量大久服多易生热，因此上方适用以气虚为主者较佳。若以阴虚症相对较重者如症见五心烦热，咽赤口干，小便黄赤，舌质红少苔，脉象细数或滑数，则宜加入生地黄、玄参、金银花、蒲公英；如伴有血尿者可加大蓟、小蓟、茅根、蒲黄、侧柏叶等清热凉血止血之剂；如兼有轻度下肢浮肿者，可加牛膝、车前子；如兼有心悸、气短者，可加五味子、炙甘草；如兼有头晕耳鸣、口黏、痰多、舌苔腻者，加半夏、白术、天麻、泽泻等；如兼有头晕耳鸣，口不黏，苔不腻，无痰者，加枸杞子、菊花、僵蚕、钩藤等。

3. 肝肾阴虚

症状：症见低热盗汗，面赤咽干，五心烦热，耳鸣脱发，两目干涩，腰酸乏力，关节肌肉隐痛，小便短赤，大便干结，心悸。舌红少苔，脉细数。

治法：滋养肝肾。

方药：参芪地黄汤加减：

党参 15g　黄芪 15g　熟地 20g　山茱萸 15g　山药 20g　茯苓 20g　泽泻 15g　牡丹皮 20g　金樱子 20g　菟丝子 15g

水煎服，每日 1 剂，早晚分服。

方药分析：方中熟地黄、山茱萸补益肾阴而摄精气，黄芪、党参补气健脾，山药、茯苓、泽泻健脾渗湿，牡丹皮清虚热，再加金樱子以固摄精气，菟丝子以填肾精。

张琪教授曾以此方治疗一位刘姓女患者，病理诊断：弥漫节段增生性系统性红斑狼疮性肾炎。已用甲强龙冲击治疗2次。尿液分析：尿蛋白3+，尿潜血3+，尿红细胞25~30个/HP。补体C3、C4均降低。予以本方加金银花、白茅根、侧柏叶、小蓟、藕节、蒲黄、栀子、三七、阿胶、女贞子、旱莲草、乌梅炭、血余炭等治疗3个月，复查尿液分析：尿蛋白+。

临床如挟有水肿而见下肢浮肿者，可加牛膝、车前子、汉防己；挟有瘀血者，加丹参、泽兰；若阴虚阳亢而有头晕、耳鸣者，加僵蚕、菊花、磁石等；伴有月经不调者，选用益母草、当归、制香附等。

4. 脾肾阳虚

症状：多症见神疲倦怠，面浮肢肿，腰酸乏力，形寒肢冷，面色少华，腹胀纳少，大便稀溏，尿少甚则尿闭，胸闷心悸，气短不能平卧，喘咳痰鸣，腹大如鼓。舌淡胖嫩，苔白滑，脉沉弱。

治法：健脾益肾。

方药：肾气丸合真武汤加减：

熟地黄20g　山茱萸15g　山药20g　茯苓20g　泽泻15g　牡丹皮15g　肉桂7g　附子7g（先煎）　菟丝子20g　枸杞子20g　桑螵蛸15g　金樱子20g　白术25g　白芍药25g　干晒参15g　麦门冬15g　五味子15g　益母草30g　红花15g　桃仁15g　生姜15g　甘草15g

水煎服，每日1剂，早晚分服。

方药分析：方中熟地黄、山茱萸补益肾阴而摄精气，山药、茯苓健脾渗湿，桂附补命门真火而引火归原，再加桑螵蛸、金樱子以固摄精气。肾中真阴真阳皆得补益，阳蒸阴化，肾气充盈，精微得固，而诸症自消。附子为温助肾阳之品；参、术、苓、草益气健脾；白芍药、五味子、麦门冬、敛阴滋阴；参、附、术为温热燥药，故伍以敛阴滋阴之剂，相辅顾护阴液，防其热燥耗阴。两方一者温补肾阳，一者健脾利水，紧贴病机，相辅相成，共筑温补肾阳、健脾利水之功。恢复肾脾两脏功能，先天后天之本得以巩固，方可摄精排毒、利水消肿、温煦运化、升清降浊。高度水肿循环受阻，现代医学谓之高凝，故用益母草活血利水，桃仁、红花活血散瘀，改善血凝，与温阳药合用以改善血行及肢体末端循环。气血通畅则全身功能得以恢复。益母草有活血利水之功需重用方效，张琪教授常用30~50g，且属于轻剂多用对胃肠无任何副作用。附子具有回阳救逆、温补脾肾，散寒止痛功能，仲景之真武汤、附子汤、四逆汤等皆重用附子以温补肾阳，主治亡阳厥逆，表现为形寒肢冷，腹胀便溏，小便不利，四肢不温，水肿，甚剧四肢厥冷，脉微沉伏（血压低不升）通过附子的回阳效能，改善心肾功能促进血液循环，从而消除水肿，恢复心肾功能。若伴胸水者加葶苈子、白芥子、莱菔子。葶苈子据近代药理实验，主要成分含强心式类，葶苈子醇提取物有强心作用，可增强衰竭心脏的输出量，由于心肌收缩力加强，循环改善，肾脏血流增加而利尿，与《本草纲目》所谓泻肺平喘利水消肿之功相符合，张琪教授用于系统性红斑狼疮性肾炎伴有心衰水肿皆有效，用量宜大，一般在20~30g。兼有气血两虚者加生黄芪、当归、制何首乌；纳差腹胀者加鸡内金、白豆蔻、陈皮；若腹水身肿者加大腹皮、椒目、生姜皮、牵牛子、益母草、郁李仁；气行则水行，可酌加行气药，如大腹皮、槟榔、厚朴、白豆蔻、木香等；尿血者加仙鹤草、小蓟、藕节、白茅根；腰膝酸软者加杜仲、续断。

（三）治疗特色

1. 中西结合，优势互补

张琪教授认为系统性红斑狼疮性肾炎急性发作期虽然常以激素和免疫抑制剂治疗为主，但毒副作用较多，可导致脱发、胃肠道反应、贫血、白细胞减少、血小板减少以及肝肾功能损伤、月经紊乱或闭经、并发各种感染等。而中医治疗系统性红斑狼疮性肾炎，在辨证论治理论的指导下，不但可改善症状，降低复发率和死亡率，而且在减轻西药的毒副作用、减撤激素及免疫抑制剂的使用及提高患者的生存质量等方面，均有明显的特色和优势。如在系统性红斑狼疮性肾炎活动初期为疾病的标证热毒炽盛证，当以清热泻毒，而大量的激素为"阳刚之品"。在系统性红斑狼疮性肾炎激素诱导治疗期，大剂量的"阳刚之品"进入人体，导致阳亢耗阴，阴液受损，表现出阴虚火旺症状，治疗上应及时予以养阴清热。在激素撤减阶段外源性阳刚之品减少，而自身的皮质激素功能长期受抑制未能恢复，患者常由阴虚向气虚转化，表现为气阴两虚，应配合益气养阴的中药以调节免疫功能，有利于激素逐渐减量，并缓解激素、免疫抑制剂的毒副作用，改善生存质量。益气养阴药多选用党参、黄芪、白术、生地黄、玄参、麦门冬、枸杞、女贞子、旱莲草等。而在缓解期激素减量过程中，因患者常出现脾肾阳虚之象，宜配合淫羊藿、菟丝子、肉苁蓉等温阳之品。但因水湿久蕴有化热倾向，故不宜过用纯阳之品，以免损伤阴津。如患者出现周围血白细胞减少时，宜选用鸡血藤、当归、制何首乌、黄精、黄芪、山药、党参等益气生血之品。如出现消化道及肝功能损伤，宜选用半夏、旋复花、虎杖、鸡骨草等降逆止呕、护肝养肝之品。

2. 扶正祛邪，顾脾胃护阴为要

张琪教授认为因系统性红斑狼疮性肾炎多本虚标实，故宜扶正与祛邪兼顾，宜处处以顾脾胃护阴为要，因发病初期或病程中常有高热或低热，热邪最易伤津耗液，即使病程后期出现阳虚症状，亦多寒热夹杂，温阳同时宜加入生地黄、黄精等护阴之品，非必要之时不可妄投温燥，以免加重病情或变生危候。因"祛邪即可以安正"，故"祛邪务尽"。另一方面，系统性红斑狼疮性肾炎具有病程迁延和反复发作的特点，需要长期服药。而治疗系统性红斑狼疮性肾炎的免疫抑制剂、糖皮质激素及某些苦寒的中草药及虫类药，很容易损伤脾胃，导致纳食减少，不利于药物的吸收。如免疫抑制剂在服用过程中常出现恶心、呕吐、厌食、消化不良、胃肠炎、腹痛腹泻、口腔及消化道溃疡等不良反应。糖皮质激素除妨碍组织修复、延缓组织愈合外，长期服用还可使胃酸及胃蛋白酶分泌增多，损害胃黏膜，出现泛酸、胃脘烧灼感、胃痛、消化道溃疡等，甚至导致消化道出血或穿孔。因此，在选用中药时，对于素体脾胃虚弱者，应适当加入四君子汤、参苓白术散、平胃散、胃苓汤等。

3. 活血化瘀应贯穿始终

张琪教授认为免疫反应是产生系统性红斑狼疮性肾炎的关键，由于原位或循环免疫复合物沉积于肾小球，进而激活补体系统，使肾小球内产生炎症或凝血过程，导致肾小球毛细血管内微血栓形成及纤维蛋白沉积，并可致肾小球固有细胞增生，基质增多，中性粒细胞和单核细胞在肾小球浸润，使毛细血管壁狭窄甚至闭塞，在整个病变过程中产生"瘀血"的病理表现。因此，系统性狼疮性肾炎不论在急性活动期还是亚急性活动期或慢性期，瘀血始终是主要病机。故张琪教授主张治疗中活血化瘀应贯穿始终，针对不同时期血瘀证选用不同的治法。

（1）凉血活血法：主要用于热毒炽盛、瘀热互结之证，多见于急性活动期或继发性感染之时。常用药物如生地黄、水牛角、赤芍、牡丹皮、紫草等；若见壮热神昏，可用化斑汤、清温败毒饮，其中生石膏应加大剂量。

（2）养血活血法：主要用于气血双亏血瘀证，多见系统性红斑狼疮性肾炎疾病后期，脏腑机能衰退，血脉空虚，气不统血，无力推动血脉运行，常用药物有熟地黄、当归、黄芪、丹参、红花、鸡血藤等。

（3）止血活血法：主要用于血不循常道而外溢的瘀血出血证。如系统性红斑狼疮性肾炎并发弥散性血管内凝血、血小板减少性紫癜等。常用药物如三七粉、茜草、蒲黄、藕节、仙鹤草等。

（4）破血逐瘀法：主要用于瘀滞日久，出现结块癥瘕、结块等证。多见于系统性红斑狼疮性肾炎并发肝脾肿大，炎性或非炎性包块，组织增生以及妇女经行腹痛，色黑有块，少腹急结，或股骨头坏死等。常用药物如桃仁、土鳖虫、水蛭、虻虫、苏木、莪术等药物。

第四节 乙型肝炎病毒相关性肾炎

一、现代医学诊治概述

乙型肝炎病毒相关性肾炎（HBV associated glomerulonephritis，HBV-GN），简称乙肝病毒相关性肾炎，是指乙型肝炎病毒感染人体后，通过免疫反应形成免疫复合物损伤肾小球，或乙型肝炎病毒直接侵袭肾组织而引起的肾小球肾炎。

（一）临床表现

1. 肾脏表现

HBV-GN 临床表现多样，主要表现为肾病综合征或肾炎综合征。起病多隐匿缓慢，有不同程度水肿和疲乏无力。几乎所有病人均可出现镜下血尿或蛋白尿。部分病人以肾病综合征起病，部分有大量腹水。40% 有血压升高，20% 肾功能不全。

2. 肾外表现

大多数患者肝功能正常，部分病人可合并慢性迁延性肝炎、慢性活动性肝炎、肝硬化甚至爆发性肝炎而出现相应的临床表现。几乎全部病人血乙型肝炎病毒表面抗原阳性，60% ~ 80% 病例乙型肝炎病毒 e 抗原阳性。部分患者可有肝功能异常及转氨酶升高等。极少数可出现低补体血症和冷球蛋白血症。

3. 临床过程

HBV-MN（膜性肾病）50% 可自发缓解，当血清乙型肝炎病毒 e 抗原转阴，HBV-DNA 拷贝数下降，尿和肝功能异常也相继改善。在成人中，HBV-GN 是一种慢性进展性疾病，尤其是 HBV-MPGN（膜增殖性）可逐渐发展为肾功能不全，最终导致慢性肾衰竭。乙型肝炎病毒相关性肾炎的预后与病理类型有关，HBV-MN 患者明显好于 HBV-MPGN 患者。影响肾功能进展的临床因素包括：大量蛋白尿、高血压、发病时即有血肌酐升高等。

（二）诊断依据及鉴别诊断

1. 诊断依据

（1）诊断标准：HBV-GN 的诊断目前国际上并无统一的诊断标准。1989 年"北京乙型肝炎病毒相关性肾炎座谈会"建议试用下列三条标准诊断：①血清 HBV 抗原阳性；②确诊肾小球肾炎，并可除外狼疮性肾炎等继发性肾小球疾病；③肾切片中找到 HBV 抗原。符合第①、②、③条即可确诊，不论其肾组织病理为何种改变。其中第③条为基本条件，缺此不可诊断。

（2）病理检查：HBV-GN 的病理类型多种多样，最常见的类型为 HBV-MN，在儿童患者此种病理类型尤为多见，其次为 HBV-MPGN、IgA 肾病、系膜增生性肾小球肾炎、局灶节段性系膜增生或局灶节段硬化性肾小球肾炎。HBV-MN 常为非典型膜性肾病，光镜下除了弥漫性肾小球基底膜增厚及钉突形成外，增厚的基膜常呈链环状，伴较明显的系膜增生；HBV-MPGN 的病理表现与原发性 MPGN 类似，但上皮下、基底膜内的免疫复合物沉积更为多见。光镜下系膜细胞和基质弥漫性重度增生，广泛系膜插入，基底膜弥漫性增厚伴双轨征形成，常伴重度肾小管间质病变。免疫荧光检查除见 IgG 及 C3 呈颗粒样沉积外，也常有 IgM、IgA 及 C1q 沉积，沉积部位除毛细血管壁外，也常见于系膜区。肾组织中 HBV 抗原 HBsAg、HBcAg、HBeAg 一个或多个阳性，阳性荧光物质之分布与肾炎类型有关，HBV-MN 主要分布在肾小球毛细血管袢，呈典型的颗粒状荧光；HBV-MPGN 则毛细血管袢及系膜区兼有。系膜增生性肾炎主要位于系膜区，呈团块状。电镜检查可见大块电子致密物在上皮下、基膜内、内皮下及系膜区沉积。有时可见病毒样颗粒（30～70nm）及管网样包涵体。

2. 鉴别诊断

应与表现为膜性肾病和膜增生性肾炎者相鉴别。

（1）原发性膜性肾病：多发于中老年，表现为肾病综合征，可有少量镜下血尿，血清补体 C3 正常，肾脏病理为典型膜性肾病，IgG 和 C3 沿肾小球基底膜颗粒样沉积。肾组织无 HBV 抗原沉积。

（2）继发性膜性肾病

1）狼疮性肾炎：V 型狼疮性肾炎即为膜性狼疮性肾炎。免疫病理检查呈"满堂亮"，光镜检查除 GBM 增厚外，也可有系膜增生病变。但狼疮性肾炎多发生于青年女性，常伴多系统侵犯，化验抗核抗体等多种自身抗体阳性可资鉴。

2）肿瘤相关性膜性肾病：可为典型或非典型膜性肾病。多见于中老年患者，肾脏病前、后或者同时发现恶性肿瘤。常见肿瘤为实体瘤、白血病和淋巴瘤等。患者可表现为肾病综合征严重水肿且体重下降，可有全身淋巴结肿大，血清肿瘤标志物阳性，肿瘤得到有效治疗后肾病综合征可随之缓解。

（3）膜增生性肾炎

1）原发性膜增生性肾炎：可分为 3 种病理类型。Ⅰ 型主要表现为免疫复合物在内皮下沉积为主；Ⅱ 型则沉积在 GBM 内，又称致密物沉积病，属补体缺陷性疾病。Ⅲ 型则在 Ⅰ 型基础上合并上皮下免疫复合物沉积。主要见于青少年，肾炎综合征合并肾病综合征，可见补体成分持续下降。

2）冷球蛋白血症肾损害：主要表现为膜增生性肾炎。血清冷球蛋白阳性，可有 HCV 感染证据如抗 HCV 抗体或者 HCV-RNA 阳性，多有类风湿因子阳性。肾脏病理光镜肾小球严重内皮细胞增生、大量单核细胞和多形核白细胞浸润，内皮细胞下无定形的 PAS 阳性而刚果红阴性物质的沉积，电镜可见冷球蛋白结晶。

（三）实验室检查

（1）尿液检查肾炎综合征加肾病综合征。24 小时尿蛋白定量不等，可为中少量，亦可大于 3.5g。且多数为镜下血尿，少数患者可出现肉眼血尿。

（2）患者血清中存在或既往 HBV 感染证据，甚至 HBV-DNA 复制。

（3）血清补体 C3、C4 及 C1q 降低。

（四）治疗方案及原则

（1）合理的生活方式，适当的营养，定期的医疗随诊，包括降压、使用 ACEI、ARB 类药物降压降尿蛋白以及他汀类药物降脂。肾病综合征者，可用优质蛋白、低盐饮食，予以利尿剂或静脉补充蛋白等非特异治疗。

（2）抗乙肝病毒治疗，包括干扰素和核苷类药物（拉米呋啶、阿德福韦酯和恩替卡韦等）。抗病毒药物的联合治疗也在探索中。

（3）临床表现为肾病综合征，抗病毒治疗不缓解的情况下，糖皮质激素谨慎试用，同时密切随诊患者的 HBV-DNA 拷贝数和肝功能。

（4）一般不提倡使用免疫抑制剂，只有无慢性活动相肝炎或肝硬化时才可谨慎试用。

二、张琪治疗乙肝病毒相关性肾炎的经验

乙肝病毒相关性肾炎根据其发病特点、临床过程，当属中医"水肿"、"胁痛"、"尿浊"、"腰痛"、"虚劳"等病范畴。本病在其不同阶段，临床表现又可见于中医不同病证之中。《金匮要略·水气病脉证并治》"肝水者，其腹大，不能自转侧，胁下腹痛……肾水者，其腹大，脐肿腰痛，不得溺"。李东垣《脾胃论》说："肝木妄行，胸胁痛，口苦舌干，往来寒热而呕，多怒，四肢满闭淋溲便难，转筋腹中急痛，此所不乘之也。"上述所指证候，均与本病有相似之处。中西医学虽然对病证的认识表述不同，但肝肾同源、乙癸同源的观点，在乙肝肾中又一次得到印证。

（一）病因病机

乙型肝炎病毒相关性肾炎多由于正气不足，禀赋薄弱，极易感受湿热邪毒。加之饮食不洁，或劳累过度，或情志内伤，湿热邪毒乘虚而入，内蕴肝胆。肝肾同源，肝肾互传，一脏有病，累及他脏，或多脏同病。

1. 病因

（1）外邪：风性开泄，易致肾脏开阖失常，封藏失职，则精微外泄；寒为阴邪，其性凝滞，易损伤肾中阳气，导致肾脏气化失常，则水液停留。肾风迁延不愈，渐至脏腑精气亏虚，阴阳虚衰，水邪外溢肌肤，内充胸腹。终至脾肾衰败，湿浊内聚，三焦壅塞，病势危殆。

（2）饮食：饮食不节导致脾胃功能障碍，气血生化无权，气血亏虚而不能充养脏腑，后天之精不能滋养肾中先天之精，则导致肾中精气不足而发病。长期恣食肥甘醇酒厚味、辛辣煎炸之物，易造成肾中积热，由于炽热内盛，肾水被劫。

（3）七情：《素问·阴阳应象大论》说："人有五脏化五气，以生喜怒悲惊恐。"情志不舒，气机郁滞，三焦水道壅塞，造成气机逆乱，气郁化火，灼伤肾阴，导致肾阴不足，或气滞血瘀，肾络受损。情志失调不仅是一些肾病发生的原因，同时又是诱发肾病加重的一个因素。常导致病情反复不愈，甚至日渐加重。

（4）劳逸：房劳过度因素体本虚，而不知节制房事，或因思念未遂，手淫恶习等原因，损伤肾脏，散耗肾气。由于肾精亏损，虚火上炎，久则失养，或心肾阴虚，或肺肾阴虚，或肝肾阴虚。

2. 病机

（1）肝郁脾虚：肝气郁结，横逆犯脾，导致脾失健运，固摄失职，精微物质随小便而下，出现蛋白尿和血尿；肝失条达，肝郁脾虚，脾虚不能蕴化水湿，泛溢肌肤而成水肿。

（2）湿热蕴结：湿热蕴结脾胃，阻滞肝胆，肝肾又同居下焦，湿热不但伤肝，而且损伤肾与膀胱功能，导致气化不利，不能分清别浊，精微物质随小便而出，形成蛋白尿。湿热之邪壅滞三焦，水道不畅，水液停蓄。

（3）脾虚气滞：脾胃之功能，脾主升清阳司运化，胃主受纳降浊阴，二者之间相互协调，相辅相成。脾主升清，胃主降浊，脾与胃合作一升一降共同完成升清降浊消化吸收之功能。肝失疏泄，木逆悔土，脾气虚则不能升清而湿阻，胃气滞则不能降浊而热瘀，因而形成虚中挟瘀脾胃不和，湿热中阻，水道不通，精微下注。

（4）肝肾阴虚：肝之阴血充盈，则能下输养肾，化精以藏之；肾之阴精充沛，则精化血以养肝。肾精亏虚，水不涵木，肝失条达，而亢害横逆，肝肾同源，肝阴与肾阴互相资生，盛则同盛，衰则同衰。肝肾阴虚，虚火内炽，损伤血络，精微外泄，虚火扰动血络，则尿血。

（5）气阴两虚，湿热内蕴：肾病初起多属气虚阳虚，日久迁延，阳伤日久必然损及阴液，形成气阴两伤，脾肾不足，脾虚不能运化水液，肾虚气化无权，水湿内停，泛溢肌肤则发为水肿；气虚失摄，阴亏火旺，精微下注；脾失蕴化水湿，湿郁化热，湿热之邪既可以困阻中焦，致脾不升清而清浊俱下，又可以扰乱下焦，致封藏失职，终至精微物质随尿排出。

（6）脾肾阳虚：脾为后天之本，肾为先天之本，肾阳衰败，失于温煦，则脾胃失其温养，精血乏源；脾胃阳虚，中气不能升降，则肾气失升腾、气化。脾肾阳虚，失于温煦，不能化气行水，水湿停蓄；阳虚不能固摄精微物质，反而精微外泄；脾肾阳虚，多因病久耗气伤阳，或水邪久滞，或久泄迁延，终致脾肾阳气虚衰形成。

总之，本病病因为正气不足，外感湿热邪毒。病机为邪毒内留，气机不调，水湿停滞，血脉瘀阻，尤其湿热毒邪羁留，耗气伤阴，终至肝、脾、肾受损。本虚标实，虚实夹杂，由实致虚，邪实渐进，正气虚损，邪实与正虚并存，为其病机特点。

（二）辨证论治

乙型肝炎病毒相关性肾炎临床特点为邪实渐进，正气虚损。前期以邪实为主，渐至虚实夹杂；后期为正虚邪实，以正虚为主。故治疗原则为祛邪扶正。祛邪以清热解毒，行气利水，祛湿化瘀为主；扶正以益气健脾，滋补肝肾为大法。治疗当注意谨守病机，治病求本，祛邪不伤正，扶正不留邪。病性不同，治疗有别，或先攻后补，或先补后攻，可一法单用，也可数法合用，依法立方，以平为期。

1. 气滞湿阻证

主症：胁肋胀满疼痛，脘腹痞满，纳呆食少，五心烦热，肝掌，舌赤，脉弦或弦数。

治法：疏肝理脾，清热解毒。

方药：柴胡疏肝散加减：

柴胡 20g　白芍 30g　枳实 15g　甘草 15g　白术 20g　茯苓 20g　黄芪 30g　五味子 15g　败酱草 30g　茵陈 20g　板蓝根 20g　虎杖 20g　蒲公英 30g　连翘 20g

水煎服，每日 1 剂，早晚分服。

方药分析及加减应用：本方乃以四逆散加茯苓、白术、黄芪及诸清热解毒之品而成。其中柴胡为疏肝之圣药，用之以条达肝气，芍药养血柔肝缓中止痛，柴芍合用，一疏一柔，疏而不燥，柔而不滞，枳实行气，甘草和中缓中，诸药配合，药力专而奏效捷。肝以阴为体，以阳为用，内藏相火最忌香燥戕伐以耗伤肝阴，但养肝又切忌甘寒滋腻如生熟地、玉竹等，易助湿有碍脾胃之运化，故重用芍药敛阴养血以益肝之体，一般用量在 30～50g。加茯苓、白术、黄芪者，以益气健脾，加板蓝根、蒲公英、败酱草等清热解毒之品，乃针对患者乙肝表面抗原、e 抗原阳性及胆红素高而辨病辨证用药。脾大者，可加入制鳖甲、地鳖虫、桃仁等。现代药理研究，黄芪、五味子对肝损伤有明显的保护作用；茵陈有护肝利胆作用，可以使肝细胞的变性坏死减轻；败酱草有明显促进肝细胞再生，防止肝细胞变性和坏死，降低转氨酶的作用；蒲公英和连翘对四氯化碳所致肝损伤的动物模型有显著降低血清中谷丙转氨酶和减轻肝细胞脂肪变性的作用；板蓝根和虎杖也有极强的抗病毒和调节免疫力的作用。

病案举例

陈某，男，35岁，2009年6月来诊。乙肝小三阳病史7年，1年前发现蛋白尿2+，半年前因尿蛋白3+，潜血3+，红细胞50个以上/HP，行肾活检示：乙肝病毒相关性不典型膜性肾病，此次来诊患者胁肋胀满疼痛，五心烦热，口苦，食纳差，便溏，无浮肿，舌质红，苔薄，脉沉弦。尿蛋白3+，潜血3+，RBC40~50个/HP；肝功能：转氨酶ALT110U/L，AST68U/L；乙肝病毒DNA定量4.67×10^6U/ml；血浆白蛋白38g/L，肾功能正常。中医辨证为肝气郁滞，湿热中阻，拟方：

柴胡20g　白芍30g　枳实15g　甘草15g　白术20g　茯苓20g　黄芪30g　五味子15g　败酱草30g
茵陈20g　板蓝根20g　虎杖20g　蒲公英30g　大青叶20g

服药14剂后，患者胁肋胀满疼痛感消失，肝功能转氨酶正常，后又以清心莲子饮加板蓝根20g、虎杖20g、蒲公英30g、大青叶20g、五味子15g巩固治疗21剂，尿蛋白+。2个月后乙肝病毒DNA定量正常范畴。继续以我院制剂清心莲子丸巩固治疗4个月，随访尿蛋白-，无明显症状，体力增强，远期疗效巩固。

按 张琪教授认为，慢性肝炎就其疾病演变过程分析，与肝脾二脏功能失调密切相关。肝主疏泄，调畅气机，若肝气郁结，气机不畅则出现胸胁胀满或疼痛诸症。脾主运化，人体消化系统功能主要与脾关系密切，脾的运化功能有赖于肝之疏泄助其运化，若肝气不畅则脾运不健，肝郁日久，横逆乘脾，可导致脾气虚而致消化系统功能紊乱出现腹胀便溏，食少呕恶等。因此，张琪教授认为肝郁脾虚亦为乙肝相关性肾炎的主要病机，疏肝健脾法为本病的主要治疗大法。

尤其张老十分重视健脾益气药物的应用，善重用白术、茯苓、山药、黄芪、太子参（或党参）以培土抑木，体现了"见肝之病，当先实脾"的思想，但慢性肝炎临床除见肝郁脾虚症状外，常兼挟湿热中阻证，故须伍以清热利湿之品；针对乙肝表面抗原及e抗原阳性，或肝功能转氨酶升高，又常加用清热解毒之品，正邪兼顾，其效甚佳。

2. 湿阻中焦

主症：周身浮肿，腹部胀满，尿少色黄，恶心不欲食，口苦口干，大便溏而黏秽，五心烦热，头昏。舌质红，苔黄腻，脉滑数等。

治法：健脾清胃热，除湿利水分消。

方药：中满分消丸加减：

黄芩15g　黄连15g　砂仁10g　枳实15g　厚朴15g　半夏15g　陈皮15g　知母15g　泽泻15g
干姜10g　姜黄15g　党参15g　白术15g　茯苓15g　猪苓15g　甘草15g

水煎服，每日1剂，早晚分服。

方药分析及加减应用：此方集辛散、苦泻、淡渗利水之法于一方，黄芩、黄连苦寒清热，加干姜、厚朴、砂仁，乃辛开苦降；半夏、陈皮和胃化湿，利脾胃之枢机，茯苓、白术、党参健脾，诸药合用，健脾和胃，清化湿热，利水行气，使湿热得除，升降和调，则腹水胀满诸症蠲除。对大量腹水者，在此方基础上，酌加逐水之峻剂，如二丑、醋炙甘遂，其消肿利水效果甚佳。张老用甘遂须醋炙，以小量开始，初用5g，及效后逐渐加量，常用至10g，大便泻下如水样，小便亦随之增多。

病案举例

张某，男，24岁，2010年2月第一次来诊，1个月前患肾病综合征，乙型病毒性肝炎，20天前行肾活检，示：膜性乙肝相关性肾炎，因乙肝病毒复制，未予以治疗，出院后来张老处就诊，患者周身高度浮肿，尿少，每日不足1000ml，脘腹胀满不能食，便秘，舌质红，苔黄腻，脉滑数。化验：尿蛋白3+，潜血3+，ALT、AST轻度升高，白蛋白18g/L，张老按肝郁脾湿胃热，水蓄热结辨证，即以：

黄芩 15g　黄连 15g　砂仁 10g　枳实 15g　厚朴 15g　半夏 15g　陈皮 15g　知母 15g　泽泻 15g　干姜 10g　姜黄 15g　党参 15g　白术 15g　茯苓 15g　猪苓 15g　甘草 15g

水煎服，每日 1 剂。初服 5 剂，尿量增加，仍感腹胀，大便不爽，再诊时加二丑各 20g、槟榔 20g。服 14 剂，尿量明显增多至 2000 ~2500ml/d。

三诊　24 小时尿量继续增至 3500 ~4000ml，腹胀全消，食纳好转，经治半年仅尿蛋白±，肝功能正常，余症悉除。

按　张琪教授认为，肝炎后，湿热之邪蕴蓄不除，伤及脏腑气血，而脾为湿热困扰，日久则水湿运化失健，水气不能下行，导致水液内停而形成水肿。因此，肝郁脾虚，湿热中阻，是形成乙肝病毒相关性肾炎水肿的主要原因。

张琪教授认为乙肝病毒相关性肾炎患者由于脾胃虚弱健运失调、升降失职，邪气留滞构成该病正气虚、邪气实之证。就邪气而言，最主要的有水湿、湿热、瘀血，然"湿热"是一个特别重要的病理因素，而湿热内蕴对肾病的恢复和发展有极重要影响，因此，将清利湿热法贯穿整个治疗过程，如慢性肾脏病由外邪侵袭而致水肿加重，临床表现面目水肿或周身水肿，尿少等症，张琪教授强调此期应以利水消肿为先。此水肿期多兼挟湿热之证，临床应细辨若以脾湿胃热，湿热互结于中焦，临床以腹水表现为主者，表现腹部膨满，呕恶不食，口苦口干，小便短赤，舌苔黄腻或白腻而干，舌红脉滑，则常用东垣中满分消丸化裁。

本方为李东垣治中满热胀之方，用人参、白术、茯苓健脾以除湿。干姜、砂仁温脾阳以燥湿，四苓以淡渗利湿，二陈化痰湿，湿浊除脾阳健而清阳升；用黄连、黄芩苦寒清胃热除痞满，知母滋阴，协同芩连清热，热清则浊阴降，清升浊降则胀满自除；脾胃不和则肝气得以乘之，又用枳实、厚朴、姜黄以平肝解郁，行气散满。方从四君、四苓、二陈、泻心等组成，看似药味复杂，实则配伍严谨。慢性肾病临床多有脾胃不和证，如脘腹胀满，纳呆，口苦，尿少黄赤，舌干苔腻等湿热中阻证候，服此方后胃脘症状多明显好转，尿量亦随之增多，尿蛋白及管型逐渐减少，或消失。

3. 脾虚气滞水蓄

主症：尿少，腹部胀满，面色萎黄，大便次数多，量少或便溏，手不温。舌苔白腻或舌质淡，脉弦细等

治法：健脾行气利水。

方药：加味茯苓导水汤：

茯苓 30g　猪苓 20g　木瓜 10g　槟榔 20g　泽泻 20g　白术 20g　紫苏 15g　陈皮 15g　木香 10g　党参 20g　海藻 30g　麦冬 15g

水煎服，每日 1 剂，早晚分服。

方药分析及加减应用：本方由《医宗金鉴》茯苓导水汤化裁而成。主治气机郁滞、水湿停聚所致妊娠水肿胀满，喘而难卧之证。方中茯苓、猪苓、泽泻利水；槟榔、木香、海藻、紫苏理气。加入党参、麦冬和紫苏、海藻以增扶正、理气之功。水与气同出一源，气顺则水行，气滞则水停，以肿为主者治在水。本方在用党参、白术、茯苓益气健脾扶助脾胃的基础上，用理气利水之剂，消补合用，故奏效甚佳。

方中海藻为治腹水之要药。《千金方》治大腹水肿，气息不通，危在旦夕之大腹千金散即以此药为君。因海藻为治疝之要药，又治腰以下连睾丸肿之水肿。如兼肾阳虚，畏寒肢冷便溏，可于方中加入附子、肉桂以扶助肾阳。

病案举例

李某，男，40 岁，乙型肝炎病史 10 余年，2009 年 8 月肾病综合征，行肾活检示：膜性乙型肝炎相关性肾病，症见周身浮肿，腹胀满，不欲食，尿少，周身倦息，大便稍溏薄，脉沉弦，舌淡紫，苔腻。

查体：腹水征+双下肢高度浮肿。化验：尿蛋白 3+，血浆总蛋白 45 g/L，白蛋白 18g/L；谷丙转氨酶 48U/L、谷草转氨酶 42U/L；血脂总胆固醇 8.36mmol/L，三酰甘油 2.31 mmol/L，给予木香 10 g、槟榔 25 g、青皮 10 g、陈皮 15 g、紫苏 15 g、白术 30 g、茯苓 40 g、党参 20g、海藻 30 g、厚朴 15 g、干姜 10 g、砂仁 15 g、泽泻 20 g、猪苓 20 g、益母草 30 g、黄芪 30 g。水煎服。上方服用 14 剂，尿量增多，一昼夜 2500～3000ml，腹水全消，腹胀满消除。二诊浮肿尽消，咽红，舌质红，苔白，脉沉。原方去木香、槟榔、青皮，加白花蛇舌草 30g、双花 20g、连翘 20g。7 剂后咽红赤症状改善。后继以健脾益肾之剂调治 5 个月，肝功能全部恢复正常，尿蛋白+～2+，白蛋白正常，可上班工作。

按 本病例从病程和脉症分析，辨证应属脾虚气滞水蓄为患。系因病程日久，脾气虚不能运化水湿，气滞水蓄，而以水肿为主症。故予茯苓导水汤加减。

本方出自《医宗金鉴》，方中以四苓利水，槟榔、木香、海藻、紫苏、厚朴、青皮等众多理气之剂行气利水，水与气同出一源，气顺则水行，气滞则水停，本方在用四君子益气健脾扶助脾胃的基础上，用理气利水之剂，消补合用，故奏效甚佳。适用于脾虚不运，气滞水蓄之腹水证。临床以腹胀腹满，周身浮肿，小便不利，神疲面㿠，食少纳呆，腰痛乏力，大便溏泄，舌质淡，苔白滑或白腻，脉沉缓或沉弱为主要表现者。肾病患者大多胃纳不佳，脘腹胀满。本方有恢复脾胃功能之作用，用药后随脾胃功能恢复，小便量增多，水肿消退，食纳好转，血浆白蛋白亦随之增加。方中海藻为治腹水之要药。《千金方》治大腹水肿，气息不通，危在旦夕之大腹千金散即以此药为君。

二诊肿全消，故去行气利水之木香、槟榔、青皮；舌红，咽赤，乃热毒上扰咽部之征，故加白花蛇舌草，银花，连翘以清热解毒。

4. 肝肾阴虚证

主症：腰膝酸软，五心烦热，头晕目眩，口咽干燥，或有浮肿，小便黄赤，大便秘结。舌红少津，或舌有裂纹，苔薄黄，脉细数。

治法：滋补肝肾，益气养阴。

方药：加味地黄汤：

熟地黄 20g　山茱萸 15g　山药 15g　茯苓 15g　牡丹皮 15g　泽泻 15g　知母 15g　黄柏 10g 龟甲 20g　女贞子 20g　旱莲草 15g　黄芪 20～30g　党参 20～30g　地骨皮 15g　甘草 15g

水煎服，每日 1 剂，早晚分服。

方药分析：本方为补肾滋阴益气固摄之剂，治疗病程日久不消，见上述脉证属于阴虚火旺，气虚固摄无力以致血尿、蛋白尿日久不除者。凡病程久之血尿大多属于肾阴亏耗虚火妄动，方中以知柏地黄汤加人参、黄芪为重，前者滋肾阴降相火，后者益气固摄。蛋白尿属于水谷精微。补肾益气固摄既可治阴虚火旺之血尿，又可治气虚不摄之蛋白尿，具有双重作用。加知母、龟板、黄柏配伍尤能增强滋阴降火之功，对于阴虚火旺肾失封藏之血尿尤为适宜。女贞子、旱莲草为二至丸，地骨皮皆滋阴降火之品组于一方其方弥彰。

病案举例

于某，女，45 岁，2009 年 4 月初诊，患者 2 年前肾活检诊断为乙肝相关性膜增生性肾小球肾炎，来诊时患者全身乏力，短气，腰酸痛，下肢无力，口干，五心烦热，头晕目眩，舌质红，少苔，脉沉细。尿蛋白：3+，潜血：3+，红细胞：50 个以上/HP，乙肝表面抗原及 e 抗原阳性，肝功能转氨酶正常，血浆白蛋白：32g/L，肾功能正常范畴，补体 C3 0.45g/L，24 小时尿蛋白定量 4.35g/L。中医辨证为肝肾阴虚，结合症脉分析当属肾阴亏耗，气虚无力固摄之证，宜益气固摄法。中药予以：

熟地黄 20g　山茱萸 15g　山药 15g　茯苓 15g　牡丹皮 15g　泽泻 15g　知母 15g　黄柏 15g　龟板 20g　女贞子 20g　旱莲草 15g　黄芪 20～30g　党参 30g　地骨皮 15g　甘草 15g　金樱子 20g　芡实 15g

14 剂后患者腰酸乏力好转，口干、头晕减轻，尿蛋白 3+，潜血 3+，红细胞 20～30 以上/HP，24 小时尿蛋白定量：3.56g/L。原方基础上加血余炭 20g、侧柏炭 20g，连服 30 剂，尿蛋白 2+～3+，红细胞 10～15 个/HP，继续守方治疗 1 年，尿蛋白+～2+，红细胞 3～5 个/HP。

按 本病例蛋白尿病程日久，患者腰酸腿软，手足心热，体倦乏力，气短心悸，头晕耳鸣，咽干口燥，舌红少苔或无苔，脉沉细数。属肝肾阴亏相火妄动，血不安谧下溢，同时又兼气虚失于固摄，精微下注，治以补肾益气固摄，既可治阴虚内热之血尿，又可治气虚不摄之蛋白尿，二者在病理上有内在联系，补肾益气具有双重功效。常用加味地黄汤，方中知柏地黄汤为治肾阴亏耗，相火妄动血不安谧尿血之有效方剂，加龟板、女贞子、旱莲草、地骨皮滋肾阴降火，相辅相成力专效宏；同时又用黄芪、党参以益气固摄，气为血之帅，气行则血行，气虚则血失统摄，故须用黄芪、党参以补脾肺之气。

张琪教授重用黄芪以治脾肾气虚不摄之血尿、蛋白尿皆有良效，但必须辨证属于脾肾气虚者方可取效。本方则与滋补肾阴药合用，双层次治疗。临床观察服药后病者体力增强，腰酸腿软均明显好转，随之血尿、蛋白尿均减少，继服药不变则可收功。

5. 气阴两虚，湿热内蕴证

主症：浮肿已消或仅余轻度浮肿，而蛋白尿持续不消，以腰膝酸软，倦怠乏力，手足心热，口干咽干，尿黄。舌质淡或舌尖红，舌苔白，脉沉或滑数。

治法：益气养阴，清热利湿。

方药：清心莲子饮加味：

黄芪 50g　党参 30g　地骨皮 20g　麦门冬 20g　茯苓 20g　柴胡 15g　黄芩 15g　车前子 20g　石莲子 15g　甘草 15g　白花蛇舌草 30g　益母草 30g　山茱萸 20g　枸杞 15g

水煎服，每日 1 剂，早晚分服。

方药分析及加减应用：原方以石莲子为君取其有清心火、涩精之效。黄芪、党参补气升阳，地骨皮、麦冬滋阴，黄芩清上焦心肺之热，肺热清则清肃下行，车前子、茯苓淡渗利湿，柴胡以疏散肝胆之郁热。补气与养阴，清热利湿，秘精合用相辅相成。肾脏疾病多兼血瘀，故于原方加益母草活血利水，白花蛇舌草清热解毒，重用黄芪、党参以补气固摄，适用于蛋白尿日久不消者。黄芪属甘温之品，量大久服多易生热，因此上方适用以气虚为主者较佳。若以阴虚症相对较重者如五心烦热，咽赤口干，小便黄赤，舌质红少苔，脉象细数或滑数，则宜加入生地黄、玄参、金银花、蒲公英；如伴有血尿者可加大蓟、小蓟、茅根、蒲黄、侧柏叶等清热凉血止血之剂。

病案举例

陆某，男，30 岁，2005 年 11 月 2 日初诊。

既往乙型肝炎病史 3 年。该患 2005 年 4 月因劳累后腰痛，于大庆市油田总医院就诊，化验尿 PRO3+，血浆蛋白低（具体数值不详），诊断慢性肾炎，未系统治疗。9 月 14 日因腰酸痛不缓解，于医院肾科住院治疗，诊断肾病综合征，治疗予甲强 40mg，静脉滴注 2 周后，口服泼尼松至今。病人腰痛未有明显缓解，来治疗。初诊：现症见腰痛，无浮肿，饮食、二便正常。察其舌质红，苔白，脉沉。实验室检查尿常规：PRO-2+，BLD+，RBC 2～3 个/HP。生化：ALT 63U/L，AST 51U/L。病理诊断为乙肝病毒相关型非典型膜性肾病。中医诊其为腰痛，气阴两虚、湿热内蕴。治法：益气养阴，清热利湿。方拟加味清心莲子饮。处方：

黄芪 30g　太子参 20g　石莲子 15g　地骨皮 15g　柴胡 15g　茯苓 15g　麦冬 15g　车前子 15g　白花蛇舌草 30g　金银花 30g　连翘 20g　生山药 20g　芡实 15g　土茯苓 30g　萆薢 20g　甘草 15g

14 剂水煎服，日 1 剂。复诊：服前方后病人腰痛明显缓解，舌质淡红，苔白，脉沉。复检尿常规：PRO2+，BLD+，RBC1～2 个/HP。药后气阴得补，湿热得除，继以益气养阴，清热利湿以标本同治，于上方加味巴戟天 20g、桑椹子 30g、半枝莲 20g 补肾解毒。21 剂水煎服，每日 1 剂。2006 年 1 月 10 日病人偶有腰痛，化验尿 PRO2+，BLD+，病情缓解。

按 本案以蛋白尿为主，中医诊断为"腰痛"，病理诊断为乙肝病毒相关型非典型膜性肾病。本病多由于感受湿热，病程渐久，伤及正气，日久迁延而转伤阴，形成气阴两伤，治疗以益气养阴，清热利湿为主，选用加味清心莲子饮。本方黄芪、党参益气，地骨皮、黄芩、麦冬均为滋阴清热之品，土茯苓、茯苓、车前子、淡渗清热利湿，金银花、连翘、白花蛇舌草清热解毒降酶，生山药、芡实固涩。诸药合用达益气养阴，清热利湿之效。张老认为白花蛇舌草清热解毒除治疗泌尿系感染外，也为治疗肝炎的有效药。现代药理研究证明，黄芪能显著减少尿中蛋白含量，并认为与黄芪增加代谢、改善全身营养状态有关。本方的应用除对尿蛋白有一定疗效外，在改善体质状态增加体力方面也有明显疗效，但黄芪用量大方能取效，常用剂量为 40～100g。本病例病机虚实夹杂，治疗正邪兼顾，扶正祛邪，辨证与辨病相结合，展现了张琪教授学术思想之特色。

6. 脾肾阳虚证

主症：腰酸乏力，头晕耳鸣，遗精滑泄，畏寒肢冷，舌体胖有齿痕。舌质淡红，脉沉或沉而无力。

治法：补肾壮阳摄精。

方药：加味八味肾气丸：

熟地黄 20g　山茱萸 15g　山药 20g　茯苓 20g　泽泻 15g　牡丹皮 15g　肉桂 7g　附子 7g　菟丝子 20g　枸杞子 20g　桑螵蛸 15g　金樱子 20g

水煎服，每日 1 剂，早晚分服。

方药分析及加减应用：本方乃《金匮要略》八味肾气丸加味而成。原方助阳之弱以化水，滋阴之虚以生气，振奋肾气，主治"虚劳腰痛，少腹拘急，小便不利者……"。方中熟地、山茱萸补益肾阴而摄精气；山药、山茱萸滋补肝脾，辅助滋补肾中之阴；茯苓、泽泻健脾利水渗湿；并以少量桂附补命门真火而引火归原，《医宗金鉴》有谓："此肾气丸纳桂附于滋阴剂中十倍之一，意不在补火，而在微微生火，即生肾气也。"其目的在于"益火之源，以消阴翳"。牡丹皮清泻肝火，与温补肾阳药相伍，意在补中寓泻，以使补而不腻。正如张景岳说："善补阳者，必于阴中求阳，则阳得阴助而生化无穷。"复加桑螵蛸、金樱子以固摄精气。诸药合用，肾中真阴真阳皆得补益，阳蒸阴化，肾气充盈，精微得固，而诸症自消。

病案举例

高某，男，24 岁。母体垂直感染乙肝，患肾病综合征 1 年余，于某医院做肾活检示：乙肝相关性膜性肾病。尿蛋白 3+～4+，持续半年余不消失。来诊时患者倦怠乏力，腰酸腰痛，手足凉，颜面浮肿，夜尿频，脉沉，舌苔白。血压正常。血浆总蛋白 42g/L，白蛋白 24g/L，球蛋白 18g/L，血清胆固醇 11.3mmol/L。肝功能转氨酶及肾功能正常，据脉症辨证为气阴两虚兼湿热下注。予以：

黄芪 30g　党参 20g　熟地黄 20g　山茱萸 15g　山药 20g　茯苓 20g　泽泻 15g　牡丹皮 15g　肉桂 7g　附子 7g　菟丝子 20g　枸杞子 20g　桑螵蛸 15g　金樱子 20g

水煎，日 2 次服。以本方连续 3 次复诊，共服前方 30 余剂，诸症明显好转，体力增强。六诊时除偶觉腰酸外，诸症消失，尿蛋白持续 2+，血浆总蛋白 68g/L，白蛋白 36g/L，血胆固醇 5.67mmol/L。

> **按** 本病例辨证属肾气不足，固摄失司，精微外泄之证。本证多见于肾小球肾炎患者蛋白尿、血尿日久不消失，临床表现为腰痛腰酸，倦怠乏力，头晕耳鸣，夜尿频多，尿清长，舌质淡红，舌体胖，脉沉或无力等症状。故治宜健脾益气、补肾填精之法。方用参芪地黄汤加入肉桂7g、附子7g、菟丝子20g、金樱子20g。方中熟地黄、山茱萸补益肾阴而摄精气；黄芪、党参补气健脾；山药、茯苓、泽泻健脾渗湿；牡丹皮清血热；桂、附补命门真火而引火归原；再加金樱子、桑螵蛸以固摄精气，菟丝子以填肾精。诸药合用，使肾中真阴真阳皆得补益，阳蒸阴化，肾气充盈，精微得固，则诸症自消。

第五节　尿酸性肾病

一、现代医学诊治概述

尿酸性肾病是由于血尿酸产生过多或排泄减少形成高尿酸血症所致的肾损害，通常称为痛风肾病，临床表现可有尿酸结石，小分子蛋白尿、水肿、夜尿、高血压、血尿酸升高及肾小管功能损害。本病西方国家常见，国内以北方多见，无明显的季节性，肥胖、喜肉食及酗酒者发病率高。本病如能早期诊断并给予恰当的治疗（控制高尿酸血症和保护肾功能），肾脏病变可减轻或停止发展，如延误治疗或治疗不当，则病情可恶化并发展为终末期肾衰竭而需要透析治疗。

（一）临床表现

尿酸性肾病的临床表现分为两个部分：

1. 肾脏表现

（1）急性尿酸性肾病：多见于肿瘤及骨髓增殖性疾病的放、化疗期，起病急促，大量尿酸结晶沉积于肾小管，产生肾内梗阻，导致少尿型急性肾衰竭。

（2）慢性尿酸性肾病：早期有轻度蛋白尿，尿浓缩功能减退时，可有尿路结石，尿路结石堵塞肾小管及尿路产生肾绞痛，继发感染时出现尿频、尿急、尿痛、发热。

2. 肾外表现

尿酸性肾病大多数伴有关节病变，60%以上患者的关节病变发生在肾病变之前，呈急性或慢性关节炎表现。急性关节炎起病急，有关节局部红肿热痛，运动受限制；慢性关节炎表现为关节肿胀、变形、畸形、僵直。多先侵犯第一趾关节，其后为足跟、手指、肘膝关节，可有痛风石出现。

（二）实验室检查

（1）尿常规：可见轻度蛋白尿，伴少量红细胞，尿 pH<6.0。

（2）生化检查：血尿酸>390μmol/L，尿尿酸>4.17mmol/d，ESR：增快；血肌酐（晚期）升高>104μmol/L。

（3）肾活检：单纯性尿酸性肾病，如果病因清楚，一般不需肾活检检查。但如考虑伴随其他肾脏疾病出现的高尿酸血症，需要肾活检以明确诊断。肾活检多为肾间质-肾小管病变，于肾间质及肾小管内可见双折光的针状尿酸盐结晶。

（三）诊断依据及鉴别诊断

1. 诊断依据

参照2008年中华中医药学会肾病分会尿酸性肾病的诊断、辨证分型及疗效评定（试行方案）。

（1）多见于中年以上男性患者或绝经期妇女，有痛风性关节炎或痛风结节、尿酸性尿路结石等病史。

（2）男性血尿酸>417μmol/L（7.0mg/dl），女性尿酸>357μmol/L（6.0mg/ml）；肾功能正常者，尿尿酸分泌超过800mg/d（418mmol/d）。

（3）临床可见慢性间质性肾炎表现，早期可仅有轻至中度蛋白尿及尿浓缩功能减退（晨尿渗透压低），肾小球过滤正常，晚期可有高血压和氮质血症。

（4）肾小球滤过率≥30ml/min。

（5）排除继发性尿酸性肾病。

2. 鉴别诊断

尿酸性肾病肾脏表现突出而关节病变轻微或关节病变发生在肾病变以后，又无肾结石表现者，常误诊为慢性肾小球肾炎或慢性肾盂肾炎。

慢性肾小球肾炎主要病变在肾小球，由于肾小球滤过功能减退，尿酸排出量减少，致使血尿酸升高，但尿尿酸不高或降低。肾小球功能障碍在肾小管功能障碍之前出现，肾炎病史常多伴大量蛋白尿，较少发生关节炎及肾结石。

慢性肾盂肾炎患者少部分可有结石，但无血尿酸升高，尿石分析多为非尿酸盐。

（四）治疗方案及原则

1. 饮食控制

肥胖和糖尿病是痛风的诱因，调节饮食，控制热量摄入、避免过胖是防止痛风和高尿酸血症的重要环节，限制嘌呤摄入、减少外源性核蛋白，以降低血清尿酸水平，并增加尿酸的排出。维生素B及C能促进组织内沉着的尿酸盐溶解。因尿酸易溶解于碱性液中，膳食中多食用碱性食物，使尿液呈碱性反应，促进尿酸的排出。对于高尿酸血症者，维持足够的尿量和碱化尿液十分重要，亦利于尿酸排出。

2. 对症药物治疗

（1）促进尿酸排泄药物：凡肾功能尚好、尿酸排泄也正常者，可用排尿酸药物，如丙磺舒，此类药物能阻止肾小管对尿酸的重吸收，从而增加尿酸的排泄。但每日尿酸排出量超过900mg或已有明显尿石症的患者不宜使用此类药物。丙磺舒：初始量为0.5g/（次·日），如无反应可加至0.25~0.75g/次，日4次口服，血尿酸降为360μmol/L时，改为0.5g/d维持。

（2）尿酸合成抑制剂：别嘌呤醇可抵制黄嘌呤氧化酶，从而减少黄嘌呤和尿酸的合成，对伴有肾损害者同样有效，所以成为痛风的首选药物。初始量为100~200mg/次，日两次口服，必要时可加至600mg/d。

（3）碱化尿液：碱化尿液可使尿酸结石溶解，防止尿酸结石生成，将尿pH维持在6.5~6.8最为适宜。尿pH>7时，钙盐易沉淀。碳酸氢钠片，2g/次，日3次，口服，可依据服药期间尿pH或血尿酸值酌情增加药量。

3. 关节炎的防治

（1）秋水仙碱：急性期初始 0.5mg，每小时 1 次，总量达至 6mg 时可减量至每次 0.5mg，累计药量期间如出现症状缓解、腹泻等胃肠道反应时应停药。

（2）吲哚美辛：首次 75mg，口服，以后 50mg/（次·6h）至症状缓解，24h 后改为每 8h/次，用药 1 天，再改为 25mg/（8h·次），共给 3 次。

4. 并发症治疗

（1）尿路感染（治疗见"尿路感染"章）。
（2）慢性肾衰竭（治疗见"慢性肾衰竭"章）。

二、张琪诊治经验

（一）病因病机

尿酸性肾病亦称为痛风肾病，痛风病名首见于丹溪《格致余论》，该书中痛风门所描述之症状如"痛有常处"，"痛处赤肿灼热，或浑身壮热"等，其病机则为饮食厚味，外感寒邪，湿热痰浊壅滞，气血为之痹阻等。《格致余论》所举之三病案如性急作劳、饮食厚味、两腿痛甚等当属尿酸性肾病。

张琪教授认为本病的病因病机主要以素食肥甘厚腻，或由先天禀赋不足，或由外感风寒湿热，而致使湿浊之邪内生，流注关节，阻滞脉络，不通则痛而发病，病久或伤及脾肾，或挟瘀血痰浊，或湿热炼液成石，而致变证丛生。

1. 湿热痹阻

素体阳气偏盛，内有蕴热，或阴虚阳亢之体，感受外邪侵袭，邪气入里化热，流注经络关节；或风寒湿邪日久缠绵不愈，邪留经脉，入里化热，气血痹阻，而致关节疼痛，局部灼热、红肿、痛不可触，不能屈伸，得冷则舒；小便黄赤、灼热或涩痛不利，大便黏滞不爽或秘结。《证治准绳·痹》："热痹者，脏腑移热，复遇外邪，客搏经络，留而不行，阳遭其阴，故痹痹熻然而闷，肌肉热极，体上如鼠走之状，唇口反裂，皮肤色变。"湿邪黏腻，入里化热，致成湿热，湿热蕴于体内，阻遏气血运行，肾脏虚损；湿热之邪蕴结下焦，膀胱气化不利而小便黄赤、灼热或涩痛不利。

2. 寒湿阻络

正气不足，风、寒、湿邪合邪而以寒邪为主侵袭人体，闭阻经络，气血运行不畅，而引起肌肉、筋骨、关节发生疼痛，痛有定处，疼痛较剧，得热痛减，遇寒痛增，夜尿多，小便清长。《金匮翼·痹症统论》："痛痹者，寒气偏胜，阳气少、阴气多也。夫宜通而塞则为痛，痹之有痛，以寒气入经而稽迟，注而不行也。"此有内外二因：外因多与严冬涉水、步履冰雪、久居寒湿之地等，导致风寒湿邪以寒邪为主侵入机体有关。内因则主要与脏腑阴阳失调，正气不足有关。其病机是在正气虚弱的前提下，风寒湿邪，以寒邪为主侵袭，痹阻于经络、肌肉、关节，气血运行不畅而致脏腑虚损，寒为阴邪，易伤阳气，肾中藏有真阳，为一身阳气之本，寒邪中里，致肾阳虚损，膀胱气化无力，而夜尿多，小便清长。

3. 脾肾虚衰，湿浊瘀血

肾脏疾病日久，肾元亏虚，脾运失健，气化功能不足，开阖升降失司，则当升不升，当降不降，当藏不藏，当泄不泄，形成本虚标实之证。水液内停，泛溢肌肤而为肿，行于胸腹之间，而成胸水、腹水；肾失固摄，精微下泄，而成蛋白尿、血尿；湿蕴成浊，升降失司，浊阴不降，则见少尿、恶心、呕吐。其病之本为脾肾虚衰，水湿、湿浊是其主要病理因素。但久病入络，可从虚致瘀或从湿致瘀，而见水瘀互结，或络脉瘀阻。

（二）辨证论治

1. 湿热内阻，瘀血阻络

症状：四肢沉重，关节灼热肿痛，颜面或下肢浮肿。皮肤疖肿、疮疡，咽喉肿痛，关节痛风石形成，局部红肿疼痛，小便黄赤、灼热或涩痛不利，大便黏滞不爽或秘结。舌红，苔黄腻，脉濡数或滑数。

治则：清热利湿，活血通络。

方药：上中下通用痛风方加减：

黄柏10g　苍术15g　天南星10g　桂枝15g　威灵仙15g　红花15g　羌活15g　防己15g　白芷15g　桃仁15g　龙胆草10g　川芎15g　神曲15g

水煎服，每日1剂，早晚服。

方药分析：痛风证有受寒、受湿、挟热、挟痰和血脉不和等原因，方中黄柏清热，苍术燥湿（此二妙散也，治痿正药），龙胆草泻火，防己行水，四者所以治湿与热也；南星燥痰散风，桃仁、红花活血祛瘀，川芎为血中气药，四者所以治痰与血也；羌活祛百节之风，白芷祛头面之风，桂枝、威灵仙祛臂胫之风，四者所以治风也；加神曲者，所以消中州沉积之气也。疏风以宣于上，泄热利湿以泄于下，活血燥痰消滞以调于中，所以能兼治而通用也。

病案举例

王某，男，57岁，2007年1月8日初诊。

主诉：足趾疼痛1周。

病史：既往嗜食肥甘，患痛风病史5年。近1周因食海物而出现足趾疼痛，且逐渐加重，来门诊求治。诊时症见大脚趾疼痛，皮肤色红不显，肩及膝关节亦痛，尿稍黄，舌淡红，苔白，脉滑。化验：血尿酸527μmol/L，血肌酐140μmol/L，尿化验正常，方用上中下通用痛风方加土茯苓30g、薏苡仁20g、萆薢20g、炙川乌15g、双花30g、地龙15g、山龙30g、甘草15g而成方。

服药7剂，足趾痛明显减轻，几乎不痛，膝关节痛亦减轻。继服上药加减14剂，足趾及肩膝关节疼痛消失，血尿酸为400μmol/L，从而痊愈。

按　本案为尿酸性肾病，临床少见蛋白尿，血尿酸与血肌酐同为代谢产物，均由肾脏代谢出体外，降至正常常需坚持服药。本例土茯苓淡渗利湿解毒，萆薢分清化浊、除湿利关节，薏苡仁主治久患风寒痹痛、利湿消肿，双花清热解毒，和而利水除湿，以利尿酸排出；炙川乌反佐，止痛效果尤佳，地龙、山龙搜风通络，去顽痹麻木僵硬，缓解疼痛。张琪教授认为，土茯苓治疗痛风有效，可降尿酸，常与苍术、黄柏配伍，疼痛重者用上中下通用痛风方加土茯苓、萆薢、车前子，土茯苓须重用，常用至30~50g。《本草纲目》谓："祛风湿，利关节，治拘挛骨痛。"《本草正义》"土茯苓，利湿去热，能入络，搜剔湿热之蕴毒。其解水银、轻粉毒者，彼以升提收毒上行，而此以渗利下导为务，故专治杨梅毒疮，深入百络，关节疼痛，甚至腐烂，又毒火上行，咽喉痛溃，一切恶症。"张琪教授临证之时每逢遇到此类患者，血尿酸高于正常，无论痛与不痛，均可大剂量应用土茯苓，这是张琪教授辨病用药的特点之一。

2. 肾阴亏虚，湿浊瘀血

症状：足踝痛或不痛，腰酸乏力，五心烦热，口干，口渴，舌质紫或暗，苔腻，脉细数。

治则治法：滋阴补肾，化湿浊解毒活血。

方药：六味地黄丸合解毒活血汤加减：

熟地黄20g　山茱萸20g　山药20g　茯苓15g　牡丹皮15g　泽泻15g　桃仁20g　赤芍20g　丹参20g　连翘20g　红花15g　当归20g　柴胡15g　生地黄15g　大黄7g　草果仁10g

方药分析：方中以六味地黄丸滋补肾阴，合用解毒活血汤活血解毒，补肾活血法是张琪教授创制治疗此类疾病的常用大法，加用大黄、草果仁以祛瘀化浊，大黄、草果仁合用亦是张琪教授治疗此类疾病的常用药对之一。

病案举例

张某，男，75岁，2011年11月2日初诊。

患者2011年1月时出现双下肢浮肿，休息一晚后，晨起消失，未系统诊治。2个月前出现右足趾疼痛，化验肾功能改变，血肌酐175μmol/L，血尿酸不详，为求诊治，来门诊。诊时症见：腰酸痛，乏力，双下肢浮肿，右下肢较左重，伴中趾疼痛，化验：尿常规：蛋白质-，血红蛋白103g/L，肾功能：血肌酐151.9μmol/L，血尿酸：546.7μmol/L。既往嗜食动物内脏，多饮啤酒。舌淡红，苔白，脉沉细。拟方六味地黄丸合解毒活血汤加减：

熟地黄20g　山茱萸20g　山药20g　茯苓15g　牡丹皮15g　泽泻15g　桃仁20g　赤芍20g　丹参20g　连翘20g　红花15g　当归20g　柴胡15g　生地黄15g　大黄7g　草果仁10g　土茯苓30g　萆薢20g　车前子20g　薏苡仁20g　冬瓜皮20g　五加皮15g　益母草30g　甘草15g

水煎服，每日1剂，早晚分服。

连服上药14剂，双下肢无明显浮肿，无足趾疼痛，仍腰酸痛，乏力，右足趾皮肤色红，干裂，舌淡紫，苔白，脉弦。化验：血肌酐149.9μmol/L，血尿酸：340.2μmol/L。继以上方化裁：

熟地黄20g、山茱萸20g、山药20g、茯苓15g、牡丹皮15g、泽泻15g、桃仁20g、双花30g、连翘20g、赤芍20g、丹参20g、天花粉30g、苍术15g、黄柏15g、牛膝15g、大黄7g、防己20g、威灵仙15g、土茯苓30g、车前子20g、萆薢20g、胆草10g、知母15g、甘草15g

上方14剂未再复诊。

按 本病案辨证为肾阴亏虚，湿浊瘀血之证，本案西医诊断尿酸性肾病，因既往嗜食动物内脏，多饮啤酒，摄入过多嘌呤食物，致高尿酸血症，但无关节炎症表现，故未能早期发现，待有症状，身体不适时，血肌酐已经高于正常，且尿化验无蛋白质，故而诊断尿酸性肾病。本案以前案不同，发现时已经肾功能受损，病机非单纯湿浊瘀血作祟，腰酸痛，乏力乃脾肾两脏虚弱之象，水肿乃因脾肾两脏虚弱，水液运化失职所致，故处方不能以单以前方之法。方中以六味地黄丸补肾，合用解毒活血汤活血解毒，加用大黄、草果仁、土茯苓、萆薢利湿化浊，车前子、薏苡仁、冬瓜皮、五加皮清热利湿，利水消肿，益母草活血利水以消肿，甘草以使诸药调和。二诊病人症状好转明显，双下肢浮肿、足趾痛消失，血尿酸下降到正常水平，舌转为淡紫，伴右足趾皮肤色红、干裂，但仍有腰酸痛，乏力，表明湿浊瘀血均有好转，有化热之象，正气仍未复，故拟方六味地黄丸补肾以扶正，桃仁、丹参、赤芍活血化瘀，且丹参、赤芍还有凉血清热作用；双花、连翘清热解毒除体内热邪；天花粉养阴清热；苍术、黄柏、牛膝三妙散清利湿热，现代研究有明显的降低血尿酸的作用；大黄从肠道泻湿浊；防己、威灵仙解表除湿；土茯苓、车前子、萆薢清热利湿化浊，胆草、知母清热养阴，甘草调和诸药解毒。

---

3. 脾肾虚衰，湿浊瘀血

症状：足踝痛或不痛，腰酸乏力，畏寒肢冷，纳呆，恶心，口中尿臭，夜尿增多，舌质紫或暗，苔腻，脉沉细。

治则治法：益气健脾补肾，化浊解毒活血。

方药：参芪地黄汤合用解毒活血汤：

黄芪30～50g　党参20g　生熟地各20g　山茱萸20g　山药20g　茯苓15g　牡丹皮15g　泽泻15g　桃仁20g　连翘20g　红花20g　川芎15g　当归15g　赤芍25g　葛根10g　柴胡15g

方药分析：此用药与前法大致相同，但加用了黄芪、党参益气健脾之品，以求扶正健脾，使脾气健运，水湿得以运化，以促化源得生，并合用活血化浊解毒之品，以标本同治。

病案举例

王某，女，45岁，2012年12月21日初诊。

患者既往痛风病史10年，半月前双足踝关节红肿、疼痛，行走不利，化验肾功能：尿素氮12.39mmol/L，血肌酐239.8μmol/L，尿酸784.0μmol/L，尿蛋白+。为求诊治，来门诊。诊时症见：腰酸痛，乏力，口干，双侧踝关节红肿热痛，舌质淡紫，苔白，脉沉细。既往嗜食动物内脏，多饮啤酒。拟方以参芪地黄汤合用解毒活血汤加减：

黄芪40g　党参20g　生熟地20g　山茱萸20g　山药20g　茯苓15g　牡丹皮15g　泽泻15g　桃仁20g　连翘20g　双花20g　川芎15g　当归15　赤芍25g　大黄10g　红花15g　葛根10g　柴胡15g　水蛭10g　枸杞15g　玉竹15g　黄精15g　甘草15g

上方14剂，复诊时腰痛好转，双侧踝关节无红肿热痛，时有后背瘙痒，眼睛干涩，舌红，苔白干，脉沉。化验：血肌酐229.2μmol/L，血尿酸687μmol/L，尿蛋白+，效不更方，去双花，余药不变，继以前方加减，共服药50余剂，复检血肌酐206.7μmol/L，血尿酸545μmol/L，尿蛋白+，从而使病情稳定。

按　本案既往痛风病史多年，已并发肾功能改变，且尿中蛋白质少量，符合尿酸性肾病的诊断，此时中医辨证已不能单纯按痹证诊治，常属虚劳范畴。张琪教授认为无论是何种原因导致的慢性肾衰竭，均属脾肾两虚为本，湿浊瘀血为标，故治则治法均应遵循此种原则。补脾肾泻湿浊解毒活血法是张琪教授治疗多年慢性肾脏病总结出来的有效方剂，而参芪地黄汤合用解毒活血汤是治疗此种疾病的基础方药组合。方中参芪地黄汤益气健脾补肾，使脾肾双补治其本，以促湿浊运化；解毒活血汤活血化湿浊解毒治其标，以促湿浊瘀血排出体外，加用水蛭以使活血通络之力加强，通络止痛，枸杞补肾气，玉竹、黄精扶正，双花清热解毒以消踝关节红肿热痛。二诊之时患者双侧踝关节无红肿热痛，故去双花，以免寒凉伤脾，继以原法治之。益气健脾补肾与化湿浊解毒活血合用，标本同治，此类疾病多服药物方可能改善病机，此患服药共50余剂，故而取效。

第六节　高血压肾损害

一、现代医学诊治概述

高血压性肾损害是指原发性高血压造成的肾脏结构和功能改变，是导致终末期肾病的重要原因之一。其病变主要累及肾脏入球小动脉、小叶间动脉和弓状动脉，故又称为小动脉性肾硬化症。高血压肾损害为西方国家导致终末期肾衰竭的第二位疾病，而在我国的发生率也在逐年的增多。其发病机制可能与高血压导致肾脏血流动力学改变有关，也可能存在有非血流动力学的参与。临床特点多为长期高血压出现轻度蛋白尿，肾功能减退进展较慢，早期常出现尿液增多等肾小管功能损害的表现，晚期可出现严重蛋白尿、氮质血症，最终发展为终末期肾病。

（一）临床表现

良性高血压肾硬化症：本病发病年龄见于 50 岁以上，男性多于女性。临床过程较长，早期表现为夜尿增多、尿浓缩功能减退、钠排出增多等肾小管功能的损害，可伴微量白蛋白尿。后期可出现少量蛋白尿，部分患者呈现中度蛋白尿及少量红细胞尿，以及肾功能进行性减退等肾小球损害表现。此外，高血压可导致其他脏器的并发症，如左心室肥厚，心力衰竭，脑卒中，视网膜动脉硬化、出血、水肿、硬性渗出。

恶性高血压肾硬化症：表现为恶性高血压（血压迅速增高，舒张压>130mmHg）、镜下血尿（甚至肉眼血尿）、蛋白尿、管型尿（透明管型和颗粒管型等）、少尿或无尿伴血肌酐迅速升高，短期内可进展为尿毒症。此外，肾损害常与恶性高血压的其他脏器损害并存，如心脏扩大、心力衰竭、头痛、嗜睡、抽搐、昏迷、视物模糊、视力下降甚至突然失明等。

（二）实验室及辅助检查

（1）尿微量白蛋白测定：因为高血压对肾损害早期是因肾毛细血管内压力增加所致，因此尿中微量白蛋白可增高。

（2）尿沉渣红细胞计数：用常规的尿检方法检测尿液往往无镜下血尿，但尿沉渣镜检可发现尿中红细胞增多，且以畸形红细胞为主。

（3）血、尿 β_2-微球蛋白测定：测定血、尿 β_2-微球蛋白，目前已被公认为测定肾小球滤过率和肾小管重吸收功能的敏感指标，高血压患者的尿中 β_2-微球蛋白排出可增加，血压控制后可减少。在肾功能有轻度损害时，血中 β_2-微球蛋白即可升高。

（4）尿 NAG 测定：肾小管和尿路上皮细胞含 NAG，未经治疗的高血压患者尿中 NAG 排出增加，血压控制后可减少。

（5）影像学检查：肾脏多无变化，发展到肾衰竭时可出现肾脏不同程度缩小；核素检查早期即出现肾功能损害；心电图常提示左心室高电压；胸部 X 线或超声心动图常提示主动脉硬化、左心室肥厚或扩大。

（6）临床诊断困难者在早期应做肾活检。

（三）诊断依据及鉴别诊断

1. 诊断依据

良性高血压肾硬化症：早期阶段可无任何临床表现，或被其他并发症症状所掩盖，容易漏诊和误诊。有下列临床表现者应高度怀疑良性高血压肾硬化：①长期高血压病史，年龄多在 40～50 岁以上，病程多在 5～10 年以上；②突出表现为肾小管功能损害，如夜尿增多、肾小管性蛋白尿、尿 NAG 及 β_2-微球蛋白增高等，部分存在中度蛋白尿、少量红细胞尿以及肾功能进行性减退，24 小时尿蛋白定量一般不超过 1～1.5g。③排除其他引起尿检异常和肾功能减退的原因。④影像学检查肾脏大小早期正常，晚期缩小、肾脏大小与高血压病程长短和严重程度相关。⑤必要时行肾穿刺活检，肾脏病理表现以肾小动脉硬化为主，包括入球小动脉玻璃样变、小叶间动脉及弓状动脉内膜肥厚、血管腔变窄，并常伴有不同程度的肾小球缺血性硬化、肾小管萎缩以及肾间质纤维化，免疫荧光无免疫复合物在肾组织的沉积。⑥伴有高血压的其他靶器官损害，如高血压眼底血府血管病变（可见小动脉痉挛、狭窄，很少出现出血和渗出）、心室肥厚及脑卒中史等。

恶性高血压肾硬化症：①出现恶性高血压（血压迅速增高，舒张压>130mmHg，并伴 Ⅲ 或 Ⅳ 级高血压视网膜病变）。②肾损害表现为蛋白尿（亦可有大量蛋白尿）、镜下血尿（甚至肉眼血尿）、管型尿（透明管型和颗粒管型等）、并可出现无菌性白细胞尿；病情发展迅速者肾功能进行性恶化，甚至进入终末期肾衰竭。③恶性高血压的其他脏器损害，如心力衰竭、脑卒中、眼底损害（Ⅲ或Ⅳ级高血压视网膜病变）甚至突然失明等。④排除继发性恶性高血压。⑤肾脏病理可见坏死性小动脉炎和增生性小动脉内膜炎，包括入球小动脉、小叶间动脉及弓状动脉纤维素样坏死，以及小叶间动脉和弓状动脉高度肌内膜增厚（血管切面呈"洋葱皮样外观"），小动脉管腔高度狭窄乃至闭塞。部分患者肾小球可出现微血栓及新月体。

2. 鉴别诊断

应除外各种继发高血压，尤其是慢性肾炎高血压型。恶性肾小动脉硬化症应与急进性肾炎、系统性血管炎等病相鉴别。

（1）慢性肾小球肾炎（慢性肾炎）：是临床最常见的继发性高血压原因。患者常表现为程度不等的高血压、水肿、蛋白尿、血尿及肾功能损害（肾炎综合征表现），少数患者病情隐匿，一经发现即有肾脏萎缩和尿毒症表现。慢性肾炎引起的血压升高常为持续性，且以舒张压升高为主，眼底检查也可有视网膜小动脉迂曲、痉挛、动静脉交叉压迫，甚至出血、渗出等表现，临床应注意与晚期高血压病所致的肾脏损害相鉴别。慢性肾炎（尤其高血压型）患者发病年龄轻（常小于40岁）；肾炎综合征表现明显，且水肿、蛋白尿、血尿同时或早于高血压出现；肾功能损害发生早并常以肾小球功能损害为主；心脏增大不明显；晚期常有贫血表现等。高血压病患者起病年龄较大（常在40岁以后）；高血压发生在尿液改变之前多年；血压升高显著；肾功能损害出现的较晚且早期常以肾小管功能损害（夜尿增多）为主；心脏增大明显；而无贫血表现（晚期并发尿毒症者除外）。

（2）IgA肾病：常以单纯性血尿为主要表现，好发于儿童和青年，男性为主。多数患者起病前有呼吸道或消化道感染史，但潜伏期较短，数小时至数日人常表现为突然起病的血尿（肉眼血尿或镜下血尿），少数可有肾炎综合征（高血压、水肿、蛋白尿、血尿和肾功能损害）表现或肾病综合征（大量蛋白尿、高度水肿、低蛋白血症和高脂血症）表现。病情可反复，但多数预后良好。临床诊断须靠肾活检后免疫病理检查。

（3）间质性肾炎：临床分急、慢两型。急性患者常见于药物过敏后，表现为畏寒、发热、皮疹、少尿、蛋白尿、尿红白细胞增多等，除少数合并急性肾衰竭者外，一般很少引起高血压。慢性患者症状隐匿，患者可长期无不适感觉，但尿常规检查有红白细胞增多和蛋白阳性，随病情进展逐渐出现高血压、贫血及夜尿增多。尿相对密度下降等肾小管功能损害表现。X线或超声检查患者双肾体积缩小，表面不平。

（4）慢性肾盂肾炎：是好发于女性，尤其育龄妇女。致病菌以大肠杆菌最多见，上行感染是其最常见的传染途径。临床表现虽也可有全身感染中毒症状（乏力、低热、关节酸痛）及尿路刺激症状（尿频、尿急、尿痛、腰痛）和尿中白细胞增多三大表现，但一般不典型，尿细菌学检查阳性是诊断的重要依据。慢性肾盂肾炎引起高血压仅见于疾病晚期肾实质遭受严重破坏甚至发生尿毒症时，此时静脉肾盂造影可以见到肾盂肾盏变形、狭窄，两肾大小不一且外形凹凸不平，肾功能损害以小管功能损害为主。

（5）肾动脉狭窄：是肾血管性高血压中最主要的原因，也是最易根治的继发性高血压。引起肾动脉狭窄的原因主要包括：动脉粥样硬化症、肾动脉纤维肌性结构不良（FMD）、大动脉炎、肾动脉瘤、肾动脉栓塞、肾动脉周围病变压迫、肾动脉先天性异常等。

（四）治疗方案

治疗原则：①严格控制高血压，合理选择降压药，同时改善靶器官的功能。②有效防止高血压肾硬化症的发生及发展，必须将高血压控制达目标值。根据2007年欧洲高血压学会及欧洲心脏病学会（ESH/ESC）制订的"动脉高血压治疗指南"规定，高血压患者未并发糖尿病且无心、脑、肾并发症时，血压至少应降至140/90mmHg，能耐受者还应降至更低；而合并糖尿病或出现高血压心、脑、肾并发症时，血压还需降的更低，至少应达到130/80mmHg；如蛋白尿排泄量＞1g/d，血压控制应更低一些。③对于持续性长期难以控制的高血压，应逐渐降低血压，防止过快、过猛；对于近期血压突然升高，肾功能急剧恶化的患者，应给予强有力的药物治疗，使血压迅速恢复正常，一般可首选静脉用降压药，血压控制后则逐渐替换为口服降压药。④多种降压药物应常规剂量联合治疗，以减少药物不良反应，提高疗效。⑤尽可能选择长效降压药，使血压24小时内稳定于目标范围，以减少血压波动，更有效保护靶器官。⑥长期应用降压药物，需注意药物对糖代谢、脂代谢及嘌呤代谢的影响。

1. 一般治疗

早期、轻度高血压和尿常规大致正常者可予非药物治疗，保持良好的情绪、减肥、限盐、限酒、适当的体育锻炼等。

2. 药物治疗

可供选用的降压药物：①利尿剂；②β-受体阻滞剂；③钙拮抗剂；④血管紧张素转换酶抑制剂（ACEI）。其中钙拮抗剂、ACEI对肾脏的血流动力学更有利，ACEI降低尿蛋白优于其他的降血压药物。使血压有效地控制到正常或接近正常［18.7/12kPa（140/90mmHg）］能够预防、稳定或延缓高血压肾损害。

恶性肾小动脉硬化症患者短期内肾功能迅速恶化，在并发有高血压脑病、视力迅速下降、颅内出血等以及不能口服药物时，可静脉给药，常用硝普钠，力争在12～24小时控制血压。

伴发高脂血症、糖尿病及高尿酸血症者，应给予相应的治疗。同时应用抗血小板聚集和黏附的药物，如双嘧达莫、阿司匹林等，可能有阻止肾小动脉硬化的作用。

3. 有肾功能不全时还应给予非透析治疗和替代治疗

略。

二、张琪诊治经验

（一）病因病机

古代文献中并无高血压性肾损害之名，但从其临床表现可归属于中医"腰痛"、"虚劳"、"肾劳"、"溺毒"、"眩晕"、"关格"等范畴。然而对于本病病因病机的认识，尚未有一致定论。《黄帝内经》中曾记载，"诸风掉眩，皆属于肝"、"髓海不足，脑转耳鸣"等论述，提出病位在肝肾。《医学从众录·眩晕》云："……究之肾为肝之母，肾主藏精，精虚则脑海空而头重，故《内经》以肾虚及髓海不足立论也。"《临证指南医案》云："肝为风脏，固精血耗竭，水不涵木，木少滋荣，故肝阳偏亢，内风时起。"

肾为先天之本，为人体生命活动的原动力，为虚证之本，在高血压性肾损害中起到有重要方面。肾阴虚多出现在高血压性肾损害的早期，多由年老体衰，有失摄养，嗜食煎炸酒醴，酿生湿热，日久伤阴，熬夜劳心，暗耗阴液，房事不节等原因造成，临床上可见腰膝酸软，眩晕耳鸣，齿松发脱，健忘失眠，口咽干燥，颧红潮热等。肾阳虚在高血压性肾损害过程中也较为常见，多见于素体阳虚、痰湿等患者，其症状可见腰膝酸冷，形寒肢冷，四肢不温，下肢尤甚，小便清长，夜尿多等。肾气虚是指肾中元气虚衰，肾的原动力的功能减退，引起机体的动力不足，症状可见神疲倦怠，耳鸣，头晕目眩，腰膝酸软，劳则加重等。

脾为后天之本，脾气虚是高血压肾损害的重要发展因素之一。多因嗜食膏粱厚味，煎炸炙烤，饮酒过度，饮食不节，劳倦伤脾，导致脾气不足，运化失司，其症可见腹胀纳少，肢体倦怠，神疲乏力，少气懒言，面色萎黄等。

脾、肾为先、后天之本，脾肾二脏相互资助，相互促进。脾运化后天之精以充养先天，肾藏纳先天之精蒸腾气化而上助脾胃以达火暖土生。人体的虚衰往往以脾、肾两脏的功能衰退为先。脾气虚则清气不升，精微不能正常运化和输布，肾气虚气化不足，封藏失司，气虚则收摄不足，精微外泄而见蛋白尿等。

肾为肝之母，乙癸同源，肝藏血，肾藏精，又有精血同源之说，此二者无论是在生理上还是病理上都相互依赖，一荣俱荣。肾阴虚，水不涵木致肝阴不足，抑或有五志过极，化火伤阴，使肝阴愈不足。肝者，将军之官，风木之脏，木性升发，其性刚劲，体阴而用阳，现阴虚无以制阳，阳则上扰清窍，亢而为害。症状可见眩晕耳鸣，头目胀痛，面红目赤，急躁易怒，失眠多梦，头重脚轻，腰膝酸软等。

气具有推动、温煦、固摄、气化、防御的功能。气之功能失调，则百病生。《素问·刺法论》云："正气存内，邪不可干"。而血乃有形之物，循行脉中，具有滋润、濡养之功能。气之与血，一阴一阳，一动一静，气为血之帅，血为气之母。气者，周流全身，无处不到，既推动血液正常循行于脉中，又固摄血液防止其溢于脉外。一旦气之功能失调，或气之生化不足，导致气机不畅，血行迟滞，留而为瘀，瘀血进一步阻滞气机，则脉络不通。"瘀血不去，新血不生"，新血不生则气虚更甚。因此，气虚—血瘀—瘀血—气虚，互为因果，循环往复，疾病遂生。久病入络，影响血液循行，则导致瘀血发生。

脾主运化水液，肾主水司开阖，为气化之本，肝主疏泄，调节水液代谢，三脏功能失调，水液的输布调节失常，津液不能运化，浊阴不能排泄，水湿停滞，则酿生痰浊。痰浊一旦形成，必阻滞气机，妨碍血液的正常运行而致血瘀，痰瘀互结，胶结难解，则影响脏腑功能。

（二）辨证论治

张琪教授认为高血压性肾损害病位多在肾、肝、脾，早期以肝肾阴虚为主，后期多为脾肾两虚，故本病病机本虚多为脾肾两虚，肝肾阴虚，标实多兼挟痰浊、瘀血等，证属本虚标实，虚实夹杂，病情难愈。根据其病机特点，病症结合，辨证施治，多采用滋阴补肾，平肝潜阳，补脾益肾，祛痰化浊，活血化瘀等标本同治法治疗。

1. 肝肾阴虚，肝阳上亢

症状：症见眩晕，头目胀痛，视物模糊，心烦少寐，耳鸣，咽干，腰膝酸软，舌红苔薄黄或少苔，脉弦细或弦数。

治法：滋阴补肾，平肝潜阳法。

方药：自拟育阴潜阳汤治疗：

代赭石 30g　怀牛膝 20g　生龙骨 20g　生牡蛎 20g　石决明 20g　钩藤 15g　生地黄 20g　白芍 20g　枸杞子 15g　菊花 15g　玄参 20g　甘草 10g

水煎服，每日 1 剂，早晚分服。

方药分析：方中代赭石重镇降逆，用怀牛膝引血下行，使虚阳归于下元；再配生龙骨、生牡蛎、石决明、钩藤、菊花清肝热，平肝潜阳；白芍、枸杞子、生地黄、玄参滋阴以制阳。诸药配伍，用于临床以高血压肾损害肝肾阴虚表现为主者。若见伴有肌肤甲错，腰痛如刺，舌紫暗或有瘀点瘀斑者，为兼挟瘀血阻络之证，宜加桃仁、红花、赤芍、丹参等活血化瘀之品。

病案举例

张某，男，52岁，2008年10月22日初诊。

病史：1999年体检时发现高血压，一直间断服用降压药治疗，血压控制不佳，2008年6月发现尿中尿蛋白2+，未予重视，因反复尿蛋白+~2+波动，特来门诊求治。

初诊　患者时有头晕，头痛，腰酸痛，舌淡红舌中有黄苔，脉弦有力。血压180/110mmHg。辅助检查：尿液分析：尿蛋白2+，尿潜血2+，红细胞0~1个/HP；尿蛋白定量：1.21g/24h；肾功能：无异常。心电图：ST-T改变。

西医诊断：高血压肾损害。

中医辨证：眩晕（肝肾阴亏，肝阳上亢）。

治法：滋阴补肾，平肝潜阳法。

方药：育阴潜阳汤加减：

代赭石40g　生龙骨30g　生牡蛎30g　珍珠母30g　枸杞20g　山茱萸20g　玄参20g　生地黄20g　麦门冬15g　牡丹皮15g　桃仁20g　赤芍20g　川芎15g　柴胡15g　红花15g　枳壳15g　草决明30g　怀牛膝20g　生山药20g　钩藤15g

苯磺酸氨氯地平片，5mg，日1次，口服。

二诊　2008年11月5日。患者头晕好转，时有头痛，无其他明显不适。血压：150/100mmHg。辅助检查：尿液分析：尿蛋白2+，尿潜血+，红细胞2~3个/HP，白细胞1~2个/HP；尿蛋白定量：0.92g/24h；

方药：代赭石50g　生龙骨30g　生牡蛎30g　珍珠母30g　赤石脂30g　枸杞20g　山茱萸20g　玄参20g　生地黄20g　麦门冬15g　桃仁15g　牡丹皮15g　赤芍20g　川芎15g　夏枯草30g　菊花30g　草决明30g　白蒺藜20g　桑椹子20g　旱莲草20g　怀牛膝20g　甘草15g

三诊　2008年11月26日。无明显不适，脉来平稳。血压：145/95mmHg。辅助检查：尿液分析：尿蛋白+，白细胞1~2个/HP，尿潜血+；尿蛋白定量0.68g/24h。

方药：代赭石50g　生龙骨30g　生牡蛎30g　珍珠母30g　赤石脂30g　山茱萸20g　枸杞20g　太子参20g　熟地黄20g　麦门冬15g　桃仁15g　牡丹皮15g　赤芍20g　川芎15g　夏枯草30g　菊花20g　草决明30g　白蒺藜20g　旱莲草20g　女贞子20g　五味子15g　甘草15g

四诊　2008年12月16日。无明显不适感。血压：140/90mmHg。辅助检查：尿液分析：尿蛋白+，尿潜血+；尿蛋白定量0.34g/24h。

方药：代赭石30g　珍珠母30g　生龙骨20g　生牡蛎20g　菊花20g　草决明30g　钩藤15g　玄参20g　麦门冬15g　熟地黄20g　山茱萸20g　桃仁15g　赤芍20g　柴胡15g　川芎15g　枸杞子20g　女贞子20g　甘草15g

按　本病例患者发现高血压病9年余，发现尿蛋白4个月余，血压一直控制不佳。患者来诊时有头晕，头痛，腰酸痛等不适感，且伴有血压明显升高，曾间断服用多种降压药物，血压一直控制不理想。诊断为高血压肾损害。张琪教授辨证与辨病相结合，分析该患患病日久，损伤肾阴，肾阴亏虚，肝失涵养，肝阳上亢，临床以血压升高为主要表现，证属肝肾阴亏，肝阳上亢。治以滋阴补肾，平肝潜阳法，选用育阴潜阳汤加减治疗。患者从2008年10月来诊至2008年12月先后就诊四次，经治疗患者血压逐渐平稳，尿蛋白从2+减至+（0.34g/L），尿潜血从2+降至+，疗效显著。

此病例充分体现出张琪教授辨证与辨病相结合的治疗原则，患者主诉头晕，头痛，腰酸痛的临床表现，属于中医眩晕的范围。张琪教授结合现代医学检查及患者临床表现，根据患者的舌脉表现及对高血压肾损害病因病机的认识而辨证为肝肾阴虚、肝阳上亢证，并且始终以滋补肝肾、平肝潜阳为原则进行治疗而获得良好的疗效。对于单纯应用降压药物治疗不理想的高血压肾损害经与中药同用治疗后，血压逐渐平稳，同时病情得以缓解，为高血压肾损害的治疗提供了新的思路。

张琪教授认为：此病例所应用的育阴潜阳汤是针对肝肾阴虚，肝阳上亢病机而设定的。临床多用于眩晕、头目胀痛、视物模糊、腰膝酸软、心烦少寐，舌红苔薄黄或薄白干，脉弦细或弦数等表现的患者。方中代赭石重镇降逆，用怀牛膝引血下行，使虚阳归于下元；再配生龙骨、生牡蛎、珍珠母、草决明、钩藤、菊花清肝热、平肝潜阳；山茱萸、枸杞、生地黄、玄参、二至丸滋阴以制阳。配伍诸药，用于临床以高血压表现为主者。同时患者病久，属久病入络者，可加桃仁、红花、赤芍、丹参等活血化瘀之品治疗。

2. 脾肾亏虚　瘀血内蕴

症状：症见倦怠乏力，腰膝酸软，面色少华，面色青晦不泽，舌质淡，苔薄，或舌有瘀斑，脉沉细或迟弱等。

治法：补脾益肾，活血化瘀法。

方药：参芪地黄汤合解毒活血汤加减：

熟地黄 20g　山茱萸 20g　山药 20g　茯苓 20g　牡丹皮 15g　泽泻 15g　黄芪 30g　太子参 20g 桃仁 15g　红花 15g　当归 15g　赤芍 15g　葛根 20g　柴胡 15g　丹参 20g　川芎 15g　大黄 10g　连翘 20　生地黄 20g　枳壳 15g　甘草 15g

水煎服，每日 1 剂，早晚分服。

方药分析：方中方中太子参、黄芪补气健脾，气足则血得摄，脾健则血自统；六味地黄汤补肾以固摄；连翘、葛根、柴胡、甘草清热解毒；桃仁、红花、赤芍、生地黄活血散瘀、凉血清热；气为血帅，气行血行，故复佐少量枳壳理气，以助活血之力。全方共奏补脾益肾，清热解毒，活血化瘀之效。

病案举例

李某，男，61 岁，2007 年 4 月 11 日初诊。

主诉：消瘦、乏力、时有恶心 5 天。

现病史：高血压病史 30 年，2006 年 11 月因腹胀而发现双肾缩小，肾功能异常，未系统治疗。近 5 日消瘦、乏力、时有恶心。查肾功能：肌酐 614μmol/L 而来就诊。

初诊　现乏力、时有恶心，舌淡紫、苔白厚干，脉沉。辅助检查：肾功能：肌酐 614μmol/L，尿素氮 14.97mmol/L，二氧化碳结合力 20.7mmol/L，尿常规：蛋白 2+，潜血+，血红蛋白 120g/L。B 超：左肾 6.5cm×3.7cm，右肾 6.7cm×3.5cm，双肾血流差。

西医诊断：原发性高血压，良性小动脉性肾硬化症，慢性肾衰竭。

中医辨证：脾肾两虚，瘀血内停。

治法：补脾肾，活血化瘀解毒。

方药：熟地黄 25g　山茱萸 20g　山药 20g　茯苓 20g　牡丹皮 15g　泽泻 15g　黄芪 30g　太子参 20g 枸杞 20g　女贞子 20g　菟丝子 20g　白术 20g　陈皮 15g　桃仁 15g　赤芍 20g　丹参 20g　川芎 15g　红花 15g　大黄 10g　黄连 15g　甘草 10g

水煎服，每日 1 剂。

二诊　2007 年 5 月 16 日。现乏力、易恶心、有时便干、有时腹泻，现大便 1~2 次/日，舌淡紫、苔薄白。辅助检查：肾功能：肌酐 488.5μmol/L，尿素氮 20.56mmol/L，二氧化碳结合力 21.1 mmol/L。尿常规：尿蛋白 3+，潜血+，红细胞 3~5 个/HP 血红蛋白 109g/L。

方药：熟地黄 25g　山茱萸 20g　山药 20g　茯苓 20g　牡丹皮 15g　泽泻 15g　黄芪 30g　太子参 20g 枸杞子 20g　菟丝子 20g　女贞子 20g　白术 20g　陈皮 15g　桃仁 20g　赤芍 20g　红花 15g　丹参 20g 川芎 15g　黄连 15g　大黄 10g　甘草 15g　葛根 20g

水煎服，每日 1 剂。

三诊 2007 年 8 月 29 日。现乏力、肢软、食纳佳、大便 2 次/日，舌紫苔白。辅助检查：8 月 28 日尿常规：蛋白 3+，潜血+，红细胞 2～4/HP。肾功能：尿素氮 16.81mmol/L，肌酐 497.6μmol/L。血常规：红细胞 $3.9×10^{12}$/L，血红蛋白 119g/L。

方药：熟地黄 25g　山茱萸 20g　山药 20g　茯苓 20g　牡丹皮 15g　泽泻 15g　黄芪 30g　党参 20g　枸杞子 20g　菟丝子 15g　女贞子 20g　白术 20g　桃仁 20g　赤芍 15g　红花 15g　丹参 20g　川芎 15g　黄连 10g　大黄 10g　葛根 15g　何首乌 20g　玉竹 20g　甘草 15g

水煎服，每日 1 剂。

四诊 2007 年 7 月 24 日。现乏力、易饥、大便日 2 次，便成形，舌紫，苔薄白，脉沉。辅助检查：肾功能：肌酐 451μmol/L，尿素氮 19.71mmol/L。血常规：血红蛋白 105g/L，红细胞压积 31.6%，红细胞 $3.8×10^{12}$/L。尿常规：蛋白 2+，潜血+，红细胞 1～2 个/HP。

方药：熟地黄 25g　山茱萸 20g　山药 20g　茯苓 20g　牡丹皮 15g　泽泻 15g　黄芪 30g　党参 20g　枸杞子 20g　菟丝子 20g　女贞子 20g　白术 20g　桃仁 15g　赤芍 15g　红花 15g　丹参 20g　川芎 15g　黄连 10g　大黄 10g　葛根 15g　甘草 15g　何首乌 20g　玉竹 15g

水煎服，每日 1 剂。

按 张老认为，从慢性肾病发展至慢性肾衰竭，脾肾两虚贯穿其始终。慢性肾衰竭病人临床上所出现的腰痛膝软，乏力贫血等均由脾虚肾虚日久所致，此为慢性肾衰竭之本虚。而脾虚运化失司，水湿内停，肾虚气化不利，浊不得泄，升清降浊之功能紊乱，湿浊内蕴，日久必化为浊毒，湿浊毒邪内蕴日久致血络瘀阻为患，临床出现脘闷纳呆、食少呕恶、少寐烦热、舌苔垢腻或舌紫瘀斑等症，此为本病之邪实。张老尤其强调，慢性肾病发展至慢性肾衰竭阶段，大多已有湿浊郁久化毒，湿毒入血，血络瘀阻的病理改变。这些病理改变虽然源于正虚，但其留滞停蓄，又会进一步加重正气的耗损，使慢性肾衰竭恶化。综上所述，脾肾两虚、痰浊内蕴、血络瘀阻、正虚邪实、虚实夹杂为慢性肾衰竭病机演变的基本特征。这种特征决定了慢性肾衰竭病势缠绵，证候多变，难以速愈。因此，临床要明辨虚实轻重缓急，抓主要矛盾以恰当施治。在肾衰竭期，体内毒素物质潴留增多，临床以脾肾两虚，阴阳俱伤，湿毒贮留，虚实夹杂出现者居多，治应补泻兼施，正邪兼顾，必以补脾肾，泻湿浊，解毒活血，扶正不留邪，祛邪不伤正。一诊遵本法给予六味地黄丸加减，方中以太子参、白术、茯苓、甘草合用取四君子汤益气健脾之意，助气血生化之源；菟丝子、熟地黄补肾益精养血；酌加枸杞子、女贞子资助肾阴之品，使补而不燥，使阴阳调济以助肾气，助化源益气补血，而恢复肾之功能；陈皮祛痰和胃降逆；黄连苦寒清热除痹；桃仁、赤芍、丹参、大黄、川芎、红花活血解毒泄浊，为治慢性肾衰竭标邪的要药；补与泻同用，使补得消则补而不滞，消得补则泄浊益彰，疗效显著；二诊加入葛根更奏解毒活血之功；三诊、四诊加入何首乌、玉竹已达补血之效；可见慢性肾功能不全（肾衰竭期）治应补泻兼施，正邪兼顾，必以补脾肾，泻湿浊，解毒活血之法，补与泻熔于一炉，扶正不留邪，祛邪不伤正，临床多收到较好疗效。

对于高血压肾损害的中医药治疗，因其病机错综复杂，临床表现变化差别大，证候变化多端，故治疗上不能固守一方一药，应需辨证入微，论治得法，制方严谨，用药精当才能达到最终的治疗目的。

第十一章 尿路感染

一、现代医学诊治概述

尿路感染 (urinary tract infection, UTI)，是指病原体侵犯尿路黏膜或组织引起的尿路炎症。多种病原体如细菌、真菌、支原体、衣原体、病毒、寄生虫等均可以引起尿路感染。尿路感染以女性为多见。

1. 疾病分类

(1) 根据感染发生的部位，尿路感染分为上尿路感染和下尿路感染

上尿路感染主要指肾盂肾炎，即肾实质和肾盂的感染性炎症，是由于细菌入侵肾脏所致。肾盂肾炎临床上分为急性肾盂肾炎和慢性肾盂肾炎。急性肾盂肾炎多数是致病菌经膀胱、输尿管而到达肾脏，引起炎症，主要表现急性间质性炎症和肾小管上皮细胞不同程度的坏死。

下尿路感染主要为尿道炎和膀胱炎，其感染性炎症仅局限于尿道和膀胱。

肾盂肾炎、膀胱炎又有急性和慢性之分。慢性肾盂肾炎常由于复杂性尿路感染迁延不愈所致，根据基础病因不同分三个类型：①伴有反流的慢性肾盂肾炎（反流性肾病）；②伴有阻塞的慢性肾盂肾炎（梗阻性慢性肾盂肾炎）；③特发性慢性肾盂肾炎。其中前两种类型尤为常见。

(2) 根据尿路功能或解剖的异常，尿路感染还可分为复杂性尿感和非复杂性尿感

复杂性尿路感染是指：①尿路有器质性或功能性异常，引起尿路梗阻，尿流不畅；②尿路有异物，如结石、留置导尿管等；③肾内有梗阻，如在慢性肾实质疾病基础上发生的尿路感染，多数为肾盂肾炎，可引起肾组织损害。长期反复感染或治疗不彻底，可进展为慢性肾衰竭。

(3) 根据病史尿路感染又分为初发和再发，后者又分为复发和重新感染。

再发性尿路感染是指半年内尿感发作 2 次或 2 次以上，或 1 年内尿感发作 3 次或 3 次以上。再发性尿路感染包括重新感染和尿路感染复发。①重新感染：治疗后症状消失，尿细菌定量培养阴性，但在停药 6 周后再次出现真性细菌尿，菌株与上次不同，称为重新感染。②复发：治疗后症状消失，尿细菌定量培养阴转后在 6 周内再出现菌尿，菌种与上次相同（菌种相同且为同一血清型），称为复发。

2. 易感因素

(1) 尿路梗阻：是诱发尿路感染和使尿路感染易于上行的重要原因，是最重要的易感因素。
(2) 尿路畸形和结构异常。
(3) 尿路的器械使用。
(4) 尿道内或尿道口周围有炎症病灶。
(5) 机体免疫力差，严重慢性疾病以及长期使用免疫抑制剂等均易发生尿路感染。
(6) 遗传因素：反复发作的尿路感染也可能与遗传有关。

3. 发病机制

（1）细菌菌落在肠道和尿道口周围播散至尿道。

（2）通过尿液反流，细菌在泌尿道内逆行并与泌尿道的上皮细胞的相应受体结合，局部繁殖，产生炎症。

（3）通过输尿管中尿液的湍流，细菌上行至肾脏，如炎症未及时控制，导致肾组织损伤，最终发生纤维化。

（一）临床表现

本病好发于育龄女性，男女比例约为 1∶8。临床表现包括以下三组。

1. 急性膀胱炎

急性膀胱炎主要表现是膀胱刺激症状，即尿频、尿急、尿痛，白细胞尿，偶可有血尿，甚至肉眼血尿，膀胱区可有不适。一般无明显的全身感染症状，但少数患者可有腰痛，低热（一般不超过38℃），血白细胞计数常不增高。约30%以上的膀胱炎为自限性，可在7~10天内自愈。

2. 急性肾盂肾炎

急性肾盂肾炎表现包括以下两组症状群。①泌尿系统症状：包括尿频、尿急、尿痛等膀胱刺激征，腰痛和（或）下腹部痛、肋脊骨及输尿管点压痛；②全身感染的症状：如寒战、发热、头痛、恶心、呕吐、食欲不振等，常伴有血白细胞计数升高和血沉增快。一般无高血压和氮质血症。

3. 慢性肾盂肾炎

慢性肾盂肾炎的病程经过很隐蔽。临床表现分为以下三类：①尿路感染表现：仅少数患者可间歇发生症状性肾盂肾炎，但更为常见的表现为间歇性无症状细菌尿，和（或）间歇性尿急、尿频等下尿路感染症状，腰腹不适和（或）间歇性低热。②慢性间质性肾炎表现，如高血压、多尿、夜尿增加，易发生脱水。③慢性肾脏病的相关表现。

4. 无症状细菌尿

患者有真性细菌尿而无任何尿路感染的临床症状。常在健康人群中进行体检或因其他肾脏疾病作常规尿细菌学检查时发现。

（二）实验室及辅助检查

（1）尿细菌培养检查：凡是有真性细菌尿者，均可诊断为尿路感染。真性菌尿是指：①膀胱穿刺尿定性培养有细菌生长；②导尿细菌定量培养 $\geqslant 10^8$/L；③清洁中段尿定量培养 $\geqslant 10^8$/L。但如临床上无尿路感染症状，则要求做两次中段尿培养，细菌培养均 $\geqslant 10^8$/L，且为同一菌种，才能确定为真性细菌尿。女性有尿频、尿痛、尿急，尿白细胞增多，清洁中段尿细菌培养菌落计数 $\geqslant 10^8$/L，且为尿路感染常见致病菌可拟诊为尿路感染。

（2）尿常规检查：尿色可清或浑浊，可有腐败气味，白细胞尿或脓尿离心后尿沉渣镜检白细胞>5 个/HP，是尿路感染诊断的一个较为敏感的指标。

（3）尿沉渣镜检细菌：平均每个视野 $\geqslant 20$ 个细菌（包括活动或不活动），即为有意义的细菌尿。

（4）亚硝酸盐试验：诊断尿路感染的特异性高达99.5%。

（5）影像学检查：尿路感染急性期不宜作静脉肾盂造影（VIP），可作 B 超检查以排除梗阻。VIP 检查的目的是找寻有无能用外科手术纠正的易感因素。从小儿起就有反复尿路感染者，尚需作排尿期膀胱输尿管反流检查。

（三）诊断及鉴别诊断

1. 诊断标准

参考《内科学》（第 7 版）陆再英等主编，人民卫生出版社 2008 年出版，《肾脏病临床与进展》郑法雷等主编，人民军医出版社 2006 年出版。

尿路感染诊断标准：

（1）清洁中段尿（要求尿停留在膀胱中 4～6 小时以上）细菌定量培养，菌落数 $\geq 10^8$/L。

（2）清洁离心中段尿沉渣白细胞数 >10 个/HP，有尿路感染症状。

具备上述两项可以确诊。如无第二项，则应再作尿菌计数复查，如仍 $\geq 10^8$/L，且两次的细菌相同者，可以确诊。

（3）作膀胱穿刺尿培养，细菌阳性（不论菌数多少），亦可确诊。

（4）作尿菌培养计数有困难者，可用治疗前清晨清洁中段尿（尿停留于膀胱 4～6 小时以上）离心尿沉渣革兰染色查找细菌，如细菌 >1 个/油镜视野，结合临床症状亦可确诊。

（5）尿细菌数在 10^7～10^8/L 者，应复查。如仍为 10^7～10^8/L，需结合临床表现诊断，或作膀胱穿刺尿培养确诊。

（6）当女性有明显尿频、尿急、尿痛、尿白细胞增多、清洁中段尿细菌定量培养 $\geq 10^5$/L，并为常见致病菌时，可拟诊为尿路感染。

（7）老年男性，如有尿路感染症状，清洁中段尿培养菌落计数 $\geq 10^6$/L 时，可以诊断；对于存在尿路复杂情况，如前列腺肥大、尿路结石或留置导尿管等，清洁中段尿培养菌落计数 $\geq 10^7$/L 时，可以诊断。

2. 鉴别诊断

（1）全身性感染疾病：有些尿路感染的局部症状不明显而全身急性感染症状较突出，易误诊为流行性感冒、疟疾、败血症、伤寒等发热性疾病。如能详细询问病史，注意尿路感染的下尿路症状及肾区叩痛，并做尿沉渣和细菌学检查，不难鉴别。

（2）慢性肾盂肾炎：需与反复发作尿路感染作鉴别诊断，目前认为影像学检查发现有局灶性粗糙的肾皮质瘢痕，伴有相应的肾盏变形者，才能诊断为慢性肾盂肾炎，否则尿路感染病史虽长，亦不能诊断为本病。本病常有一般慢性间质性肾炎表现，并有间歇的尿路感染发作病史，在尿路无复杂情况时极少发生慢性肾盂肾炎，尿路有功能性或器质性梗阻时才会发生。尿路功能性梗阻常见于膀胱-输尿管反流，而器质性者多见于肾结石等。

（3）肾结核：本病尿频、尿急、尿痛更突出，一般抗菌药物治疗无效，晨尿培养结核杆菌阳性，尿沉渣可找到抗酸杆菌，而普通细菌培养为阴性。结核菌素试验阳性，血清结核菌抗体测定阳性。静脉肾盂造影可发现肾结核病灶 X 线征，部分患者可有肺、附睾等肾外结核，可资鉴别。但要注意肾结核常可与尿路感染并存。尿路感染经抗菌药物治疗后，仍残留有尿路感染症状或尿沉渣异常者，应高度注意肾结核的可能性。

（4）尿道综合征：患者虽有尿频、尿急、尿痛，但多次检查均无真性细菌尿，可资鉴别。尿道综合征分为：①感染性尿道综合征：占约 75%，患者有白细胞尿，是由致病的微生物引起，如衣原体、支原体感染等。②非感染性尿道综合征：约占 25%，无白细胞尿，病原体检查亦阴性，其病因未明，有人认为可能是焦虑性精神状态所致。

（5）膀胱过度活动症：是一种以尿急症状为特征的症候群，常伴有尿频和夜尿症状，可伴或不伴有急迫性尿失禁；尿动力学上可表现为逼尿肌过度活动，也可为其他形式的尿道-膀胱功能障碍。

（四）尿路感染常见菌及耐药性

引起尿路感染的常见病原菌中，以革兰阴性杆菌为主，其中以大肠埃希菌最为常见，其次为葡萄球菌、克雷伯菌、假单胞菌、铜绿假单胞杆菌、变形杆菌等；近年，随着抗生素和免疫抑制剂的广泛应用及人口老年化，尿路感染病原菌发生了明显变化。革兰阳性菌与真菌性尿路感染发病率增多。

大肠埃希菌和肺炎克雷伯菌产 ESBLs 菌，产 ESBLs 菌对广谱青霉素、头孢菌素均呈高度耐药，对亚胺培南敏感，故此种情况下使用亚胺培南等碳青霉烯类，头孢霉素类及酶抑制剂类抗生素。大肠埃希菌和肺炎克雷伯菌对氨基糖苷类、喹诺酮类和磺胺类呈交叉耐药。过去常用、首选的喹诺酮类药物的耐药率很高。革兰阳性球菌对头孢拉定、复方磺胺的耐药率几乎达到 100%，这些药对革兰阳性球菌作用无效。肠球菌中屎肠球菌的耐药情况最严重，它只对万古霉素敏感，呋喃妥因在粪肠球菌和葡萄球菌的耐药性较低，故可作为这两种菌的首选用药；而万古霉素抗菌作用比较强，但为避免产生更多的耐药菌株，建议在重症感染时才选用。

（五）治疗方案

治疗方案参照《临床诊疗指南·肾脏病学分册》陈香美等主编，人民卫生出版社 2012 出版。

1. 一般治疗

急性尿路感染有发热等感染症状者应卧床休息。鼓励病者多饮水，勤排尿。服碳酸氢钠 1.0g，每日 3 次，碱化尿液，以减轻膀胱刺激症状，并可增强氨基糖苷类抗生素、青霉素类、红霉素及磺胺类的疗效，但会降低四环素及呋喃妥因的疗效。

2. 急性膀胱炎治疗

3 天疗法：给予甲氧苄啶（TMP）0.1g，1 日 2 次，或氧氟沙星 0.2g，1 日 2 次，或环丙沙星 0.25g，1 日 2 次，或复方新诺明 2 片，1 日 2 次，疗程完毕后 1 周复查尿细菌定量培养。但短程疗效不能用于男性患者、孕妇、复杂性尿路感染、肾盂肾炎、留置导尿管者以及高度怀疑而药菌感染的患者。

3. 急性肾盂肾炎治疗

急性肾盂肾炎的治疗目的是：控制和预防败血病症；清除进入泌尿道的致病菌；防止复发。具体措施如下：宜采用静脉给予抗生素。可用氨苄西林 1 ~ 2g，每 4 小时一次，或头孢噻肟（cefotaxime）2g，每 8 小时一次，必要时联合用药。如病情好转，可于退热后继续用 3 天再改用口服抗生素，以完成 2 周疗程。如未能显效，应按药敏结果更换抗生素。有复杂因素的肾盂肾炎，其致病菌多有耐药性，按药敏可试用下述抗生素：①奈替米星（netilmicin）2mg/kg，每 12 小时静脉注射一次；②头孢曲松（ceftriaxone）2.0g，每 24 小时注射一次；③氨曲南（aztreonam）2.0g，每 8 小时静脉注射一次。复杂性肾盂肾炎易于发生革兰阴性杆菌败血症，应联合使用两种或两种以上抗生素静脉注射治疗。在用药期间，应每 1 ~ 2 周作尿培养，以观察尿菌是否转阴。经治疗仍持续发热者，则应注意肾盂肾炎并发症的可能，如肾盂脓肿等，应及时行肾脏 B 超等检查。对症状轻微者可先给予口服抗生素治疗，如疗效不佳，应改为静脉给药。

治疗后追踪：在疗程结束时及停药后 1～2 个月内随访尿检和病原菌检查 2～3 次。如追踪过程中发现尿路感染复发，应再行治疗。

4. 再发性尿路感染的处理

（1）重新感染：常用的预防药物是低剂量的复方新诺明（TMP 40mg，SMZ 200mg）每周 3 次睡前口服，可达到低的感染发生率，并且对于所有每年再发 2 次以上的妇女来说，是效价比高的疗法。氟喹诺酮也用于低剂量预防方案，并且还可用于肾移植术后患者尿路感染的预防。近年使用复方新诺明和氟喹诺酮作为性生活后的预防。目前未能确定重新感染再发尿路感染的预防方案的疗程应多长。建议维持给药 6 个月，然后停止，如果感染再发重新给予预防方案 1～2 年或更长时间。虽然未见明显的不良反应，但其远期不良反应仍值得关注。对有复发性尿路感染的女性中可给予复方新诺明或氟喹诺酮或其他的有效药物单剂治疗，开始先予单剂疗法，如果症状不消失或 6 个月复发超过 4 次，应再寻求进一步的治疗方法。

（2）复发：原因可能是：①尿流不畅；②抗菌药物选用不当或剂量、疗程不足，不少患者尿路感染复发的致病菌为变形杆菌、粪链球菌等少见细菌，对这些患者应按药敏选用抗菌药，且需有较大的剂量，疗程至少 6 周；③病灶内抗菌浓度不足，多由于病变部位瘢痕形成，血流量差等原因，可用较大剂量杀菌药治疗，如头孢菌素、羧苄西林等，疗程 6 周，如菌仍持续存在，则进行低剂量长程疗法。

二、张琪治疗再发性尿路感染经验总结

根据尿路感染的临床表现，一般认为其相当于中医"淋证"范畴。因再发性尿路感染具有疗效差、反复发作、迁延不愈，病程相对较长的特点，辨证多属本虚标实，虚实夹杂，故一般将其归为"劳淋"、"腰痛"等证。张琪教授曾重点研究本病的证治，并承担国家七五攻关课题，对本病进行了系统的研究，深入探讨了其病变机理及辨证论治规律。

（一）中医药在再发性尿路感染治疗中的应用原则

对于"淋证"的治疗，中医药有其独特的疗效。对于再发性尿路感染，虽然近年来有大量抗生素新品种问世，但因易感因素复杂，病原体耐药，化学药品的毒副作用等诸多治疗矛盾，往往达不到理想疗效，甚至被迫停止使用抗生素。从近年文献资料报道看，在对本病治疗过程中，采用中医中药治疗，或中西医结合治疗，尤其是在尽可能解除易感因素后，疗效可有明显的改观。综合国内有关文献报道，结合我院治疗经验，一般采用的原则有以下几方面：

（1）对于一些病情复杂严重的疾病，如慢性肾衰竭、糖尿病、高尿酸血症等合并尿路感染者，因其原发疾病的存在直接影响尿路感染的疗效，治疗时有必要采用中西药并用的治疗方法，如糖尿病患者降糖药的应用，西药的抗感染治疗、调理饮食等。中药的应用尤其应注意标本兼顾，扶正祛邪等以提高疗效。前列腺增生是再发性尿路感染常见的易感因素。前列腺增生并发尿路感染，是临床常见的男性老年病之一，本病之所以为老年常见病，是与老年人肾气虚弱，邪气易于阻滞的生理病理特点密切相关，肾主水而司二阴，肾虚则膀胱气化失司，日久湿热瘀血阻滞，故小便淋漓不适，或伴尿频尿痛。治疗首先益肾增强膀胱气化功能，辅以活血利湿清热，常用滋肾通关丸与六味地黄丸合用加桃仁、赤芍、瞿麦、萹蓄、白花蛇舌草等，可明显提高疗效。如前列腺增生严重，造成肾积水，或存在尿路狭窄、畸形等情况，中药治疗难以奏效时，在掌握好手术适应症的情况下，可考虑手术治疗。

（2）对于留置导尿管引起的尿路感染，应严格掌握使用导尿管的适应证，插导尿管要严格注意无菌操作，要由训练有素的护士照料留置的导尿管，必须使用无菌的密闭引流系统。如病人有尿路感染症状，应即予中医辨证治疗，可在内服中药的同时，予以膀胱冲洗，以提高疗效。并及时更换导尿管，必要时考虑改变引流方式；如病人没有尿感症状，而仅有无症状细菌尿，也应给予中医辨证治疗，并争取尽快拔除导尿管。

（3）对多种抗菌药物使用后均有不良反应或过去使用有不良反应及使用西药无效或失效者，应以中药治疗为主；因长期使用广谱抗菌药物或免疫抑制剂后，产生耐药菌株和二重感染者，应停止使用广谱抗生素，免疫抑制剂可根据病情减量，同时应用中医药治疗。

（二）张琪从劳淋论治再发性尿路感染

1. 病因病机

有关淋证的记载，首见于《内经》，有"淋"、"淋溲"、"淋满"等名称，但未做详细分类。汉·华佗所著《中藏经》根据临床表现特点不同将淋证分为八种，明确提出"劳淋"病名，认为其属全身疾患，"五脏不通，六腑不和，三焦痞涩，营卫耗失"皆可致病。隋·巢元方谓："劳淋者，谓劳伤肾气而生热成淋也，其状尿留茎中，数起不出，引小腹痛，小便不利，劳倦即发也"。提出了劳淋的发病机理，证候表现及劳倦即发的特点，并强调其病机关键是"肾虚膀胱热"（《诸病源候论·诸淋病候》）。后世医家多宗此说，并在其基础上又有发展。如李中梓《医宗必读·淋证篇》一书中，则将劳淋分为肾劳、脾劳、心劳三类证候。近代医家张锡纯在《医学衷中参西录》中对劳淋的分类病因、病机等描述更为详细，对劳淋的认识更加深刻，为后人深入研究奠定了基础。

张琪教授通过临床观察，认为劳淋的特点是本虚标实、虚实夹杂，病邪常易起伏而致病情反复发作、缠绵难愈。其病机虽复杂，结合脏腑辨证，则可揭示本病病机变化之规律并指导临证。从病因来讲，劳淋属于内外相感的全身性疾病。淋之初多由湿热毒邪蕴结下焦，致膀胱气化不利；若治不得法，或病重药轻，显症虽除，余邪未尽，停蓄下焦，日久则暗耗气阴，转为劳淋；此时脏腑阴阳气血功能失调和机体防御机能减弱，更易因感冒、遇劳、情志不遂等因素而发作。因此，本病是正虚于内，虚实夹杂的疾病，正胜则邪退，邪退则安，邪胜则病复加，正不胜邪，则病情反复。

劳淋病机复杂，但属气阴两虚膀胱湿热证者（转化期）最为常见。曾临床观察劳淋326例，其中此型256例，占78.53%。分析其原因可能有三：一是湿热毒邪日久容易耗气伤阴；二是治不得法，如清利太过，苦寒伤中，脾气亏虚；三则由于失治病久不愈，热羁伤阴，湿邪困脾耗气。气阴两虚，湿热留恋，更易致劳淋反复发作。

2. 分期分型辨证论治，扶正祛邪择时攻补

根据劳淋的病机特点，临证应分为三期论治，即急发期、转化期和恢复期。

（1）急发期：膀胱湿热在此期表现最为突出，治疗应以祛邪为主。根据患者表现特点及病因病机不同，又分为五种证型。

1）膀胱湿热
主症：小便频数，点滴而下，尿道灼热刺痛，急迫不爽，尿色黄赤，或见发热。舌质红，舌苔白，脉弦数或滑数。
病机：邪热客于膀胱，气化失司，水道不利，湿热蕴蓄。
治则：清热利湿通淋。
方药：石韦15g　车前子15g　萹蓄15g　瞿麦15g　大黄5g　滑石15g　甘草10g

水煎服。

2）少阳外感，膀胱湿热

主症：小便频数，点滴而下，尿道灼热刺痛，急迫不爽，尿色黄赤，伴恶寒发热，口苦咽干，恶心呕吐。舌苔白腻，脉弦数。

病机：湿热之邪客于膀胱，气化失司，水道不利，兼外感之邪不解。

治则：疏解外邪，利水通淋。

方药：柴胡 20g　黄芩 15g　半夏 15g　生石膏 50g　瞿麦 20g　萹蓄 20g　石韦 15g　木通 15g　车前子 20g　大黄 5g　甘草 10g

水煎服。

3）肝郁气滞，膀胱湿热

主症：小便滞涩，淋漓不畅，尿有余沥，脐腹满闷或小腹坠胀，甚则胀痛难忍，舌苔白，脉沉弦。

病机：肝郁不畅，阻于下焦，湿热蕴蓄。

治则：疏肝理气，利水通淋。

方药：乌药 20g　沉香 10g　冬葵子 20g　青皮 15g　石韦 20g　滑石 20g　木香 10g　王不留 20g

水煎服。

4）肝胆郁热，膀胱湿热

主症：小便涩痛，灼热不爽，尿色黄赤，心烦易怒，口苦纳呆，或兼胁痛。舌质红，舌苔白少津，脉弦数或弦滑。

病机：肝胆邪热蕴结，膀胱湿热蕴蓄，气化失司。

治则：清化肝胆，利水通淋。

方药：龙胆草 15g　黄芩 15g　生地黄 20g　车前子 15g　山栀子 15g　柴胡 15g　石韦 15g　泽泻 15g　甘草 10g

水煎服。

5）阳明腑实，膀胱湿热

主症：小便涩痛，尿色黄赤，五心烦热，或潮热，大便秘结。舌质红，脉数滑。

病机：肝胆邪热蕴结，膀胱湿热蕴蓄，气化失司。

治则：泄热通腑，利水通淋。

方药：大黄 10g　枳实 15g　厚朴 15g　瞿麦 20g　萹蓄 20g　滑石 20g　车前子 15g　甘草 10g
水煎服。

（2）转化期：本期虚实夹杂，是劳淋的主要阶段。此期正气耗伤而导致湿热之邪留滞是劳淋缠绵难愈的主要原因。临床正气耗伤有气阴两虚、肾阴虚、肾阳虚、肾阴阳两虚及气滞血瘀等不同情况，均以其性质、程度决定攻补方法，总的原则是扶正祛邪。

1）气阴两虚，膀胱湿热

主症：病程迁延，小便涩痛频急较轻，尿有余沥，遇感冒、劳累、房事等加重，倦怠乏力，口干舌燥。舌尖红，舌苔薄白少津，脉沉弱。

病机：气虚无力下达，影响膀胱之气化，淋久伤阴，气阴两虚，湿热之邪蕴结膀胱。

治则：益气养阴，清热利湿解毒。

方药：黄芪 30g　党参 20g　石莲子 15g　茯苓 15g　麦门冬 15g　车前子 15g　柴胡 15g　地骨皮 15g　公英 50g　白花蛇舌草 50g　茅根 30g　甘草 10g

水煎服。

2）肾阳虚衰，膀胱湿热

主症：病程迁延，小便频数，尿道涩痛或不适，腰痛膝冷，畏寒，男子阴囊湿冷，女子白带量多清稀。尿色黄，舌苔白，脉沉。

病机：肾阳不足，膀胱湿热内蕴，肾与膀胱相表里，寒热互结，缠绵不愈。

治则：温补肾阳，清热利湿解毒。

方药：附子10g　肉桂10g　茴香15g　补骨脂10g　贯众30g　萹蓄20g　瞿麦20g　蒲公英50g　紫花地丁30g　马齿苋30g　白花蛇舌草50g　黄芩10g　甘草10g

水煎服。

3）肾阴不足，膀胱湿热

主症：病程迁延，小便涩痛，灼热不甚，尿急尿频，腰酸痛，五心烦热，口干咽干。舌红无苔或少苔，脉细数或虚数。

病机：肾阴不足，虚热内焚，兼挟膀胱湿热。

治则：滋补肾阴，清热利湿。

方药：知母15g　黄柏10g　生地黄20g　龟板10g　玄参15g　萹蓄15g　瞿麦15g　石韦15g　枸杞子20g　山茱萸15g　牡丹皮10g　土茯苓30g　肉桂5g

水煎服。

4）肾阴阳两虚，膀胱湿热

主症：病情迁延，尿频尿急，尿道不适，尿色黄，腰酸痛，两腿软，全身乏力，舌质淡，脉沉。

病机：肾阴阳两虚，膀胱湿热下注，气化失常。

治则：补肾滋阴助阳，清利湿热。

方药：熟地30g　山茱萸20g　枸杞子20g　山药20g　菟丝子20g　附子10g　肉桂10g　白花蛇舌草50g　马齿苋30g　蒲公英50g　双花30g　车前子15g　石韦15g　甘草10g

水煎服。

5）气滞血瘀，膀胱湿热

主症：病程迁延，小便频数，尿色黄，脐下满闷或疼痛。舌质紫或舌边紫，脉沉。

病机：患病日久，血失流畅，脉络瘀阻，膀胱气化不利。

治则：活血疏郁，清利湿热。

方药：桃仁15g　红花15g　丹参20g　当归15g　石韦15g　乌药15g　怀牛膝15g　金钱草30g　川楝子20g　琥珀末5g（冲）

水煎服。

（3）恢复期：此期为邪去正复之调理阶段，病人出现一派虚象，故治以扶正固本，增强机体抗御病邪能力。此期的扶正治疗，对减少复发是十分必要的。临床分为二型，即肾阳不足，膀胱气化失司及脾虚气陷，膀胱失约型。

1）肾阳不足，膀胱气化失司

主症：小便频数，尿色清，尿有余沥，腰痛，四肢倦怠。舌质淡润，脉沉迟。

病机：肾阳虚，膀胱不得温煦，气化失司。

治则：温补肾阳，气化固涩。

方药：熟地黄20g　山茱萸20g　山药20g　益智仁15g　桑螵蛸15g　补骨脂15g　生龙骨20g　生牡蛎20g　甘草10g

水煎服。

2）脾虚气陷，膀胱失约

主症：尿液不尽，点滴而出，小便坠胀，迫注肛门，少气懒言，精神倦怠。舌苔白，脉弱无力。

病机：脾虚气陷，无力下及洲都，膀胱失约。

治则：补中益气升阳。

方药：黄芪 30g　党参 20g　升麻 10g　白术 10g　柴胡 15g　当归 15g　陈皮 15g　麦门冬 15g
五味子 10g　甘草 10g

水煎服。

病案举例 1

姜某，女，50 岁，市政府幼儿园，2001 年 4 月 3 日初诊。

主诉：小便频数 1 年余。

病史：患者 1 年余前出现尿频，经抗感染治疗后患者上述症状好转，后仍出现尿频数，夜间尤甚，腰痛，下肢轻度浮肿，畏寒甚重，小腹冷，不敢在室内穿拖鞋，尿中红细胞 20～30 个/HP，白细胞 30～40 个/HP，诊断尿路感染，一年来不断用中西药治疗，尿化验时重时轻，反复不愈，而且用药后经常出现药疹。病人面容虚浮，苦于小便频，乏力倦怠，遇劳加重，腰痛，咽干，口干，手心发热，小腹发凉坠胀，舌体胖，白苔，脉沉。

西医诊断：慢性肾盂肾炎。

中医诊断：劳淋。

证型：气阴两虚，膀胱湿热。

治法：益气养阴，清热利湿解毒，温肾以固摄扶正。

拟方：黄芪 30g　党参 20g　石莲子 15g　地骨皮 15g　柴胡 15g　茯苓 15g　麦门冬 15g　车前子 15g
茅根 30g　小蓟 30g　山茱萸 20g　山药 20g　益智仁 15g　补骨脂 15g　桑螵蛸 15g　双花 30g　蒲公英
30g　茴香 15g　肉桂 10g　甘草 15g

二诊　4 月 10 日。服药 7 剂，小腹觉暖，全身有力，怕冷轻，小便频亦减，尿后仍有尿意。拟方：

黄芪 30g　党参 20g　石莲子 15g　花粉 15g　地骨皮 15g　知母 15g　麦门冬 15g　柴胡 15g　车前子
15g　茅根 30g　蒲公英 30g　双花 30g　茴香 15g　肉桂 10g　补骨脂 15g　益智仁 15g　桑螵蛸 15g　山
茱萸 20g　山药 20g　菟丝子 20g　甘草 15g

三诊　4 月 17 日。诸症均减轻，现怕冷减，小便后仍有尿急，小腹胀，脚凉，全身较前有力，脉沉舌苔已化。拟方：

益智仁 20g　乌药 15g　山药 20g　补骨脂 25g　肉桂 10g　桑螵蛸 15g　车前子 15g　巴戟 15g　山茱
萸 15g　蒲公英 30g　双花 30g　黄芪 30g　党参 20g　石莲子 15g　地骨皮 15g　柴胡 15g　麦门冬 15g
覆盆子 15g　茴香 15g　瞿麦 15g　甘草 15g

四诊　5 月 14 日。服药 14 剂，5 月 11 日尿检红、白细胞俱转阴，全身有力，小便频症状大轻，仍小便后有尿急，腰未痛，荨麻疹未发作，自述全身沉重，服此药全身疏松，沉重感全除，为一年来无有之现象，仍以上方加减治疗。拟方：

黄芪 30g　党参 20g　石莲子 15g　地骨皮 15g　柴胡 15g　麦门冬 15g　茯苓 15g　白花蛇舌草 30g
双花 30g　连翘 20g　天花粉 15g　双花 30g　瞿麦 20g　萹蓄 20g　覆盆子 20g　桑螵蛸 20g　益智仁 15g
巴戟天 15g　补骨脂 15g　山茱萸 15g　枸杞 15g　茴香 15g　肉桂 10g　甘草 15g

五诊　6 月 5 日。服药 14 剂，荨麻疹未发作，全身明显有力，腰未痛，且觉有力，小便频大好，怕凉已除，脉象沉滑。拟方：

黄芪 30g　党参 20g　石莲子 15g　地骨皮 15g　柴胡 15g　麦门冬 15g　茯苓 15g　白花蛇舌草 30g
双花 30g　连翘 20g　益智仁 20g　乌药 15g　补骨脂 15g　覆盆子 15g　山茱萸 15g　枸杞 15g　茴香 15g
肉桂 10g　天花粉 15g　瞿麦 20g　巴戟天 15g　肉苁蓉 15g　甘草 15g

六诊 7月3日。服药14剂，荨麻疹未发作，全身有力，精力好，小便已无频急，腰过劳稍酸，脉沉有力，舌体见小。嘱其再服若干汤剂以巩固疗效，拟方：

黄芪30g 党参20g 石莲子15g 地骨皮15g 茯苓15g 益智仁20g 补骨脂15g 覆盆子15g 巴戟天15g 肉桂10g 茴香15g 乌药15g 麦门冬15g 白花蛇舌草30g 双花30g 天花粉15g 柴胡15g 枸杞子20g 山茱萸20g 肉苁蓉15g 甘草15g

按 本案劳淋，属转化期气阴两虚膀胱湿热证，本证型临床最为常见。气阴两虚，湿热留恋，更易致劳淋反复发作。方中黄芪、党参、茯苓、甘草补脾益气，合麦门冬、地骨皮、石莲子养阴而清心火，增双花、车前子清利下焦湿热，解毒通络，共奏益气养阴，清利湿热之功效，患者面容虚浮，苦于小便频，故加山药、益智仁、桑螵蛸、补骨脂温阳化气行水缩尿，本方扶正驱邪，恰中病机，不仅近期疗效好，远期疗效亦较为理想。

病案举例2

苑某，女，25岁，2005年8月17日初诊。

主诉：反复腰痛，尿频，尿痛3年余。

病史：病人3年前出现腰痛、尿频、尿痛，化验尿常规白细胞计数不详，曾在多家医院诊治，诊断尿路感染，经用抗生素后得以缓解，但病情时有复发，复检尿常规白细胞多少不一，7月29日查双肾B超示：双肾盂排列不规整，右肾0.4cm小结石，8月9日化验尿常规：蛋白±、白细胞3+、白细胞32个/μl、上皮30/μl。为求诊治，故来门诊。现病人腰痛，尿频，便溏，4~5次/日，畏寒乏力，小腹不适，痛经，手足心热。察其：舌淡苔白，脉沉细。

西医诊断：慢性肾盂肾炎。

中医诊断：劳淋（气阴两虚，湿热内蕴）。

治法：益气养阴，清热利湿，温阳化气。

方药：清心莲子饮加减：

黄芪30g 太子参20g 石莲子15g 地骨皮15g 柴胡15g 茯苓15g 麦门冬15g 车前子15g 瞿麦20g 萹蓄20g 肉桂10g 益智仁15g 茴香15g 甘草15g 杜仲15g 巴戟天10g 白花蛇舌草30g

14剂，水煎服，日1剂，2次服。

二诊 服药14剂后，患者腰痛，尿痛，尿频，尿有余沥，尿黄等症状减轻，咽中如有异物，白带色黄，口干，便溏，4~5次/日。实验室检查：尿常规：白细胞208/μl（0~12个/HP）、蛋白-、潜血-。舌暗红苔薄黄，脉沉细。湿热之邪渐祛，余邪仍盛，膀胱气化功能失司，故腰痛，尿痛，尿频，尿有余沥；湿热上蒸，故咽中如有异物，口干；湿热下注则白带色黄，舌质暗红，苔黄，仍为湿热内盛之象，脉沉细为虚寒，阳气鼓动无力之象，故用药加大清热利湿之品，佐以辛味之药以防苦寒伤阳。仍守原方，以清心莲子饮加减：

黄芪40g 太子参20g 石莲子15g 地骨皮15g 柴胡15g 茯苓15g 车前子20g 麦门冬20g 瞿麦20g 萹蓄20g 败酱草30g 双花30g 蒲公英30g 川椒15g 附子10g 桂枝15g 重楼30g 半枝莲30g 甘草20g 白花蛇舌草30g

14剂，水煎服，日1剂，2次服。

三诊 服药14剂后，腰酸痛，尿黄，便溏，3次/日，尿频缓解，咽中异物感消失，咽红，稍有畏寒乏力。实验室检查：尿常规：白细胞3个/μl、上皮细胞99个/μl、蛋白-、红细胞0个/μl。舌红苔白厚，脉细。湿热之邪渐祛，便溏、畏寒乏力、脉细为仍有气阴两虚、阳气虚寒之象、继用原法以巩固疗效。方药：

黄芪40g 太子参20g 石莲子15g 地骨皮15g 柴胡15g 茯苓20g 麦门冬15g 车前子20g 菟丝子20g 女贞子20g 双花20g 连翘20g 瞿麦15g 萹蓄15g 蒲公英20g 半枝莲20g 茴香15g 桂枝15g 附子10g 薏苡仁30g 白术15g 白花蛇舌草20g

30剂，水煎服，日1剂，2次服。

四诊 服药 30 剂后,仍有腰痛,活动后加重,但无尿痛,尿频、畏寒。实验室检查:尿常规:(-)。舌淡红苔白,脉沉。湿热之邪渐祛,正气渐复,此次复诊以腰痛为主,且活动后加重,非湿热蕴结,肾虚之痛,为风寒外感之故,故治以温阳活血为主以治腰痛。方拟川芎肉桂汤加减:

川芎 15g　肉桂 10g　秦艽 15g　独活 15g　桃仁 15g　赤芍 15g　丹参 15g　附子 10g　败酱草 30g　薏苡仁 30g　地龙 15g　当归 20g　怀牛膝 15g　桑寄生 15g　双花 30g　黄芪 30g　石莲子 15g　地骨皮 15g　甘草 15g　白花蛇舌草 30g

30 剂,水煎服,日 1 剂,2 次服。

五诊 服药 30 剂,患者腰痛、尿痛、尿频、畏寒症状均已缓解,未再复发,治疗痊愈。

本案病例是由于病久失治反复发作不愈,感受湿热之邪,蕴结体内,下注膀胱,膀胱气化功能失常,故见尿痛、尿频;湿热之邪蕴久,耗气伤阴,气虚推动无力,阴虚濡养失职,故见乏力;腰为肾之府,肾阴虚故见腰痛;气虚行水无力则周身浮肿;气虚日久及阳,阳气亦虚,虚寒内生,故见畏寒、小腹不适、痛经;手足心热为气阴两虚之象,舌淡红、苔白、脉细滑为气阴两虚、湿热内蕴之象。张琪教授在治疗此二病例时一直以清心莲子饮为主加减治疗。清心莲子饮出自《局方》,原方以石莲子为君,取清心火养脾阴之作用。黄芪、党参补气升阳,地骨皮、麦冬滋阴,黄芩清上焦心肺之热,肺热清则清肃下行,车前子、茯苓淡渗利湿,柴胡以疏散肝胆之郁热。补气与养阴、清热利湿相辅相成。

一诊因患者有腰痛之症张琪教授在原方基础加用杜仲、巴戟天以补肾,出现阴损及阳之畏寒、小腹不适、痛经而加肉桂、益智仁、茴香以温阳。二诊因患者湿热渐化,但余邪仍盛而加大清热利湿之药,同时防过寒伤阳而反佐辛温之川椒、附子。三诊湿热之邪渐祛,出现便溏、畏寒乏力之症,但脉细为仍为气阴两虚,同时挟有阳气虚寒之象,故在原方基础上更加入温阳健脾之品。至此本病治疗已经痊愈,唯留有腰痛之症,此非湿热蕴结、肾虚之痛,乃为风寒外感之故,故治以温阳活血之川芎肉桂汤治之,此后随访未再复发。从此病案中我们可以明白气阴两虚湿热内蕴之劳淋较为缠绵,病程较长,治疗困难,该患先后服用汤剂 60 余剂方为痊愈,在治疗过程中张琪教授紧守病机,抓住主症,本着"有是证、用是方"的原则,加减治疗效果显著。提示我们在治疗中在病机未变的前提下要能够守方治疗,不要轻易改变治疗原则而不停地换方。在四诊中因患者腰痛已不是气阴两虚湿热内蕴之病机,转为风寒之腰痛,故改用川芎肉桂汤治疗而获效。充分体现了张琪教授辩证准确,用方灵活的特点。

病案举例 3

陈某,男,76 岁,2004 年 3 月 23 日初诊。

主诉:尿频、尿有余沥伴尿等待 10 年。

病史:既往有前列腺增生病史约 10 年,排尿无力,尿等待,尿有余沥。近日上述症状加重,尿少涩痛,小腹胀满,入夜加重,伴畏寒,周身轻度浮肿,舌苔白腻,脉沉。尿常规:白细胞 8~12 个/HP。B 超:双肾正常、膀胱有少许残余尿。

西医诊断:前列腺增生并发尿路感染、尿潴留。

中医诊断:劳淋(肾阳虚衰、膀胱湿热、气滞血瘀)。

治法:温肾利水,清热利湿,行气活血。

方药:桂枝 15g　茴香 15g　茯苓 20g　泽泻 20g　车前子 30g　瞿麦 20g　萹蓄 20g　滑石 20g　猪苓 15g　土茯苓 30g　萆薢 20g　桃仁 15g　红花 15g　赤芍 15g　生甘草 15g

7 剂,水煎服,日 1 剂,分 2 次服。

二诊 3 月 30 日。服药 7 剂,尿量较前增多,小腹胀满减轻,尿流仍细,周身浮肿减轻,舌质暗,舌苔腻,脉沉。方药:

桂枝 20g　白术 20g　茯苓 20g　茴香 15g　葫芦巴 15g　车前子 30g　瞿麦 20g　萹蓄 20g　石韦 20g　滑石 20g　泽泻 20g　橘核 15g　桃仁 15g　红花 15g　申姜 15g　葛根 20g　丹参 15g　乳香 10g　当归 15g　甘草 15g

21 剂,水煎服,日 1 剂,分 2 次服。

三诊　4月20日。服药21剂，排尿自觉通畅，尿量明显增多，浮肿消失，仍有轻度小腹胀满畏寒，舌苔白腻减轻。前方加广木香15g、干姜15g。

四诊　4月27日。服药7剂，服药2剂时腹中肠鸣不适感，继服则消失。排尿自觉通畅，但仍有余沥不尽，腹仍胀满畏寒，舌苔白腻，脉沉。仍用前法，加重行气散寒之药。方药：

橘核15g　乌药15g　厚朴15g　陈皮15g　白术15g　砂仁15g　泽泻15g　葫芦巴15g　干姜10g
鸡内金15g　瞿麦15g　萹蓄15g　滑石15g　益智仁15g　熟地黄10g　巴戟天10g　车前子15g

14剂，水煎服，日1剂，分2次服。

五诊　5月11日。服前方尿余沥症状减轻，腹胀满畏寒均减轻，继服前方。方药：

橘核15g　乌药15g　厚朴15g　陈皮15g　白术15g　砂仁15g　泽泻15g　葫芦巴15g　干姜10g
鸡内金15g　瞿麦15g　萹蓄15g　滑石15g　益智仁15g　熟地黄10g　巴戟天10g　车前子15g

14剂，水煎服，日1剂，分2次服。

六诊　5月25日。排尿已通畅，但仍有余沥，脘腹有时胀满，脉沉，舌白。继服前方加减。方药：

橘核15g　乌药15g　川楝子15g　附子10g　肉桂10g　白术15g　茯苓20g　猪苓15g　泽泻15g
桂枝15g　瞿麦20g　萹蓄20g　车前子20g　甘草15g

14剂，水煎服，日1剂，分2次服。

七诊　6月8日。小便通利，小腹胀已轻，全身有力，舌苔白，脉沉。肾虚为主、湿热留恋，治以助阳滋阴、清热利湿，兼以行气法巩固疗效。方药：

熟地黄20g　山茱萸20g　附子10g　茯苓20g　猪苓15g　泽泻15g　白术15g　瞿麦20g　萹蓄20g
车前子15g　地肤子15g　川楝子15g　乌药15g　橘核15g　甘草15g

14剂，水煎服，日1剂，分2次服。

按　病人素体阳虚或过用寒凉药伤及阳气，肾阳虚衰，气化失司，膀胱开合无度则尿少而频、尿有余沥、尿等待，肾阳虚不能温煦下元则小腹胀满、畏寒，湿邪留恋四肢则周身浮肿，湿邪阻碍气机，气滞血瘀，不通则痛，故尿涩痛，舌苔白腻、脉沉为肾阳虚衰，湿邪留恋之象。方中桂枝可入膀胱经，其温通经脉、助阳化气以行水湿之邪，茴香主入肝肾经长于温肾行气止痛，二药相配共奏温补肾阳、行气利水之功，茯苓、泽泻、车前子、瞿麦、萹蓄、滑石、猪苓、土茯苓、萆薢共为利水除湿、清热通淋，桃仁、红花、赤芍活血化瘀。此方重在利水除湿、清热通淋，次在温阳活血，故二诊、三诊时病人尿量增加，小腹胀满减轻，浮肿消失，此乃湿邪减去，肾阳之气未全复，故加用干姜、葫芦巴、申姜温补肾阳，葛根、丹参、乳香、当归活血化瘀，橘核、木香行气，四诊、五诊时病人腹中肠鸣不适为脾胃虚弱之象故用陈皮、白术、砂仁、鸡内金等药健脾和胃，因腹满畏寒而加用益智仁、熟地黄以温补肾阳。六诊、七诊时上症余留，仍以前法治之，只有少许温阳行气之变化，如桂枝、山茱萸、川楝子等，直至病情治愈。此病人年老体衰，病程长、病机复杂，故治疗上张老紧抓主证，固定治法，在大法不变治疗主症的前提下，随症加减治疗兼症即可收效。

病案举例4

李某，女，44岁，工人，2001年8月15日初诊。

主诉：患者反复尿频、尿急、尿痛3年余。

病史：尿路感染反复发作3年余，发作时出现尿频、尿急、尿痛症状，每1~2个月必发作一次。近半年加重，开始用西药抗生素治疗有效，近半年来用之则无明显效果，故来中医门诊就诊。现症：腰酸痛无力，下肢无力，小便频，尿道灼热痛，少腹痛，五心烦热，口干咽干，舌红苔薄少津，脉细数。

辅助检查：尿常规：白细胞20~30个/HP。

西医诊断：慢性肾盂肾炎。

中医诊断：劳淋（肾阴虚内热，膀胱湿热）。

治则：宜补肾阴，清相火，利湿热法。

方药：生地黄20g　熟地黄20g　山茱萸20g　山药15g　茯苓15g　牡丹皮15g　泽泻15g　知母15g　黄柏10g　女贞子15g　枸杞15g　龟板15g　车前子15g　瞿麦15g　土茯苓20g　萆薢15g　甘草15g　水煎，日2次，温服。

二诊　服上方14例，尿道灼热痛大轻，夜能入睡，小便频亦减轻，五心烦热均明显减轻。舌仍红但有津，脉稍有缓象。此阴分渐复，虚热见轻之佳兆。继续用前方不变。

三诊　服上方21剂，诸症俱除，尿常规：白细胞2～4个/HP，脉缓，舌正红润，嘱停药观察。2002年3月复诊诸症未犯。

按　本病例西医诊断慢性肾盂肾炎，经用抗生素，初期有效，反复发作，继续用之则无效，除小便频急痛外，腰酸痛、双下肢乏力、五心烦热、舌红、脉象细数。辨证为肾阴虚虚火内生，肾与膀胱相表里，膀胱阴分不足，挟有湿热，故用知柏地黄汤滋补肾阴以平相火，龟板、女贞子、枸杞皆为滋补肾阴之要药，资助地黄汤补肾阴制相火，所谓"壮水之主，以制阳光。"瞿麦、车前子、萆薢、土茯苓清利湿热。本病之所以反复发作，不能根治者，主要在于肾阴亏耗、正气不足、不能御邪。故以大补真阴为主，辅以祛邪之剂，标本兼顾，以扶正为主，方能达到根治之目的。

病案举例5

苏某，女，43岁，2005年12月14日初诊。

主诉：患者反复尿频、尿痛3年余。

病史：病人3年前出现尿频、尿痛，当时尿常规白细胞20～30个/HP，曾在多家医院诊治，诊断尿路感染，经用抗生素后得以缓解，但每遇劳累即复发，复发时尿常规白细胞5～40个/HP，潜血±～++，为求中西医结合治疗而来门诊。现症见时有尿痛、尿频、腰痛、乏力，察其舌质淡红、苔薄白，脉沉细。12月9日化验尿红细胞形态示：红细胞30～40个/HP，皱缩红细胞0.8以上。

西医诊断：尿路感染。

中医诊断：劳淋（肾阴不足，膀胱湿热）。

治法：滋阴补肾，清热利湿。

方药：加减知柏地黄丸：

熟地黄25g　山茱萸20g　山药20g　茯苓15g　牡丹皮15g　泽泻15g　知母15g　黄柏15g　龟板20g　女贞子20g　旱莲草20g　小蓟30g　白茅根30g　金银花30g　连翘20g　白花蛇舌草30g　蒲公英30g　竹叶15g　滑石20g　甘草15g　瞿麦20g　萹蓄20g

21剂，水煎服，日1剂，2次服。

二诊　服用前方21剂后，尿频、尿痛明显好转，但有排尿不适、尿不净，时有腰痛，仍乏力，时有气短、目胞及双下肢浮肿。尿中红细胞8～12个/HP。湿热之邪渐除，阴损及阳，伴肾阳虚气化无力，水液不行，故见浮肿、尿不净。治应补气养阴、清热利湿，佐以温阳。方拟清心莲子饮加减：

黄芪40g　党参20g　石莲子15g　地骨皮15g　柴胡15g　茯苓15g　麦冬15g　车前子20g　益母草30g　金银花30g　连翘20g　小蓟30g　白茅根30g　龟板20g　女贞子20g　旱莲草20g　桂枝15g　茴香15g　巴戟天15g　益智仁15g　甘草15g　白花蛇舌草30g

14剂，水煎服，日1剂，2次服。

三诊　服前方14剂仍有排尿不适，时有腰痛、乏力，余症不显，尿红细胞3～5个/HP。效不更方，续服21剂诸症消失。

按　感受湿热之邪，下注膀胱，膀胱气化功能失常，故见尿痛、尿频；湿热之邪蕴久，耗气伤阴，气虚推动无力，阴虚濡养失职，故见乏力、腰痛。张琪教授通过临床观察总结出本虚标实、虚实夹杂，是劳淋的特点。根据其发病的特点分三期论治。本病例属于转化期气阴两虚、膀胱湿热证。予熟地黄、山茱萸肉、山药滋补肾阴，茯苓、牡丹皮、泽泻以泻虚火，知母、黄柏、龟板、女贞子、旱莲草滋阴清热，白茅根、金银花、连翘、白花蛇舌草、薄蒲公英、竹叶、滑石、瞿麦、萹蓄解毒清热利湿通淋。继予清心莲子饮加减补气养阴清热利湿，佐以双花、连翘、白花蛇舌草清热解毒；桂枝、茴香、巴戟天、益智仁温阳助膀胱气化。补气与养阴、清热利湿、解毒温阳同用，扶正祛邪兼顾，取得良好的临床疗效。本病例虚实寒热错杂，正虚邪恋，病情缠绵难愈，以扶正祛邪为治疗原则。

病案举例6

汤某，女，20岁，2003年5月2日初诊。

主诉：阵发性尿频、低热10年。

病史：1993年因劳累出现尿频，低热37.3~37.6℃，曾于某医科大学第二附属医院就诊，未查明原因，用多种抗生素治疗无效，故未再诊治。上年9月于黑龙江省中医医院查尿常规：有红细胞、白细胞、具体数值不详，服三金片后发热腰痛缓解，后又复发，晨起36.8℃、夜37.1~37.2℃，尿菌培养：葡萄球菌+、未应用敏感药物，现自觉身热、手心多汗，胸闷、倦怠、乏力，尿黄、体瘦、尿频，舌质淡红、体大、苔白厚满布，脉弱。

西医诊断：尿路感染。

中医诊断：劳淋（中气不足，挟有湿热）。

治法：益气升阳除湿，佐以收涩。

方药：升阳益胃汤加味：

西洋参15g 黄芪30g 白术15g 黄连10g 半夏15g 陈皮15g 茯苓15g 泽泻15g 防风15g 独活15g 柴胡15g 白芍15g 生姜15g 大枣5个 土茯苓20g 萆薢20g 桑螵蛸15g 益智仁15g 黄芩10g 甘草15g

水煎服，日1剂，2次服。

二诊 2003年5月9日。服药后身热，乏力减轻，休息后36.8~36.9℃，活动及劳累后37.1℃，尿黄、尿频，舌质淡红、体大、苔白厚满布，脉弱。继续以上法上方加减治疗。

方药：西洋参15g 黄芪30g 白术15g 黄连10g 半夏15g 陈皮15g 茯苓15g 泽泻15g 防风15g 独活15g 柴胡15g 白芍15g 生姜15g 大枣5个 桑螵蛸15g 益智仁15g 黄芩10g 甘草15g 生龙骨20g 补骨脂10g 山药20g 青蒿15g

7剂，水煎服，日1剂，2次服。

三诊 2003年5月16日。午后至睡前36.9~37.0℃，余早晚36.3~36.4℃，入睡困难，尿频减轻，手心汗出，自觉身热，舌质淡红、体大、苔白厚，脉弱。病情缓解、上方加安神之药。

方药：黄芪40g 西洋参15g 白术15g 黄连10g 半夏15g 陈皮15g 茯苓15g 泽泻15g 防风15g 独活10g 柴胡15g 白芍15g 生姜15g 大枣5个 枣仁20g 远志15g 茯神15g 石菖蒲15g 五味子15g 夜交藤30g 补骨脂15g 桑螵蛸15g 益智仁15g 甘草15g

水煎服，日1剂，2次服。

四诊 2003年5月23日。药后排卵期体温37.1~37.4℃，余体温正常，尿频症状消失，手心汗出，无身热，舌质淡红、体大、苔白厚，脉弱。于上方加柏子仁15g、黄芩15g、青蒿15g，减补骨脂、桑螵蛸、益智仁、茯神。

五诊 2003年6月6日。近日劳累后体温36.8℃，今日体温36.3℃，晚睡眠转佳，手心多汗，舌质淡红、苔白厚，脉弱。病已经痊愈，上方续服14剂以巩固疗效。

按 根据舍脉症，诊断为劳淋，内伤发热，过劳导致脾胃气虚，清阳不升，阴火上乘而发病。《脾胃论》："脾胃气虚，则下流于肾，阴火得以乘其土位"。脾主运化水湿，脾虚湿停，湿热内生。气虚发热觉身热；脾气虚不能化生水谷精微，脏腑经脉失于充养，出现倦怠、乏力；湿热内蕴则胸闷；热生于内，故尿黄、体瘦、尿频舌质淡红、体大、苔白厚满布、脉弱为中气不足，挟有湿热之象。治以甘温除热，益气除湿，方选升阳益胃汤加味。方中西洋参、黄芪、白术益气健脾；黄连、黄芩清热泻火；防风、柴胡、独活升阳散风除湿；半夏、陈皮、茯苓、甘草燥湿；生姜、大枣和胃；泽泻、土茯苓、萆薢、桑螵蛸、益智仁清热利湿、收涩。二诊时病人劳累后体温上升是为阳气不足之象，《内经》："阳气者、烦劳则张"。

故减去土茯苓、革薢除湿之药，加用补骨脂、山药补肾壮阳、补脾益气，青蒿辛香透散，清透未清之余热。因此三诊时病人体温几近正常，但入睡困难，故去青蒿加枣仁、远志、茯神、石菖蒲、五味子、夜交藤养心安神。四诊病人排卵期体温仍高于正常，说明体内仍有余热，故加黄芩、青蒿，尿频消失减桑螵蛸及益智仁、服用此方直至病愈。与其他病例相比，虽都为劳淋，但病机却完全不同，此为脾胃气虚，清阳不升，阴火上乘而发病，用升阳益胃汤奏效。此病例体现了张老中医功底深厚，知识渊博，临症时辨证灵活准确，同病异治，不拘泥于一种或几种常用形式，故每治必效。

（三）张琪从寒淋、气淋论治再发性尿路感染

1. 寒淋

因肾阳式微，命火不足，复感寒邪，膀胱虚冷，下腹寒凉，男性多见阴囊潮湿，女性多伴见白带淋漓，小便寒凉，淋漓不尽，频数兼有涩痛，腰脊酸痛畏寒，舌滑润，脉沉迟。叶天士谓此病皆因"肾气不摄，症见腰酸、尿有余沥或血淋管痛，每溺或大便坠下更甚，用金匮肾气丸治之。"余治此病辨证与辨病相结合，证属于肾气虚寒为肾阳式微，抗御外邪之力不足，故一见寒冷即发作，或遇气候温度下降，寒流突袭击，不胜其寒而发作，可见人体之阳气不足。正如《诸病源候论》说："寒淋者，……由肾气虚弱，下焦受于冷气，入胞与正气交争，寒气胜则战寒而感淋。"每见此类患者痛苦缠绵，终年不愈。

（1）温肾汤治寒淋

方药：附子 15g　肉桂 10g　茴香 15g　补骨脂 15g　桑螵蛸 15g　山茱萸 15g　熟地黄 15g　马齿苋 20g　败酱草 20g　甘草 15g

水煎，日 2 次，温服。

附子、肉桂温阳祛寒，为治寒淋之主药；茴香、补骨脂、桑螵蛸具有温肾摄纳效果，用以治疗小便淋漓频数，摄纳固摄，虚寒下元失禁者，为不可缺之药，与桂附配伍相得益彰；山茱萸、熟地黄为补肾阴之品，则防助阳有伤阴液，如张景岳所谓：善补阳者，必于阴中求阳之意，以保持阴阳互根，为此病正本之治；败酱草、马齿苋为清热解毒之剂，于大补温阳药中加入少量清热解毒之品，为余治疗本病之心得，屡用之以奏效。

病案举例

刘某，女，65 岁，家庭妇女。2009 年 9 月 15 日初诊。

主诉：反复尿频 10 余年。

病史：患者患慢性肾盂肾炎 10 余年，反复出现尿频症状，经中西医药治疗，终未获得根治，不断反复发作，近一年来加剧，小便频数，夜 7～8 次，小腹痛，尿道痛，小便频而不爽，小腹及下肢寒凉，周身畏寒，每遇寒则小便遗不禁，给某医院检查尿检：白细胞 3+，红细胞 3～5 个/HP，尿潜血+。诊断：慢性肾盂肾炎。用多种抗生素治疗均未效，来中医就诊。

西医诊断：慢性肾盂肾炎。

中医诊断：寒淋（为肾阳素虚，复感寒邪，膀胱虚寒气化失司，宜温肾阳、祛寒湿法）。

方药：附子 15g　肉桂 10g　茴香 15g　益智仁 15g　桑螵蛸 15g　补骨脂 15g　巴戟天 15g　山茱萸 15g　熟地黄 15g　败酱草 20g　双花 20g　瞿麦 15g　马齿苋 20g　甘草 15g

水煎，日 2 次，温服。

二诊　10 月 5 日。服药 14 剂，诸症皆明显减轻，尤其以小便频数，小腹寒凉大见好转，尿常规未检，嘱其继续服上方不变。

> 三诊 10月20日。病人继续服上方14剂，诸症均愈，唯口稍干，咽部亦干，尿检：白细胞转阴，红细胞2～3个/HP。自觉全身有力，少腹温暖，小便正常，唯口干舌干，脉象滑，此湿热伤阴之兆，前方去附子，加天花粉15g、知母15g，嘱继续服7剂，可停药观察。远期追踪未再复发。

（2）加味肾气汤治寒淋

熟地黄20g 山茱萸20g 山药15g 茯苓15g 泽泻15g 牡丹皮15g 附子10g 肉桂10g 巴戟天15g 肉苁蓉15g 桑螵蛸15g 补骨脂15g 天花粉15g 桔梗15g 知母15g 甘草10g

水煎，日2次，温服。

本方以金匮肾气丸加味主治寒淋，原方加巴戟天、肉苁蓉、桑螵蛸、补骨脂，肾气丸在《金匮要略》治："男子消渴，小便多，以饮一斗，小便一斗。"病因为肾虚，阳气衰微，命火不足，既不能蒸腾，津液上升，又不能化气以固摄，故口渴多尿，饮一溲一，阳气衰微，全身及四肢得不到温煦，故出现形寒肢冷，尤其以腰为肾之外侯，脊为督脉所司，由于肾阴气不足故出现腰酸脊冷。本方阴阳俱补，但温阳之力不足，故加入巴戟天、肉苁蓉、补骨脂、桑螵蛸以温阳固摄。

原方治小便多、口渴、消渴下消，本方以之治疗寒淋，似相矛盾，不知肾阳虚，膀胱虚冷，由于温煦气化功能失调，则小便淋涩不畅而急、点滴而下，少腹四肢寒凉怕风，舌滑润，脉沉迟，必须温补肾阳，膀胱气化功能得阳气之温煦，方能得到通调。此异病同治之列。

病案举例

王某，女，50岁。2009年7月26日初诊。

主诉：反复尿频，小腹痛10年。

病史：患慢性肾盂肾炎10年，反复出现尿频，小腹疼痛，初用中西医治疗有缓解，不久又复发，屡愈屡发，继续用抗生素等药物治疗均无效。病人口渴，阴道干涩痛引少腹，畏寒，腰脊酸痛，小腹、阴道痛，夜不能眠，尿检：大量白细胞。舌润，脉沉。此属肾阳虚，失于温摄，以加味肾气汤主治：

熟地黄20g 山茱萸20g 山药20g 茯苓15g 牡丹皮15g 泽泻15g 附子10g 肉桂15g 巴戟天15g 肉苁蓉15g 桑螵蛸15g 补骨脂15g 天花粉15g 桔梗15g 知母15g 麦冬15g 甘草15g

水煎，日2次，温服。

二诊 8月17日。服上方21剂，全身有力明显，小便频数亦大减，腰脊酸痛亦有大减轻，但仍小便痛，继续以上方加瞿麦15g、车前子15g。

8月31日服药14剂，尿频大为减轻，每夜3次排尿，尿道痛亦大轻，继续以上方服14剂。

三诊 10月6日。一直用上方，服药后全身有力，腰脊已经不痛，两腿亦有力，小有室外活动，排尿亦不频，排尿正常，唯独阴道痛，服前方后即减轻，夜能入睡，不受影响，但阴道好到一定程度，再连续服此药再无进一步好转，现除阴道痛外，口干，舌少泽舌尖赤，脉稍数。结合脉证分析，此病本属寒淋，肾阳式微，连续服上方50余剂，阳气复，阴霾消，诸症皆除，唯独尿道痛干扰，夜不能寐，服此药，阴痛已经减轻，夜间能入睡，但阴道痛与阳虚有关。李时珍《本草纲目》谓："巴戟天能治阴道痛"。余亦曾用附子治阴寒盛，阳气式微之阴痛，有良效。唯独此病例，辨证属于寒淋，用温阳药后，诸症皆效，阴痛亦效，唯独不能根除。连服数剂后，舌尖红干，脉小数，为助阳伤阴之侯。宜益气滋阴，辅以温阳，加入清热解毒法治疗。方药：

黄芪40g 党参20g 麦门冬20g 生地黄15g 石莲子20g 地骨皮15g 柴胡15g 双花30g 马齿苋20g 蒲公英30g 败酱草20g 巴戟天15g 仙灵脾15g 肉桂7g 附子7g

水煎，日2次，温服。

四诊 11月15日。自述服上方，尿道痛即进一步明显减轻，口干苦等症状均好转，脉象仍小数，舌薄苔少津，继续以上方不变。

后以此方化裁治疗，2010年2月15日复诊，阴痛基本消除，诸症皆愈。此病例为余治疗慢性肾盂肾炎患者中最为顽固之一例，但经较长期治疗，按阴阳转化之理论治疗终获治愈。

2. 气淋

（1）疏郁通淋饮治气淋

桃仁15g　红花15g　当归15g　丹参20g　乌药15g　川楝子20g　金钱草30g　怀牛膝15g　川木通15g　沉香10g

水煎，日2次，温服。

治疗小腹胀满或胀痛，小便不畅滞涩胀痛，一经嗳气或矢气后小便可一时通畅，亦有胁肋连腹，小腹胀痛，舌苔白舌质紫，脉弦滑或数。病机为肝气郁滞，日久气郁血瘀，脉络瘀阻，膀胱气化不利。治法：疏郁活血，清利湿热。

气淋日久多导致血瘀，此类淋证用疏肝理气固为正治，然与活血化瘀之药同用则疗效弥佳，此余多年来经验，方中乌药入膀胱，功能顺气开郁，性温治小便频数、淋漓不畅；沉香降气温中，主治脘腹胀满、腰膝虚冷、大便虚秘、大腹虚秘、小便气淋，二药合用温中行气；川楝子性寒入肝肾小肠经，功能除湿热、清肝火、行气止痛，治胁痛疝痛，与沉香、乌药合用，寒热调剂，避免伤阴伤阳之弊；丹参、桃仁、红花、当归养血活血；金钱草入肝胆、肾、膀胱经，功能清热解毒利湿、利水通淋；川木通清热利水通淋；牛膝引诸药下行。

病案举例

刘某某，女，54岁。2009年9月29日初诊。

主诉：反复尿频10余年。

病史：患者患慢性肾盂肾炎10余年，反复出现尿频症状，经治疗时愈时犯，近半年来加重，小腹胀，小便频、涩痛，全身及头面俱胀，下肢轻度浮肿，舌光紫无苔，脉象沉。尿检：白细胞30～40个/HP，菌尿+。

西医诊断：慢性肾盂肾炎。

中医诊断：气淋。

治法：活血化瘀，利水通淋。

方药：桃仁15g　赤芍15g　红花15g　益母草20g　金钱草30g　川木通15g　川楝子20g　乌药15g　沉香10g　怀牛膝15g　车前子20g　甘草15g

水煎，日2次，温服。

复诊 10月14日。服药14剂，全身胀大减，小腹胀亦减轻，小便通利，尿检：白细胞2～3个/HP。自感服药后，全身舒适，嘱其服上方观察。

方书谓气淋分虚实两类。虚者为气虚下陷，小便下坠，淋漓不畅，此类与劳淋相同，可按劳淋重用参芪升柴益气升阳法治疗。实者即属气滞血瘀，膀胱气化受阻，故出现小便不畅通，涩痛等症状。此方疏气活血、清热利水通淋，按此法治疗，效果甚佳。

气淋虽属膀胱气化不利，但其根源当从肝经论治，肝除疏泄胆汁、条达情志、调理脾胃外，又具有调解气机、疏通血液、运行三焦通调水液代谢作用。《内经》谓："上焦如雾，中焦如沤，下焦如渎。"三焦水液之运行，与肝经之疏通畅条达至关重要，膀胱气化不利与肝有密切关系，《灵枢·经脉》谓："肝足厥阴之脉，起于大趾丛毛之际……属肝络胆，上贯膈，布胁肋……循股阴，过阴器，抵小腹……"从经脉络属，除肾与膀胱外，肝与膀胱亦有络属联系，故肝经气血郁滞亦可影响膀胱之气化，故治疗气淋，非利水通淋所能奏效，当于疏肝理气法治疗，方能切中病机。

（2）加味四逆散治疗气淋

方药：柴胡 20g　白芍 20g　枳壳 15g　甘草 15g　川楝子 15g　香附 15g　焦栀子 15g　黄芩 15g　石韦 15g　车前子 15g　王不留行 20g　大黄 5g

水煎，日 2 次，温服。

此方治疗气淋，口干舌燥，胸胁胀满，小腹胀满，小便涩灼热，大便秘。本方以疏肝气为主，四逆散为疏肝之有效方剂加川楝子、香附以助其疏肝之功，其余皆清热利水通淋之剂。焦栀子、黄芩清热，大黄少用更有清热通淋，石韦、车前子清热利水通淋，合之功能疏肝行气清热利水通淋，用于气淋偏于化热者有良好疗效。

病案举例

陈某，女，38 岁，教师。2009 年 10 月 15 日。

主诉：反复排尿不畅 8 年。

病史：患慢性肾盂肾炎 8 年，反复排尿不畅，现小便涩不通畅，色黄灼热，小腹胀满、隐痛，大便秘，久治不愈，尿检：白细胞 30 ~ 50 个/HP，菌尿+。掌心热，脉象沉弦，舌薄苔燥。

西医诊断：慢性肾盂肾炎。

中医诊断：气淋。

治法：疏肝气，清热利水通淋法治疗。

方药：柴胡 20g　枳壳 15g　白芍 20g　川楝子 15g　香附 15g　焦栀子 10g　黄芩 10g　王不留行 20g　大黄 5g　车前子 20g　瞿麦 15g　甘草 10g

水煎，日 2 次，温服。

复诊　10 月 30 日。服药 14 剂，小便通畅，下腹胀满大轻，大便通畅，尿检：白细胞 3 ~ 5 个/HP，嘱其继续服 14 剂。

复诊　11 月 18 日。服药 14 剂，诸症消失，尿检：白细胞 2 ~ 4 个/HP。从而病情缓解。

第十二章 尿路结石

一、现代医学诊治概述

尿路结石是泌尿系统各部位结石病的总称，是泌尿系统的常见病。根据结石所在部位的不同，分为肾结石、输尿管结石、膀胱结石、尿道结石。本病的形成与环境因素、全身性病变及泌尿系统疾病有密切关系。其典型临床表现可见腰腹绞痛、血尿，或伴有尿频、尿急、尿痛等泌尿系统梗阻和感染的症状。

（一）临床表现

尿路结石多发生于中壮年，男性多于女性。尿路结石可能长期存在而无症状。

1. 疼痛

40%~50%的尿路结石患者都有间隙发作的疼痛史，疼痛可表现为钝痛或绞痛。疼痛常位于腰部和腹部，多数呈阵发性，亦可为持续性疼痛，有的仅表现为腰部酸胀不适，活动或劳动可促使疼痛发作或者加重，疼痛常放射至下腹部、腹股沟和股内侧。疼痛发作时患者呈急性病容，蜷曲在床，双手紧压腹部或腰部，甚至在床上翻滚，呻吟不已，严重时面色苍白，全身出冷汗，脉细而速，甚至血压下降，呈虚脱状态，同时伴有恶心、呕吐、腹胀便秘。

2. 血尿

血尿是尿路结石的另一主要症状。疼痛时往往伴有肉眼血尿或镜下血尿，以后者居多，大量肉眼血尿并不多见，体力活动后血尿可加重。

3. 其他症状

尿路结石患者尿中可排出砂石，特别在疼痛和血尿发作时，尿内混有沙粒或小结石，结石通过尿道时，发生阻塞或刺痛。尿路梗阻则可引起肾积水，出现上腹部或腰部肿块。

4. 并发症

尿路结石的常见并发症是梗阻和感染，不少病例因尿路感染症状就医。尿路结石严重的并发症包括：急性肾衰竭（在孤立肾或双肾结石突然发生完全性梗阻时）、脓肿形成、严重的感染，尿瘘形成、输尿管瘢痕形成和狭窄、尿液外渗、尿脓毒病以及长期梗阻引起的慢性肾衰竭。

（二）实验室检查

1. 尿常规检查

85%的尿路结石患者有镜下血尿。出现感染时，可有白细胞增多或脓尿。新鲜尿液沉渣检查时可发现草酸及磷酸盐结晶、尿酸或胱氨酸结晶。远端肾小管酸中毒时，尿 pH >6.0 。

2. 尿细菌培养及药敏实验

对结石成分的判断有帮助，并且对治疗有指导意义。

3. 血液分析

尿路结石的患者，白细胞升高往往提示肾脏及全身感染；红细胞计数降低，则提示慢性疾病状态或严重的活动性血尿。

4. 甲状旁腺功能亢进

患者血甲状旁腺激素增高，甲旁亢并发骨病时，血清碱性磷酸酶升高，骨密度测定可以发现有不同程度的减低。

5. 尿液的特殊检查

①钙、草酸和尿酸：24 小时尿液中上述任一物质增加则患者易患结石；②尿钠、磷：尿钠过多排泄可以导致高钙尿，而磷升高是吸收性高钙尿的有用标志；③枸橼酸盐、镁：枸橼酸和镁是结石形成的重要的化学抑制物，低则预示结石容易形成。

6. 影像学检查

（1）腹部平片：作为初步诊断，常常用腹部平片寻找结石。95% 的结石能够在平片中发现，能够了解结石的位置、大小、数目和可能的成分，在选择治疗方法上起一定作用，但尿酸结石除非钙化，则很难在腹部平片上显示。

（2）尿路造影：静脉尿路造影可以了解肾脏的结构和功能状况，还可发现尿酸性结石、明确输尿管结石和输尿管扩张情况。尿酸结石在造影上表现为充盈缺损。逆行尿路造影多在静脉尿路造影效果不佳时进行，通过膀胱镜向患者输尿管插入输尿管导管，注入造影剂，可以了解肾盏、肾盂和输尿管的情况。但此项检查有一定痛苦，且有逆行感染的危险，不做常规检查。

（3）超声检查：可见点状和团状强回声，后方伴声影，B 超可以发现 X 线不能显示的小结石和阴性结石，或者用于不适宜做尿路造影的患者，可以作为结石检查的首选，且可查出由于结石梗阻引起的肾积水。

（4）CT 扫描：对于 X 线不能显示的小结石和阴性结石可以采用 CT 检查，敏感度为 94% ~ 97%，特异性为 96% ~100%。因此对于大多数患者，CT 能迅速诊断，且不需要造影剂。结石在 CT 上表现为高密度影像，CT 值多为 100~586Hu，且很容易鉴别不透明结石与血凝块或肿瘤。

（三）诊断依据及鉴别诊断

1. 诊断依据

（1）病史和体检：病史中多有典型的肾绞痛和血尿，或曾从尿道排出过结石。查体可发现患侧肾区有叩击痛，并发感染、积水时叩击痛更为明显，肾积水较重者可触及肿大的肾脏，输尿管末端结石有时可经直肠或阴道指检触及。

（2）化验检查：尿液常规检查可见红细胞、白细胞或结晶，尿 pH 在草酸盐及磷酸盐结石患者常为酸性；磷酸盐结石常为碱性。并发感染时尿中出现较多的脓细胞，尿细菌学培养常为阳性，计数大于 $10^9/L$ 以上，并发急性感染及感染较重时，血常规检查可见白细胞总数及嗜中性粒细胞升高。

多发性和复发性结石的病人，应测定血、尿的钙磷值、尿酸值等，以进一步明确结石的病因。

（3）X线检查：是诊断肾及输尿管结石的重要方法，约95%以上的尿路结石可在X线平片上显影。辅以排泄性或逆行性肾盂输尿管造影，可确定结石的部位、有无梗阻及梗阻程度、对侧肾功能是否良好、区别来自尿路以外的钙化阴影、排除上尿路的其他病变、确定治疗方案以及治疗后结石部位、大小及数目的对比等都有重要价值。密度低或透光怀石，加以输尿管、肾盂充气造影，结石则显示更为清晰。

（4）其他检查：B超在结石部位可探及密集光点或光团，合并肾积水时可探到液平段。同位素肾图检查可见患侧尿路呈梗阻型形。

2. 鉴别诊断

（1）腹痛时应与胆囊炎、胆石症、阑尾炎等急腹症相鉴别：此三者病变的疼痛均在右上腹，向肩背放射，且多伴压痛、反跳痛，尿常规阴性。尿路结石的疼痛多在脊肋角或腹部，向腹股沟放射，尿液分析可见红细胞，结合B超、腹平片、尿路造影检查有助于鉴别。

（2）血尿严重者应与泌尿系感染和肾结核相鉴别：都有尿频、尿急、尿痛的症状，但泌尿系感染及肾结核尿细菌培养多为阳性。

（四）治疗方案及原则

1. 肾绞痛的处理

解痉止痛：阿托品，0.5mg，肌内注射。

2. 非手术疗法

非手术疗法一般适合于结石直径小于1cm、周边光滑、无明显尿流梗阻及感染者，对某些临床上不引起症状的肾内较大鹿角形结石，亦可暂行非手术处理。

（1）大量饮水：增加尿量冲洗尿路、促进结石向下移动，稀释尿液减少晶体沉淀。

（2）经常做跳跃活动，或对肾盏内结石行倒立体位及拍击活动，也有利于结石的排出。

（3）其他：对尿培养有细菌感染者，选用敏感药物（奥复星，甲硝唑）积极抗感染，对体内存在代谢紊乱者，应积极治疗原发疾病以及调理尿的酸碱度等等。

（4）体外碎石：冲击波将结石破坏成小块，利于排出。

3. 手术疗法

结石引起尿流梗阻已影响肾功能、或经非手术疗法无效，无体外冲击波碎石条件者，应考虑手术治疗。

二、张琪诊治经验

（一）病因病机

根据尿路结石的临床表现，本病属于中医学淋证中的石淋。是"以小便排出砂石为主症，或排尿时突然中断，尿道窘迫疼痛，腰腹绞痛难忍为主要表现的淋证。"古今临床中，石淋又名沙淋、砂石淋，指尿出砂石的淋证。本病名首次出现于《诸病源候论·淋病诸侯》："石淋者，淋而出石也。肾主水，水结则化为石，故肾客砂石。肾虚为热所乘，热则成淋。其病之状，小便则茎中痛，尿不能卒出，痛引少腹，膀胱里急，砂石从小便道出，甚者塞痛令闷绝。"

张琪教授认为在本病的初期或急性期以湿热实证为主，并且贯穿于本病的始终。此外也应重视的是凡结石停留必使气血阻遏，而结石之排出又必赖气血之宣通以推动之。因此，调理气血，是治疗本病之本。湿热之邪的来源分为外受和内生：前者感受外界六淫之湿邪或秽浊之气，入里化热，蕴结下焦；后者则因进食肥甘厚味，酿生湿热，"湿为阴邪，其性下趋"，故流注下焦。下焦湿热，久则阻滞气血，致气滞血瘀；或热灼阴伤，燔灼尿液而为石；阴损及阳，或过用清利之药损及脾肾阳气，气虚鼓动无力阳虚失于温化，更致结石锢结。因情志所伤者，忧思气结，气机不畅，血停湿聚，久则化热；因房劳所伤者，耗损肾之精气，肾虚不运，温化无权，水失气化，聚为湿浊，亦可从热化。临床上极少有单纯气虚、阴虚或气滞血瘀表现者，即使在疾病后期，也多兼夹有湿热征象。故张琪教授认为，不论是新病还是旧病，不论是由何病因引起，湿热之邪始终是本病中不可忽视的重要因素，只是在疾病的不同阶段所处的地位不同。清热利湿这一基本观点充分体现在临证辨证分型，治则治法和方药选择上。

（1）膀胱湿热：湿热之邪的来源分为外受和内生：前者感受外界六淫之湿邪或秽浊之气，入里化热，蕴结下焦；后者则因进食肥甘厚味，酿生湿热，"湿为阴邪，其性下趋"，故流注下焦。下焦湿热，久则阻滞气血，致气滞血瘀；或热灼阴伤，燔灼尿液而为石。

（2）气滞血瘀，膀胱湿热：肝主疏泄藏血，具有条达气机，调节情志的功能，情志不遂或外邪侵袭肝脉则肝气郁滞，疏泄失职，气机不利，注于下焦；气为血帅，肝郁气滞，日久不解，必致瘀血内停，尿液流出不畅，日久聚而成石。因情志所伤者，忧思气结，气机不畅，血停湿聚，久则化热；因房劳所伤者，耗损肾之精气，肾虚不运，温化无权，水失气化，聚为湿浊，亦可从热化。

（3）肾阳虚衰，膀胱湿热：肾主水，司二便，为调节全身水液的枢纽。肾阳旺盛，肾之开合蒸化有序，则浊中之清者上升于肺，输布全身，中之浊者下注膀胱排出体外，湿热无以蕴结，结石无法形成。若肾阳虚弱，肾失开合蒸化之权，清浊泌别失司，尿液不能下注而沉积为石；阴损及阳，或过用清利之药损及脾肾阳气，气虚鼓动无力，阳虚失于温化，更致结石锢结。

（二）辨证论治

1. 气滞血瘀，膀胱湿热

症状：腰腹胀痛，小腹胀满或疼痛，小便不畅或尿血，面色黧黑或萎黄不华，肌肤甲错，胁肋胀痛，口苦咽干。舌有瘀点，苔薄白，脉沉涩。

治则：行气活血，清热利湿，软坚化石。

方药：消坚排石汤：

金钱草50～75g　三棱15g　莪术15g　内金15g　丹参20g　赤芍15g　红花15g　牡丹皮15g　瞿麦20g　萹蓄20g　滑石20g　车前子15g　桃仁15g

方药分析：此方除用清利膀胱湿热之外，并伍以行气活血软坚化积之品。一方面使气血畅通，另一方面使结石溶化，可收到较好效果。方用金钱草50～75g为主药，此药始见于《本草纲目拾遗》谓："性微寒祛风治湿热"，"治脑漏白浊热淋玉茎肿痛……"，近代始发现其有清热解毒利尿排石，活血散瘀之作用，故金钱草为治疗尿路结石之首选药。三棱、莪术、鸡内金破积软坚行气；赤芍、牡丹皮、丹参、桃仁、红花、活血化瘀散痛消肿，再配以萹蓄、瞿麦、滑石、车前子清热利湿。上药相互协同，故能奏溶石排石之效。

病案举例

赵某，男，28岁，2001年4月24日初诊。

3 个月前，无明显诱因，突然出现腰痛，疼痛难以忍受。到医院就诊，经 B 超检查，发现左侧肾盂有直径分别为 6.2mm、6.6mm 的 2 块结石，右侧肾盂有直径为 4.8mm 的 1 块结石，尿检红细胞充满。诊断为肾结石，经给予解痉药、镇痛药、抗生素、消石素等治疗，肾绞痛未发作，但结石无明显变化，来门诊求治。诊时病见腰酸痛，尿黄便干，舌苔黄，脉滑数。辨证为湿热蕴结下焦，治以清利湿热、活血化瘀、软坚化石。

处方用消坚排石汤：

金钱草 50g　三棱 10g　莪术 10g　鸡内金 15g　丹参 20g　赤芍 15g　桃仁 15g　红花 15g　瞿麦 20g　萹蓄 20g　滑石 20g　车前子 15g

水煎，每日 1 剂，日 2 次服。

二诊　5 月 8 日。服上方 12 剂，排出结石 2 块，尿检红细胞 5～7 个/HP，B 超示：左侧肾盂仍有直径为 5.0mm 的结石 1 块、腰酸痛，舌苔黄，脉滑数。继服前方。

三诊　5 月 23 日。服药 14 剂，腰酸痛减轻，B 超示：肾盂结石消失，尿检红细胞 1～3 个/HP，停药。嘱其日常多饮水，定期复查。10 月复查 B 超，未再发现结石。

按　本案为现代医学肾结石之病，因病初起，辨证以膀胱湿热为主，张琪教授认为结石之病是实病，多与气血郁滞有关，膀胱湿热则伴疾病始终，故张琪教授治疗此类疾病，行气活血软坚为必用之法，故拟方以清利膀胱湿热的同时，而加用行气活血化瘀，软坚化石之品，如三棱、莪术、丹参、赤芍、红花、桃仁等，这种治疗方法是张琪教授治疗肾结石的基本方法，而消坚排石汤也是张琪教授治疗肾结石的基本方药。

2. 膀胱湿热

症状：突然发病，小便刺痛艰难，有时尿流中断，尿中时有砂石，或腰际疼痛，小腹剧痛，小便短赤或血尿，或伴见发热、恶心、呕吐。舌质红，苔黄腻，脉滑数。

方药：五苓散合消坚排石汤加减。

治则治法：清热利湿，软坚化石：

白术 30g　茯苓 30g　桂枝 15g　泽泻 20g　猪苓 20g　金钱草 50g　海金沙 20g　三棱 15g　莪术 15g　鸡内金 15g　丹参 20g　乌药 15g　川芎 15g　赤芍 20g　桃仁 20g　瞿麦 20g　萹蓄 20g　滑石 20g　车前子 30g　土茯苓 30g　威灵仙 15g

方药分析：此种证型以膀胱湿热为主，气滞血瘀为辅，故拟方以五苓散加强利水作用，以促湿热之邪的清利，再合用消坚排石汤以行气活血化瘀，软坚化石。

病案举例

孟某，男，30 岁，2012 年 12 月 21 日初诊。

患者半年前无明显诱因出现腰痛，未予重视，1 周前，腰痛加重，查尿常规：潜血：2+，红细胞：7 个/HP；肾脏彩超示：多囊肾、双肾结石。诊时症见：腰痛，舌红苔白，脉弦滑。拟五苓散合消坚排石汤加减。

白术 30g　茯苓 30g　桂枝 15g　泽泻 20g　猪苓 20g　金钱草 50g　海金沙 20g　三棱 15g　莪术 15g　鸡内金 15g　丹参 20g　乌药 15g　川芎 15g　赤芍 20g　桃仁 20g　瞿麦 20g　萹蓄 20g　滑石 20g　车前子 30g　土茯苓 30g　威灵仙 15g　郁金 15g　薏苡仁 30g　扁豆 20g、甘草 15g

水煎，每日 1 剂，日 2 次服。

服 14 剂上药后腰痛好转，尿中有砂石排出，舌红体大少苔，脉弦滑。化验尿常规：潜血 2+，红细胞 6 个/HP。

> **按** 本案中医诊断石淋，西医诊断肾结石。腰痛为腰部脉络气血瘀，不通则痛；脉弦为气滞血瘀之象，滑为湿盛。故方用五苓散温阳化气，清利膀胱湿热；金钱草、海金沙、鸡内金以清利湿热、消石通淋，现代研究证明此三药具有融石作用，此为辨证与辨病结合应用方法，中药功效结合现代医学药物研究结果，除肾结石外，其他脏器结石亦可使用，如胆囊结石；三棱、莪术破积软坚、行气止痛，以助结石溶石排出；赤芍、丹参、川芎、桃仁以行瘀止痛、活血通络；瞿麦、萹蓄、滑石清利膀胱湿热以使石头排出；薏苡仁、扁豆健脾以利湿邪；方中加用土茯苓以淡渗利湿解毒，以助排泄肾脏邪浊；威灵仙祛湿通络止痛、郁金行气化瘀解郁，乌药行气止痛，三者合用以行气通络，助于结石排出。此案治疗时祛湿泻热贯穿始终，在辨证的基础上加用利于恢复疾病的药味，并根据药味的西医药理作用随病加减，往往立见奇效。

3. 肾阳虚衰，膀胱湿热

症状：结石久留，腰腿酸重，精神不振，全身怯冷，四肢欠温或下半身常有冷感，尿频或小便不利，夜尿多，面色㿠白，苔白舌质淡，脉沉细弱。

治则治法：温阳通络，清热利湿，软坚化石。

方药：薏苡附子败酱散合消坚排石汤：

薏苡仁30g　附子10g　败酱草30g　金钱草50～75g　三棱15g　莪术15g　内金15g　丹参20g　赤芍15g　桃仁15g　红花15g　牡丹皮15g　瞿麦20g　萹蓄20g　滑石20g　车前子15g

方药分析：肾结石日久不去易引起肾积水，致泌尿系感染反复不愈，此多由肾阳衰微，气化功能不足，湿热毒邪蕴蓄不除所致，故治疗时宜在消坚排石汤基础上选加附子、桂枝、肉桂温阳以助气化，选加苡仁、败酱草、金银花、连翘等加强原方清热解毒利湿之力，相辅相成，扶正除邪而收效。

病案举例

丁某，男，39岁，1992年7月4日初诊。

发病6个月，以腰痛为主，经B超发现右侧肾盏部有结石2块，直径分别为2.6mm、3.2mm，右肾盂积水。曾服消石素排出结石1块，但肾积水不除，尿检白细胞充满，在某医院住院，静点氨苄西林及口服抗生素，尿检白细胞仍不消失，肾盂积水无好转而来门诊求治。现症腰酸痛，两下肢酸软无力，尿黄赤，舌苔白腻，脉数。张琪教授综合证脉分析，认为结石不下，积水不除，感染不愈，病程较久，当属肾阳不足正气虚衰，湿热蕴蓄，血络瘀阻，治疗宜温肾阳助气化，清热解毒利湿通络排石。

处方　附子10g　金钱草30g　桂枝15g　败酱草30g　双花30g　连翘20g　薏苡仁30g　瞿麦20g　石韦20g　赤芍20g　丹参20g　桃仁15g　泽泻20g　甘草15g

水煎服，每日1剂。

服上方12剂，小便下小血块1块，尿色转淡，尿检白细胞3～5个/HP，红细胞3～5/HP。食欲及精神俱佳，腰仍酸痛，舌苔白，脉滑。以上方继服10剂，尿检白细胞转阴，红细胞5～7个/HP，肾B超示：右肾积水较前减少，腰酸痛减轻，精神体力均好转，舌苔薄白，脉仍滑。此积水减少，尿路感染得以控制，病情较前好转，于前方加三棱15g、内金15g、青皮15g行气活血软坚以使气血畅通，助结石排出。服药10剂，其间发生腰痛较重，尿检红细胞充满，随之排出结石1块，尿中红细胞消失，腰部仍酸，考虑此为结石排出之佳兆，继以温阳通络，清热利湿以除积水。

处方：附子10g　桂枝15g　丹参20g　三棱15g　莪术15g　内金15g　赤芍15g　丹皮15g　石韦15g　茅根30g　薏苡仁25g　败酱草30g　双花30g　连翘20g　甘草15g

水煎服，每日1剂。服前方10剂，于9月5日复诊时，B超复查肾积水已消失，诸症消除，从而痊愈。

第十三章 肾衰竭

第一节 急性肾损伤

一、现代医学诊治概述

急性肾衰竭（acute renal failure，ARF）是指由各种原因引起的肾功能在短时间内（几小时至几周）突然下降而出现血中氮质废物滞留和尿量减少综合征。主要表现为氮质废物血肌酐和尿素氮升高、水电解质和酸碱平衡失调及全身并发症。常伴有少尿（少于400ml/d），但也可以无少尿表现。

1951年，Smith等提出ARF，并沿用至今。但目前ARF的诊断和分期仍无统一标准，文献使用的定义至少有35种，由于定义不统一，不同研究报道ICU中ARF的发生率与病死率存在极大差异，如ICU中ARF的发生率为1%～25%，但病死率为15%～60%。鉴于此，近年来国际多学科专家提出了急性肾损伤（AKI）的概念，2005年国际肾脏病学会（ISN）、美国肾脏病学会（ASN）、美国肾脏病基金会（NKF）及急诊医学专业组成的专家组将ARF更名为急性肾损伤（AKI）。

造成AKI的病因有很多，包括脓毒血症、危重症、循环性休克、烧伤、外伤、心脏手术、非心脏大手术、肾毒性药物、造影剂、毒物等。不同人接触这些因素后发生AKI的可能性各异，主要是由于不同人群的易感性不同。

（一）AKI的病因

1. 住院患者AKI的病因

（1）药物因素：研究表明，药物是导致AKI的首位病因（占40%），而在所有药物中，β-内酰胺酶类、呋塞米及氨基糖苷类药物位列前三；滥用药物是急性肾损伤的一大诱因，特别是长期、大量或超量服用肾毒性药物，对肾脏方面的危害很大。

（2）手术相关因素：是导致AKI的第二位病因，其中，心血管手术［多见于冠状动脉旁路移植术（CABG）和心脏瓣膜手术］后发生AKI的比例最高，且死亡率较高。

临床上须特别重视对比剂AKI（CI-AKI），其定义为冠状动脉造影术或经皮冠状动脉介入治疗术（PCI）后48～72小时，血清肌酐升高≥44.2μmol/L或较基线升高≥25%。

（3）慢性病患者：慢性肾脏病（CKD）、心血管疾病（CVD）、高血压、贫血等是发生AKI的高危易感因素，而少尿和尿检异常是最常见的临床表现。其他研究也表明，危重症患者的AKI发病率、死亡率、须肾脏替代治疗率更高。

2. 分类

一般以病变部位和病理类型不同，可分为肾前性、肾性、肾后性三种。

（1）肾前性：由于出血（外伤、手术、胃肠道、产后）、脱水（呕吐和腹泻；烧伤和大量出汗；高热；应用利尿剂和渗透性利尿、尿崩症、肾上腺皮质功能不全等)、休克等病因引起有效血容量不足；心脏疾病、肺动脉高压、肺栓塞等所致心输出量降低；全身性疾病，如肝肾综合征、严重败血症、过敏反应和药物等引起有效血容量减少以及肾血管病变，这些均可导致 ARF。

(2) 肾后性：见于各种原因引起的急性尿路梗阻，包括双侧肾、输尿管或输尿管周围病变以及盆腔肿瘤压迫输尿管引起梗阻以上部位的积水。输尿管梗阻包括：腔内（结石、血块、坏死脱落的肾乳头、尿酸或磺胺类结晶），管壁（肿瘤和输尿管手术后管壁水肿），腔外压迫（腹膜后纤维化、肿瘤或脓肿、手术误结扎）；膀胱颈是导致急性肾衰竭最常见的梗阻部位，梗阻包括腔内结石、血块、坏死脱落的肾乳头，管壁（膀胱肿瘤、感染导致膀胱壁水肿、神经源性膀胱、抗胆碱能药物)，腔外（前列腺肥大、肿瘤）；尿道阻塞包括包茎、先天性尿道狭窄、肿瘤。

(3) 肾性：分为肾血管疾病、肾脏微血管和肾小球疾病、急性间质性肾炎、肾缺血和中毒性急性肾小管坏死。

肾血管疾病：肾动脉、静脉血栓形成、肾动脉栓塞、主动脉分层、大动脉炎。

肾脏微血管病：小血管炎（常表现为急性或急进性肾炎综合征、系统性微型多血管炎、弥散性血管内凝血、血栓性血小板减少性紫癜等)，恶性高血压、先兆子痫、高钙血症、药物引起血管痉挛等。

肾小球疾病：急性和急进性肾炎包括抗肾小球基底膜病、抗中性粒细胞胞浆抗体相关性血管炎、膜增生性肾小球肾炎、狼疮性肾炎等。

急性肾小管坏死：临床上能使肾缺血的因素很多，如手术、创伤、烧伤、重症急性胰腺炎、出血、脓毒性休克、血清过敏反应等。肾毒性药物有：氨基糖苷类抗生素；重金属如铋、汞、铝、砷等；其他药物如放射显影剂、阿昔洛韦、顺铂、异环磷酰胺、环孢素 A、两性霉素 B 等；有机溶剂如四氯化碳、乙二醇、苯、酚等；生物类毒物如蛇毒、青鱼胆、草毒等；肾缺血和肾毒素对肾的影响不能截然分开，常交叉同时作用，如大面积深度烧伤、挤压综合征。

急性肾间质疾病：过敏、感染、代谢异常和肿瘤。

(二) 临床表现

临床上急性肾损伤有少尿型 ARF、非少尿型 ARF 和高分解型 ARF。

1. 少尿型急性肾损伤

以少尿（尿量少于 400ml/d）或无尿（尿量少于 100ml/d）为显著特点，一般都经过少尿（或无尿期）、多尿期和恢复期三个临床阶段。

(1) 少尿（或无尿）期：此期是整个病程的主要阶段，一般为 7~14 天，最长可达 1 个月以上。少尿期越长，病情愈重。许多患者可出现少尿（<400ml/d）。但也有些患者可没有少尿，尿量在 400ml/d 以上，称为非少尿型急性肾衰竭，其病情大多较轻，预后较好。

1）水、电解质和酸碱平衡失调

A. 代谢性酸中毒：临床表现为呼吸深而快，呼气带有酮味，面部潮红，并可出现胸闷、气急、软弱、嗜睡及神志不清或昏迷，严重时血压下降、心律失常，甚至出现心脏停搏。

B. 高钾血症：血钾升高的病人有时可无特征性临床表现，待影响心功能后才出现心律失常，甚至心搏骤停。

C. 还可有低钠血症、低钙、高磷血症，但远不如慢性肾衰竭时明显。

2）全身并发症

A. 消化系统症状：食欲减退、恶心、呕吐、腹胀、腹泻等，严重者可发生消化道出血。

B. 呼吸系统症状：除感染的并发症外，因过度容量负荷，尚可出现呼吸困难、咳嗽、憋气、胸痛等症状。

C. 循环系统症状：多因尿少和未控制饮水，以致体液过多，出现高血压及心力衰竭、肺水肿表现；因毒素滞留，电解质紊乱，贫血及酸中毒引起各种心律失常及心肌病变。

D. 神经系统症状：出现意识障碍、躁动、谵妄、抽搐、昏迷等尿毒症脑病症状。

E. 血液系统症状：可有出血倾向及轻度贫血现象。由于血小板质量下降、各种凝血因子减少，毛细血管脆性增加，有出血倾向。常有皮下、口腔黏膜、牙龈及胃肠道出血，以及 DIC。

F. 感染：是最常见、最严重的并发症之一，多见于严重外伤、烧伤等所致的高分解型急性肾损伤。

（2）多尿期：在少尿或无尿后的 7～14 天，如 24 小时内尿量增加至 400ml 以上，即为多尿期开始。一般历时约 14 天，尿量每日可达 3000ml 以上。

（3）恢复期：尿量逐渐恢复正常，3～12 个月肾功能逐渐复原，大部分患者肾功能可恢复到正常水平，只有少数患者转为慢性肾衰竭。

2. 非少尿型 ARF

一部分病例无少尿或无尿的临床表现，仅表现为短时间内肌酐清除率迅速降低，下降幅度达正常值的 50% 以下，血清尿素氮和肌酐迅速升高，血清肌酐每日上升速度超过 44～88μmol/L，这种类型称为非少尿型 ARF，临床表现相对较轻，常易误诊。

3. 高分解型 ARF

一部分病例发生于组织分解代谢极度增高的情况下，每日血尿素氮和肌酐上升速度分别 >14.3mmol/L 和 >177μmol/L 称为高分解型 AKI，通常见于大面积外伤、烧伤、大手术后及严重感染等情况，表现为严重的代谢性酸中毒和电解质紊乱，中毒症状显著，尤以神经系统突出，可表现为嗜睡、昏迷、抽搐、癫痫样发作、反射亢进或减退等。

（三）实验室及辅助检查

1. 血液检查

有轻、中度贫血；血肌酐和尿素氮进行性上升。血清钾升高。血 pH 常低于 7.35。碳酸氢根离子浓度多低于 20 mmol/L。血清钠浓度正常或偏低。血钙降低，血磷升高。

2. 尿液检查

尿常规检查尿蛋白多为 +～4+。尿沉渣检查可见肾小管上皮细胞、上皮细胞管型和颗粒管型及少许红、白细胞等；尿比重、尿渗透量、尿钠含量根据病变部位不同而不同。应注意尿液指标检查须在输液、使用利尿剂、高渗药物前进行，否则会影响结果。

3. 影像学检查

泌尿系统超声排除、尿路梗阻和慢性肾功能不全。必要时 CT 等检查显示是否存在着与压力相关的扩张，如有足够的理由怀疑由梗阻所致，可做逆行性或下行性肾盂造影。X 线或放射性核素检查对检查血管有无阻塞有帮助，但要明确诊断仍需行肾血管造影。

4. 肾活检

肾活检是重要的诊断手段。在排除了肾前性及肾后性原因后，在病因不明、临床表现不典型、无法解释肾功能短时间内急剧下降原因，应争取尽早进行肾活检，以期早期确诊，制定正确的治疗方案，早期进行治疗。

（四）诊断依据及鉴别诊断

1. 诊断依据

一旦发现患者尿量突然明显减少，肾功能急剧恶化（血肌酐每日升高≥44.2μmol/L）时，即应考虑急性肾衰竭的可能，特别是有心力衰竭、失钠失水、感染、休克或应用对肾脏有毒性的药物等情况时，更应高度警惕。

2012 年，KDIGO 指南定义的 AKI 标准是：48 小时内血肌酐（Scr）增高≥2.65μmol/L；或 Scr 增高至≥基础值的 1.5 倍，且明确或经推断其发生在之前 7 天之内；或持续 6 小时尿量<0.5 ml/（kg·h）。分期标准见表1。

表1　KDIGO 指南关于 AKI 分期标准

分期	血清肌酐	尿量
1 期	基线值的 1.5 ~1.9 倍或增加≥26.5μmol/L	<0.5ml/（kg·h）持续6 ~ 12 小时
2 期	基线值的 2.0 ~2.9 倍	<0.5 mL/（kg·h）≥12 小时
3 期	基线值的3.0 倍；或血肌酐值增至≥353.6μmol/L；或开始肾脏替代治疗；或<18 岁的患者，估算肾小球滤过率（eGFR）下降至<35ml/（min·1.73 m²）	<0.3 mL/（kg·h）≥24 小时；或无尿≥12 小时

当患者的 Scr 和尿量符合不同分期时，采纳最高分期。

2. 鉴别诊断

（1）急性肾损伤与慢性肾衰竭相鉴别：急性肾损伤通常有明确诱因或用药史，肾脏体积明显肿大或正常，指甲肌酐正常，贫血程度较轻，钙磷代谢紊乱程度轻，无肾性骨病的表现。

慢性肾衰竭患者有慢性肾脏病病史或有肯定的较长时间夜尿明显增多史，肾脏缩小或肾实质薄，或肾脏大小正常（多囊肾、糖尿病肾脏疾病、肾淀粉样变、血液系统肿瘤），伴有严重的贫血，钙磷代谢紊乱和肾性骨病等表现。

肾活检是鉴别急性、慢性肾衰竭的金标准。肾前性、尿路梗阻引起的肾后性急性肾衰竭、临床表现典型的急性肾小管坏死及药物过敏性 AIN 引起的急性肾衰竭，不需活检。

（2）诊断为 AKI 后，要明确肾前性、肾后性还是肾性。肾性还要区分肾小球性、肾小管性、肾间质性和肾血管性。

1）肾前性急性肾损伤：发病前有容量不足、心搏出量下降、体液丢失等引起口渴、低血压、皮肤干燥、颈静脉塌陷等病史，补充容量后血压恢复正常，尿量增加，则支持肾前性少尿的诊断。下列检查结果可支持肾前性急性肾损伤的诊断：①尿比重>1.018；②尿渗量>500mOsm/（kg·H₂O）；③尿钠浓度<10mmol/L；④尿素氮升高明显，与肌酐升高不成比例，尿素氮（mg/dl）与肌酐（mg/dl）的比值>20；⑤钠滤过分数<1%；⑥尿沉渣无白细胞、红细胞和管型，无蛋白尿。

2）肾性急性肾损伤

A. 急性肾小管坏死：缺血性急性肾小管坏死：患者病史中有明确的血容量不足因素如大手

术、严重创伤、严重烧伤、脓毒血症等低血压过程。

肾毒性急性肾小管坏死：有使用肾毒性药物或毒物等病史，肾脏病理可见肾小管上皮细胞坏死、脱落。

B. 肾小球疾病：可见于急进性肾小球肾炎，全身性疾病的肾损害如狼疮性肾炎、过敏性紫癜性肾炎病情活动者。肾病综合征偶亦可引起。

C. 微血管疾病：系统性血管炎、微血管病如溶血尿毒症综合征、恶性高血压及产后急性肾衰竭等引起。

D. 急性肾间质肾炎：有感染或药物过敏等病史，临床上有发热、皮疹及关节痛等症状，血和尿嗜酸性细胞增多。肾脏病理可见肾间质炎性细胞浸润和水肿。

3）肾后性急性肾损伤：有导致尿路梗阻的原发病如双侧尿路梗阻、盆腔脏器肿瘤或手术史、前列腺肥大病史。突然发生尿量减少或与无尿交替；肾绞痛，胁腹或下腹部疼痛；肾区叩击痛阳性，如膀胱出口处梗阻，则膀胱区因积尿而膨胀，叩诊呈浊音均提示存在尿路梗阻的可能。超声显像和 X 线检查等可帮助确诊。

此外，通常根据各种疾病所具有的特殊病史、临床表现、化验异常及对药物治疗的反应便可做出鉴别诊断。肾活检常可帮助鉴别。

4）慢性肾脏病基础上的急性肾损伤。在原因慢性肾脏病的基础上突然出现肾功能的急剧恶化。常见原因：药物：如造影剂、非甾体类抗炎药、抗生素等；介入治疗；手术或其他原因引起的肾循环血量不足；血压控制不良发生恶性高血压；原有肾脏病变加重或病变重新活动。

（五）治疗方案

治疗原则是去除病因，积极治疗原发病、减轻症状，改善肾功能，防止并发症的发生。

1. 少尿期的治疗

（1）去除病因和治疗原发病：肾前性 AKI 应注意及时纠正全身循环血流动力障碍，纠正低血容量。肾性、肾后性急性肾损伤给以病因治疗，不推荐 AKI 患者大剂量使用利尿剂及多巴胺。

（2）饮食和营养：应选择高糖、低蛋白、富含维生素的食物，尽可能供给足够的能量，供给热量 20 ~30kcal/（kg·d）。KDIGO 工作组建议危重症患者使用胰岛素控制严重高血糖，但为了避免出现严重低血糖的危险，推荐血糖控制目标为 6.11 ~ 8.27 mmol /L。

KDIGO 指南建议非高分解、不需要透析的 AKI 患者摄入蛋白质 0.8 ~ 1.0 g /（kg·d），发生 AKI 并行 RRT 的患者为 1.0 ~ 1.5 g /（kg·d）。每升持续性肾脏替代治疗（CRRT）的滤过液中含有约 0.2 g 氨基酸，每天丢失量达到 10 ~ 15 g 氨基酸。因此，进行 CRRT 患者的营养治疗应该包括其丢失量，建议蛋白质量最大给予 1.7 g /（kg·d）。

（3）维持体液平衡：少尿期严格控制入水量，坚持量入为出的原则，每日补液量应为显性失水量（呕吐、大便、尿量引流量）+不显性失水量–内生水量。由于计算困难每日大致的进水量可按前一日尿量加 500ml 计算。

（4）纠正代谢性酸中毒：轻、中度代谢性酸中毒一般无须处理。当血浆 HCO_3^- <15mmol/L 可补充 5% 碳酸氢钠 100 ~250ml，对于严重的酸中毒应立即透析。纠酸时宜注意防治低钙性抽搐。

（5）纠正电解质紊乱：包括高钾血症、低钠血症的处理，主要是高钾血症的治疗。

（6）控制感染：急性肾损伤的感染发生率为 30% ~75%，是常见并发症，也是死亡主要原因之一。应尽早使用抗生素。根据细菌培养和药敏试验选用对肾无毒性或毒性低的药物，并按肌酐清除率调整用药剂量。

（7）心肺并发症的治疗：急性肾损伤非透析患者出现高血压、肺水肿多与容量超负荷有关，采用限盐、降压、利尿治疗，若效果不明显，透析、超滤治疗。

（8）肾脏替代治疗（RRT）的时机：目前没有随机对照研究明确 RRT 开始的时机，已达成共识的观点是伴有严重高钾血症、严重酸中毒、肺水肿和尿毒症并发症的患者应该行急诊透析治疗。但是，KDIGO 指南同时指出不要仅用尿素氮和肌酐的阈值来决定是否开始 RRT，而需要考虑更广泛的临床背景，如是否存在可以通过 RRT 改善的疾病状态，以及实验室检查的变化趋势。

透析的指征：①严重水潴留，有肺水肿、脑水肿的倾向。②血钾 ≥6.5mmol/L。③血浆尿素氮>28.6mmol/L，或血浆肌酐>707.2μmol/L。④严重酸中毒，血浆 HCO_3^-<12mmol/L 或动脉血 pH<7.2。⑤药物或毒物中毒，该物质又能被透析去除。

2. 多尿期的治疗

多尿期早期，肾小管功能和 GFR 尚未恢复，血肌酐、血钾和酸中毒仍继续升高，伴随着多尿，还可出现低钾和低钠血症等电解质紊乱，故应注意监测尿量、电解质和血压变成，及时纠正水、电解质紊乱，当血浆肌酐接近正常水平时，应增加饮食中蛋白质摄入量。

3. 恢复期的治疗

此期肾功能日趋恢复正常，完全恢复正常需 6 个月至 1 年时间。少数病人遗留不可逆性肾功能损害，可遗留营养不良，贫血和免疫力低下，应注意休息和加强营养，防治感染。

二、张琪诊治经验

（一）病因病机

张琪教授认为本病发生多与外感六淫疫毒、饮食不当、意外伤害、失血失液、中毒虫咬等因素有关。本病病位在肾，涉及肺、脾（胃）、三焦、膀胱。初期主要为火热、湿毒、瘀浊之邪壅滞三焦，水道不利，以实热居多；后期以脏腑虚损为主。

（二）辨证论治

1. 热毒炽盛证

症状：尿量急剧减少，尿少黄赤，或者尿闭，壮热不已，烦躁不安，心悸气喘，口干欲饮，头痛身痛。舌质红，苔黄干，脉数。

治法：清热解毒活血。

方药：解毒活血汤加减：

连翘25g　葛根20g　柴胡15g　枳壳15g　当归20g　生地黄15g　赤芍20g　桃仁20g　黄连15g　黄芩15g　黄柏15g　栀子10g　金银花25g　蒲公英30g　车前草30g　泽泻20g　甘草15g　红花15g

水煎服，每日 1 剂，早晚分服。

方药分析及加减应用：方中桃仁、红花、赤芍、当归俱为活血化瘀之品，四药同用，不寒不热，无凉遏之弊，共奏活血化瘀之功，改善肾血流量，增加肾小球滤过率，抑制肾间质纤维化。连翘、葛根、生地、赤芍清热解毒，柴胡、枳壳舒郁行气，"气行则血行"。小便短赤或尿血者加大小蓟、茅根、生地榆以清热利尿、凉血止血；腑实便秘者加大黄或调胃承气汤以清泻阳明邪热；吐衄、发斑者加生地黄、牡丹皮、玄参以凉血化斑。若发热重者，加紫雪散以清邪热；口渴甚者加石斛、花粉以清热生津止渴。

病案举例

王某，男，36 岁，2009 年 7 月 5 日。

病史：该患者于 2001 年无明显诱因出现头痛头晕，于某医院测血压 180 /120mmHg，未查尿常规，自服卡托普利，且经常静脉滴注甘露醇，口服索米痛片用量不详。2006 年 4 月份于某医院检查 B 超发现双肾缩小，查血肌酐 400μmol/L，患者未予重视，未及时诊治。6 月患者出现恶心、胸闷但仍未就诊。7 月 5 日就诊于我院门诊，收入院治疗。

初诊 患者头痛、头晕、腰酸乏力、尿频腹胀，时咳嗽。BP160 /100mmHg，P 78 次/min，双肺上野可闻及喘鸣音，心界向左下扩大。舌紫暗、苔薄白、脉弦。B 超示双肾萎缩。化验：BUN 26.92mmol /L，Scr1024.4umol /L，血 Hb 96g /L，尿蛋白 3+，心电图示广泛 ST-T 改变。

中医诊断：虚劳（脾肾两虚、热毒内蕴型）。

西医诊断：慢性肾小球肾炎，慢性肾衰竭基础上的急性肾衰竭。

治疗：因患者暂不同意透析治疗，在低盐低蛋白饮食、抗感染、降血压等基础治疗的同时，用解毒活血汤化裁治疗：

连翘 15g 葛根 15g 柴胡 15g 当归 15g 生地黄 15g 赤芍 15g 桃仁 15g 红花 15g 枳壳 15g 甘草 15g 茵陈 15g 枇杷叶 15g 草果仁 15g 大黄 10g

水煎，日 2 次服。

二诊 7 月 17 日患者头痛头晕乏力减轻，胃脘疼痛、纳差、腰酸、尿频。舌淡暗，苔薄白，脉弦。方药：

连翘 15g 桃仁 15g 红花 15g 赤芍 15g 枳壳 15g 山楂 15g 半夏 15g 陈皮 15g 鸡内金 15g 甘草 15g 大黄 10g 公丁香 10g 当归 20g 黄芪 20g

水煎，日 2 次服。

三诊 7 月 24 日患者症状均减轻，胃脘痛消失，BP 140/90mmHg，BUN 30.44mmol /L，Scr 602.8μmol /L，尿蛋白 2+。继以 7 月 5 日方加砂仁、葫芦巴、肉苁蓉 15g，水煎服。此后追踪 2 个月，病情稳定在此水平，血肌酐稳定在 600μmol /L 左右。

按 解毒活血汤出自清代医家王清任所著《医林改错》中瘟毒吐泻转筋说，原方主治"瘟毒烧炼，气血凝结，上吐下泻"。方药组成为：连翘、葛根、柴胡、当归、生地黄、赤芍、桃仁、红花、枳壳、甘草。功用清热解毒活血。连翘、葛根、生地黄、赤芍清热解毒，桃仁、红花、当归、赤芍、葛根均有活血祛瘀之功效，柴胡、枳壳舒肝行气，故本方治疗热毒壅盛、气血凝结之症最为有效。

张琪教授经验应用解毒清热活血法解毒活血汤化裁有效，10 余年来，笔者随导师张琪临证查房，用解毒活血汤化裁随机变通治疗慢性肾衰竭基础上的急性肾衰竭取得了满意疗效。

2. 湿热蕴结证

症状：尿少尿闭，纳呆食少，恶心呕吐，胸闷腹胀，口中尿臭，头痛，发热，咽干，烦躁，严重者可神昏谵语。苔黄腻，脉滑数。

治法：清热利湿，降逆泄浊。

方药：半夏泻心汤和黄连温胆汤加减：

半夏 20g 黄连 15g 黄芩 15g 干姜 15g 陈皮 15g 姜竹茹 15g 枳实 10g 茯苓 15g 车前子 15g 大黄 5g 甘草 10g

水煎服，每日 1 剂，早晚分服。

方药分析：方中以黄连，黄芩苦寒清胃热；干姜温脾除湿；半夏降逆和胃；大黄泄热开瘀；竹茹、枳实行气散满而除胀；茯苓、车前子利湿通淋之功；诸药合之热清、湿除、脾气得以健运，胃气得以和谐，清升浊降，痞满减轻、二便通利。若热势重者加石膏、金银花以助清热解毒；湿重或水肿者，加泽泻、茯苓皮、车前子以利水湿；痰蒙心包重者加菖蒲郁金汤以豁痰开窍。

病案举例1

唐某，男，37岁，2006年9月15日。

病史：患者2005年7月无明显诱因出现腰、腹痛，于当地医院就诊，经B超检查：双肾结石。予排石汤及抗感染治疗后症状缓解，遂停药。2006年9月4日再次出现腰痛、腹胀症状，于当地医院就诊，予口服肾石康，静脉滴注青霉素3200万U/d治疗。9月7日出现少尿，小便点滴而出，色赤，于某大学第一附属医院就治，B超示：双肾回声不均并小结石，双肾轻度积水。9月8日查肾功能：血肌酐1355.8μmol/L。予以抗感染，血液透析治疗（每周3次，共4次）。9月13日复查肾功能：血肌酐1098.2μmol/L。尿量20ml/24h，仍点滴而出，尿量未见增多。患者曾到哈尔滨医科大学第二附属医院泌尿外科会诊，查肾血流图诊断：双肾功能严重受损，峰时已不可见，上尿路排泄延缓，两侧无明显差异。诊断：双肾积水，肾后性无尿，肾功能不全。建议待肾功能恢复后，再予解除梗阻治疗。为进一步治疗，特于2006年9月15日来我院就治，门诊以癃闭，急性肾功能不全收入院。

初诊　入院时患者腰痛乏力，尿少点滴而出，尿量20ml/24h。舌质淡紫，边有齿痕，苔薄白，脉滑数。血压160/110mmHg，双肾区叩击痛阳性。入院B超检查：左肾11.1cm×6.5cm×6.5cm，右肾11.9cm×6.5cm×6.5cm。左肾集合系统分离4.2cm×2.4cm，左肾内可见多个强回声团，较大一个位于左肾下极，直径0.4cm，左侧输尿管扩张，上段内经0.78cm，中下段显示不清。右肾集合系统分离6.3cm×2.1cm，右肾内可见多个强回声团，较大一个位于右肾下极，直径为0.5cm。右侧输尿管扩张，上段内径0.9cm，其内可见多个强回声团堆积，排列直径为1.0cm，后方伴声影。CDFI：双肾血供尚可。膀胱无尿。超声提示：双肾炎性改变，双肾盂积水，双肾多发结石，右肾输尿管上段结石，左侧输尿管扩张（中，下段结石可能）。血生化：血肌酐949.6μmol/L，血尿素氮16.31mmol/L，血肌酐/血尿素氮58.22，C-反应蛋白48.2mg/L，乳酸脱氢酶288U/L，α-羟丁酸脱氢酶276U/L，γ-谷氨酰转肽酶129U/L。血常规：11.5×10⁹/L，中性粒细胞0.786。

综合分析考虑急性肾功能不全病因有二：一方面因抗生素用量过大导致药物性肾损伤所致肾实质性衰竭；另一方面因双肾、输尿管结石尿路梗阻引起急性梗阻性肾病而导致肾后性衰竭。

西医诊断：急性间质性肾炎，双肾结石，双肾盂积水，急性肾功能不全。

中医诊断：癃闭（辨证为脾肾两虚，浊毒互结）。

治法：急则治其标，故治以辛开苦降，活血解毒。

方药：半夏泻心汤合解毒活血汤加减：

半夏20g　黄连15g　黄芩15g　干姜15g　党参20g　大黄15g　桃仁20g　草果仁15g　红花15g　赤芍20g　连翘20g　猪苓30g　牛膝20g　车前子50g

水煎，日2次服

服上药后，患者尿量渐增。服6剂时，尿量增加到3000ml/24h。仍腰酸、腹胀不适，乏力。复查血生化：血肌酐399.7μmol/L，血尿素氮11.95mmol/L。9月21日复查B超：左肾约（10.5×5.2×5.1）cm³，右肾约（12.0×6.0×5.3）cm³。右肾盂分离（5.9×2.6）cm²，右肾盂内可见多枚强回声光团，较大0.4cm，右侧输尿管中段扩张内径0.7cm，其内可见0.9cm强回声光团，左侧输尿管扩张0.7cm，膀胱充盈差。超声诊断：双肾符合肾炎声像图（以右肾为主），双肾积水并发双侧输尿管扩张，双肾多发结石。患者虽经碎石治疗，但结石仍未排出。

二诊　2006年9月25日。诊见患者腰痛，小腹胀，右侧为著，舌质紫，苔薄白，脉滑。

诊断：中医辨病石淋（湿热瘀毒，蕴结下焦）。

治法：清热利湿，活血解毒，通淋排石。

方药：金钱草30g 王不留行30g 海金沙20g 鸡内金15g 石韦20g 瞿麦20g 萹蓄20g 车前子30g 桃仁20g 连翘20g 葛根20g 当归20g 红花15g 赤芍20g 柴胡15g 生地黄20g 甘草15g 大黄15g 草果仁15g 益母草30g

水煎，日2次服。

三诊 服药14剂，患者腰酸不适症状明显减轻，余无明显不适症状，舌质淡红，边有齿痕，苔薄黄，脉滑。10月5日复查B超提示：左侧输尿管梗阻已除，仅右肾盂积水合并右侧输尿管中段结石。肾功能：血肌酐158.7μmol/L，血尿素氮10.89mmol/L。仍以前方加减治疗。

方药：金钱草30g 王不留行30g 海金沙20g 鸡内金15g 车前子30g 瞿麦20g 萹蓄20g 桃仁15g 连翘20g 葛根20g 当归20g 红花15g 赤芍20g 柴胡15g 生地黄20g 大黄15g 益母草30g 刘寄奴20g 草果仁15g 甘草15g

水煎，日2次服。

服药至10月10日，患者自述前晚小便排出大量泥沙样结石，腰酸不适症状已缓解，复查肾功能已恢复正常。

按 该患者入院之初以腰痛乏力，尿少点滴而出，尿量20ml/24h。舌质淡紫，边有齿痕，苔薄白，脉滑数。辨病当属癃闭，系饮食不节伤脾败胃，脾虚水湿内停，湿郁化热，蕴结下焦，耗伤阴液而发石淋。脾虚日久及肾则致脾肾两虚，此为正虚；脾肾既虚则水液代谢失常，气机升降受阻，瘀血、浊毒互结，邪毒内盛，真阳被灼，气化失职而尿闭，此为邪实。病情复杂，病势甚急，宜急则治其标。故先治以辛开苦降，活血解毒之法，予以半夏泻心汤合解毒活血汤加减。患者尿量增加到3000ml/24h，肾功能亦逐渐恢复。然双侧输尿管结石梗阻不除，尿液排出不畅，尿液内蓄，化为湿热浊毒为患，又必使气血阻遏，使病机愈加复杂，则病情无法向愈。张琪教授脉症合参，辨病属石淋，乃湿热瘀毒蕴结下焦所致。故宜清热利湿，活血解毒，通淋排石之法。予以消坚排石汤与解毒活血汤加减治疗10余剂，使结石排出，尿路梗阻得除，肾功能终获恢复正常。

病案举例2

刘某某，女，65岁，2003年3月8日。

病史：该患者8天前因出汗后皮肤出现丘疹，于当地医院服息思敏、静脉滴注头孢噻肟钠后出现腹胀、无尿，化验血常规：白细胞21.4×10⁹/L，血红蛋白162g/L；尿常规：蛋白+，红细胞8~10个/HP；肾功能：尿素氮22.30mmol/L，肌酐469.0μmol/L。B超示：双肾大小正常。

初诊 无尿、无大便4日，恶心，腹部隐痛、胀满。舌质淡紫、苔薄白，脉沉。

西医诊断：急性肾衰竭。

中医诊断：癃闭（气血瘀滞，肾络损伤，气化失司，水液不行，湿浊瘀毒不能排出体外）。

治法：辛开苦降，温阳利水，活血解毒。

方药：半夏泻心汤加减：

半夏15g 黄芩15g 大黄15g 黄连15g 干姜15g 砂仁15g 桃仁15g 桂枝15g 车前子15g 赤芍15g 白豆蔻15g 枳实15g 白花蛇舌草30g

水煎，日2次服。

二诊 服药4剂，患者大便通畅，尿量逐渐增多，24小时约2100ml，腹部隐痛减轻、胀满，无恶心，可进少量流食。舌质淡紫、苔薄白，脉沉。肾功能：血尿素氮17.15mmol，血肌酐461.6μmol。

方药：黄连15g 黄芩15g 枳实15g 厚朴15g 草果仁15g 茵陈15g 紫苏15g 葛根15g 红花15g 赤芍15g 陈皮15g 半夏15g 甘草15g 神曲15g 山楂15g 大黄10g 丹参20g 连翘20g 麦芽30g

水煎，日2次服。

三诊 3月17日查房：服药5剂后，患者腹微胀、无痛，纳食好转，大便日1次，24h尿量约1700ml，续用上方治疗。

四诊　3月21日患者状态良好，无明显症状，纳食、二便正常。肾功能：血尿素氮4.26mmol/L，血肌酐88.1μmol/L，痊愈出院。随访3个月，肾功能正常。

按　本案患者系因药物意外伤肾，致使气血瘀滞，肾络损伤，气化失司，水液不行，湿浊瘀毒不能排出体外。故先以半夏泻心汤加减，治以辛开苦降、温阳利水、活血解毒之法使二便通利。

半夏泻心汤为《伤寒论》五泻心汤之一，是《伤寒论》辛开苦降法的代表方剂。尤对脾胃系统疾病具有较高使用价值，被后世医家尊为调和脾胃的祖方。半夏泻心汤以半夏、干姜、人参、甘草、大枣、黄连、黄芩组成。《伤寒论》以之治心下满不痛之痞证，此方治脾胃不和，升降失司之痞，缘脾喜燥恶湿，胃喜润恶燥，脾主升清，胃主降浊。脾湿则清阳不升，胃热则浊阴不降，湿热交阻清浊混淆，而出现痞满胀诸证候，恰合本案之证。

3. 气阴亏损

症状：气短，神疲，乏力，嗜睡，自汗或盗汗，手足心热，心烦不宁，腰酸。舌质淡红，苔薄，脉细数无力。

治法：益气养阴，扶正固本。

方药：参芪地黄汤加减：

西洋参15g　黄芪20g　生大黄10g　麦门冬20g　石斛20g　熟地黄15g　山茱萸15g　茯苓15g　牡丹皮15g　白芍20g　甘草15g

水煎服，每日1剂，早晚分服。

方药分析及加减：方中西洋参、黄芪、麦冬益气养阴扶正；大黄泻浊解毒逐瘀；石斛、熟地黄、山茱萸滋阴补肾；茯苓淡渗利湿；白芍、甘草酸甘化阴。若气虚为主者加大人参量，加白术、山药等，也可用十全大补丸；若肾阴虚损，阴虚火旺，小便频数而烦热色黄赤者，加女贞子、旱莲草、玄参、泽泻等，以补肾阴，清虚热；肾气虚损，肾气不固，小便清长而量多者，加肾气丸合桑螵蛸散以固肾气，司摄纳。

4. 肾阴亏损

症状：腰酸疲乏，尿多不禁，口干欲饮，舌质红，苔少，脉细。

治法：滋阴补肾。

方药：六味地黄丸加味：

熟地黄15g　山药20g　山茱萸15g　茯苓15g　牡丹皮15g　泽泻15g　枸杞子20g　白芍20g　甘草15g

水煎服，每日1剂，早晚分服。

方药分析及加减：六味地黄丸滋阴补肾；枸杞子补肾阴；白芍养阴。肾腰酸较甚者加杜仲、菟丝子、巴戟天；阴虚内热者加知母、鳖甲等。

第二节　慢性肾衰竭

一、现代医学诊治概述

广义的慢性肾衰竭（CRF）是指慢性肾脏病引起的肾小球滤过率下降及与此相关的代谢紊乱和临床症状组成的综合征，简称慢性肾衰竭。

流行病学调查显示，目前我国慢性肾脏病的总患病率为9.3%，其中1%可能会发展为尿毒症。从2001～2006年，我国无论是血透、腹透，还是肾移植的患者数量都增加了11%左右。

慢性肾衰竭病因较多，几乎所有肾脏疾患发展恶化都可导致慢性肾衰竭。急性肾衰竭没有治愈，短时期内又没有死亡亦可直接过渡为慢性肾衰竭。常见原因：糖尿病肾病、高血压肾小动脉硬化、原发性与继发性肾小球肾炎、肾小管间质病变（慢性肾盂肾炎、慢性尿酸性肾病、梗阻性肾病、药物性肾病等）肾血管病变、遗传性肾病等。我国常见病因顺序：肾小球肾炎、糖尿病肾脏疾病、高血压肾病、多囊肾、梗阻性肾病。

（一）临床表现

1. 水、电解质、酸碱代谢紊乱

（1）代谢性酸中毒：酸中毒是由于酸性代谢产物因排泄减少而滞留于体内；肾小管合成氨、排泄氢的能力减退；肾小管重吸收碳酸氢盐的能力下降；腹泻导致碱性肠液丢失。

当 GFR>25ml/min 或 Scr<350μmol/L 时，部分患者由于肾小管分泌氢离子障碍或肾小管 HCO_3^- 的重吸收能力下降，出现肾小管性酸中毒。当 GFR<25ml/min 或 Scr>350μmol/L 时肾衰竭代谢产物如磷酸、硫酸等酸性物质潴留，发生尿毒症性酸中毒。

多数患者能耐受轻度慢性酸中毒，但如 HCO_3^-<13.5mmol/L，则可有较明显症状，如食欲不振、呕吐、虚弱无力、呼吸深长，严重者可昏迷、心力衰竭或（和）血压下降。

（2）水钠代谢紊乱：主要表现为水钠潴留，或低血容量和低钠血症。肾功能不全时，肾脏对钠负荷过多或容量过多，适应能力逐渐下降。水钠潴留可表现为不同程度的皮下水肿或（和）体腔积液，这在临床相当常见；此时易出现血压升高、左心功能不全（胸闷、活动耐量下降甚至夜间不能平卧）和脑水肿。

慢性肾衰竭时肾调节钠、水的功能已很差，当有如感染、发热、呕吐、腹泻等，易引起水液丧失，易发生血容量不足，GFR下降，引起肾功能恶化，后者又促使失水更多，加重肾功能恶化形成恶性循环。低血容量主要表现为低血压和脱水。低钠血症的原因，既可因缺钠引起（真性低钠血症），也可因水过多或其他因素所引起（假性低钠血症），而以后者更为多见。

（3）钾代谢紊乱：当 GFR 降至 20～25ml/min 或更低时，肾脏排钾能力逐渐下降，此时易于出现高钾血症；尤其当钾摄入过多、酸中毒、感染、创伤、消化道出血等情况发生时，更易出现高钾血症。严重高钾血症（血清钾>6.5mmol/l）有一定危险，需及时治疗抢救。有时由于钾摄入不足、胃肠道丢失过多、应用排钾利尿剂等因素，也可出现低钾血症。

（4）钙磷代谢紊乱：主要表现为磷过多和钙缺乏。钙缺乏主要与钙摄入不足、活性维生素 D 缺乏、高磷血症、代谢性酸中毒等多种因素有关，明显钙缺乏时可出现低钙血症。血磷浓度由肠道对磷的吸收及肾的排泄来调节。当肾小球滤过率下降、由尿液排出减少，血磷浓度逐渐升高。在肾衰竭的早期，血钙、血磷仍能维持在正常范围，且通常不引起临床症状，只在肾衰竭的中、晚期（GFR<20ml/min）时才会出现高磷血症、低钙血症。低钙血症、高磷血症、活性维生素 D 缺乏等可诱发甲状旁腺激素升高，即继发性甲状旁腺功能亢进（简称甲旁亢）和肾性骨营养不良。

2. 心血管系统表现

心血管病变是 CKD 患者的主要并发症之一和最常见的死因。尤其是进入终末期肾病阶段，则死亡率进一步增高（占尿毒症死因的45%～60%）。近期研究发现，尿毒症患者心血管不良事件及动脉粥样硬化性心血管病比普通人群高15～20倍。

较常见的心血管病变主要有高血压和左心室肥厚、心力衰竭、尿毒症性心肌病、心包积液、心包炎、血管钙化和动脉粥样硬化等。近年发现，由于高磷血症、钙分布异常和"血管保护性蛋白"（如胎球蛋白 A）缺乏而引起的血管钙化，在心血管病变中亦起着重要作用。

3. 呼吸系统症状

体液过多或酸中毒时均可出现气短、气促，严重酸中毒可致呼吸深长。体液过多、心功能不全可引起肺水肿或胸腔积液。由尿毒症毒素诱发的肺泡毛细血管渗透性增加、肺充血可引起"尿毒症肺水肿"，此时肺部 X 线检查可出现"蝴蝶翼"征，及时利尿或透析上述症状可迅速改善。

4. 胃肠道症状

胃肠道主要表现有食欲不振、恶心、呕吐、口腔有尿味。消化道出血也较常见，其发生率比正常人明显增高，多是由于胃黏膜糜烂或消化性溃疡，尤以前者为最常见。

5. 血液系统表现

CRF 病人血液系统异常主要表现为肾性贫血和出血倾向。大多数患者一般均有轻、中度贫血，其原因主要由于红细胞生成素缺乏，故称为肾性贫血；如同时伴有缺铁、营养不良、出血等因素，可加重贫血程度。晚期 CRF 病人有出血倾向，如皮下或黏膜出血点、瘀斑、胃肠道出血、脑出血等。

6. 神经、肌肉系统症状

疲乏、失眠、注意力不集中是慢性肾衰竭的早期症状之一。其后会出现性格改变、抑郁、记忆力减退、判断错误等，并可有神经肌肉兴奋性增加，如肌肉颤动、痉挛和呃逆等。尿毒症患者时常有精神异常，对外界反应淡漠、谵妄、惊厥、幻觉、昏迷等。本病常有周围神经病变，感觉神经较运动神经显著，尤以下肢远端为甚，患者可诉肢体麻木，有时为烧灼感或疼痛感、不宁腿综合征、深反射迟钝或消失、肌肉无力、感觉障碍，但最常见的是肢端袜套样分布的感觉丧失。患者常有肌无力，以近端肌受累较常见。

7. 骨骼改变

慢性肾脏病矿物质及骨代谢紊乱（CKD-MBD）是指 CKD 时发生的矿物质及骨代谢异常的系统性疾病，其临床表现形式多样，如皮肤瘙痒、骨痛与骨折、自发性肌腱断裂、皮肤溃疡、组织坏死和骨畸形等。根据骨病理学特点将其划分为三种类型：高转运型、低转运型和混合型。高转运型骨病主要病因是继发性甲状旁腺功能亢进（SHPT），此型比较多见，临床有纤维性骨炎之称；低转运型骨病包括骨软化和动力缺失性骨病；混合型骨病即高转运及低转运两种并存，临床多表现为纤维性骨炎与骨软化并存。

8. 内分泌失调

慢性肾衰竭时内分泌功能出现紊乱。血浆肾素-血管紧张素 II 分泌过多、骨化三醇降低、红细胞生成素生成不足，对胰岛素、胰升糖素及甲状旁腺激素等多种激素的降解减少，泌乳素、促黄体生成激素、促卵泡激素、促肾上腺皮质激素等水平升高，女性雌激素水平降低，性欲差，肾衰竭晚期可闭经、不孕。个别早期肾衰竭患者即便怀孕，胎儿多发育不良。男患者性欲缺乏和阳痿，精液减少，精子数减少，其活动力较差。

（二）实验室及辅助检查

1. 血液检查

（1）肾功能：血清尿素氮、肌酐升高，肾小球滤过率、内生肌酐清除率降低。

（2）血细胞分析：红细胞、血红蛋白有不同程度降低，可伴有血小板降低或白细胞减少。

（3）电解质紊乱：低钙、高磷、高钾或低钾。

（4）胱抑素 C：CysC 是检测肾功能的一种新的指标，其不受年龄、性别、活动、肌肉量和饮食等影响。肾脏是清除 CysC 的唯一器官，肾小管不重吸收也不分泌 CysC，因此 CysC 与 GFR 有良好的相关性，敏感性高。当肾功能轻度受损，SCr 尚未升高时，CysC 已经升高。

2. 尿液检查

（1）尿常规改变可因基础病因不同而有所差异，可有蛋白尿，红、白细胞或管型，也可以改变不明显。

（2）尿比重多在 1.018 以下，尿毒症时固定为 1.010~1.012，夜间尿量多于日间尿量。

3. 影像学检查

B 超示双肾体积缩小，肾皮质回声增强；核素骨扫描示肾性骨营养不良征；胸部 X 线可见肺淤血或肺水肿、心胸比例增大或心包积液、胸腔积液等。

ECT 检测：以同位素锝-99 测定双肾 GFR，最为可靠。

（四）诊断依据及鉴别诊断

1. 诊断依据

参照改善全球肾脏病预后组织（kidney disease：improving global outcomes，KDIGO）"2012 年提高和管理慢性肾脏病临床实践指南"，符合慢性肾脏病（chronical kidney disease，CKD）诊断，肾小球滤过率（estimated glomerular filtration rate，eGFR）持续 <60 ml/(min·1.73 m^2) >3 个月（Scr 的测定推荐采用酶法，eGFR 计算推荐采用中国人群的改良简化 MDRD 公式）。

根据美国肾脏病基金会（NKF）K/DOQI 工作组提出：慢性肾脏病（CKD）是指经过肾活检或检测损伤标志物证实的肾脏损伤或肾小球滤过率（GFR）持续 <60ml/min/1.73m2 ≥3 个月。肾脏损伤的标志物包括蛋白尿、尿试纸条或尿沉渣检查异常或肾脏影像学检查异常。

1. 临床分期

（1）按肾功能损害的程度分期：参照王海燕《肾脏病学》（第 2 版），人民卫生出版社 1996 年出版，根据肾功能损害的不同程度，分为四期：

1）肾功能不全代偿期：肾小球滤过率（GFR）50~80ml/min，血清肌酐（Scr）133~177 μmol/L。

2）肾功能不全失代偿期：GFR50~20ml/min，Scr178~442 μmol/L。

3）肾衰竭期：GFR20~10ml/min，Scr443~707 μmol/L。

4）尿毒症期或肾衰竭终末期：GFR<10ml/min，Scr≥707 μmol/L。

（2）慢性肾脏病分期：根据国际公认的 K/DOQI 指南，临床按照肾小球滤过率的水平将慢性肾脏病分为 5 期：

表 1   美国 KDOQI 专家组对 CKD 分期方法的建议

分期	特征	GFR 水平 [ml/(min·1.73m)]	防治目标–措施
1	肾损害伴 GFR 正常或升高	≥90	CKD 诊治;缓解症状;延缓 CKD 进展
2	肾损害伴 GFR 轻度降低	60~89	评估、延缓 CKD 进展;降低 CVD 患病风险
3	GFR 中度降低	30~59	减慢、延缓 CKD 进展;评估、治疗并发症
4	GFR 重度降低	15~29	综合治疗;透析前准备
5	ESRD (终末期肾病)	<15	如出现尿毒症,需及时替代治疗*

显然,CKD 和 CRF 的含义上有相当大的重叠,CRF 主要代表 CKD 患者中的 GFR 下降的那一部分群体。

3. 鉴别诊断

(1) 慢性肾衰竭与肾前性氮质血症相鉴别,有效血容量补足48~72小时后肾前性氮质血症肾功能即可恢复,慢性肾衰竭肾功能则难以恢复。

(2) 慢性肾衰竭与急性肾衰竭相鉴别,往往借助病史即可做出诊断,在病史不详时,若双肾缩小或肾血流图提示慢性病变,则可诊断为慢性肾衰竭。

(3) 慢性肾衰竭伴发急性肾衰竭:如果慢性肾衰竭较轻,而急性肾衰竭相对突出,且其病程发展符合急性肾衰竭演变过程,则可称为"慢性肾衰竭并发急性肾衰竭",其处理原则基本上与急性肾衰竭相同。如慢性肾衰竭本身已相对较重,或其病程加重过程未能反映急性肾衰竭演变特点,则称之为慢性肾衰竭急性加重。

(五) 西医治疗方案

1. 营养治疗

CRF 病人蛋白摄入量一般为每天每千克体重 0.6g~0.8g (如患者体重 60kg,则每天蛋白摄入量 36~48g),以满足其基本生理需要。磷摄入量一般应<600~800 mg/d;对严重高磷血症病人,还应同时给予磷结合剂。病人饮食中动物蛋白与植物蛋白 (包括大豆蛋白) 应保持合理比例,一般两者各占一半左右:对蛋白摄入量限制较严格 (每天每千克体重 0.4~0.6g) 左右的病人,动物蛋白可占50%~60%。

CRF 病人要摄入足量的碳水化合物和脂肪,以供给人体足够的热量,这样就能减少蛋白质为提供热量而分解,故高热量饮食可使低蛋白饮食的氮得到充分的利用,减少体内蛋白质的消耗。热量每日至少需要125.6kJ/kg (30kcal/kg),消瘦或肥胖者宜酌情予以加减。为了能摄入足够的热量,可多食用植物油和食糖。如觉饥饿,可食甜薯、芋头、马铃薯、苹果、马蹄粉、淮山药粉、莲藕粉等。

2. 纠正酸中毒和水、电解质紊乱

(1) 纠正代谢性酸中毒:主要为口服碳酸氢钠 (NaHCO$_3$),轻者 1.5~3.0g/d 即可;中、重度患者 3~15g/d,必要时可静脉输入。可将纠正酸中毒所需之 NaHCO$_3$ 总量分 3~6 次给予,在48~72小时或更长时间后基本纠正酸中毒。对有明显心力衰竭的病人,要防止 NaHCO$_3$ 输入量过多,输入速度宜慢,以免心脏负荷加重;也可根据患者情况同时口服或注射呋塞米 20~200mg/d,以增加尿量,防止钠潴留。

(2) 水钠代谢紊乱的防治:为防止出现水钠潴留需适当限制钠摄入量,一般 NaCl 摄入量应不

超过 6 ~ 8g/d。有明显水肿、高血压者，钠摄入量一般 2 ~ 3g/d（NaCl 摄入量 5 ~ 7g/d），个别严重病例可限制为 1 ~ 2g/d（NaCl 2.5 ~ 5g/d）。也可根据需要应用襻利尿剂（呋塞米、布美他尼等，如呋塞米 20 ~ 160mg/次，2 ~ 3g/d）。对 CRF 病人（Scr>220μmol/L）不宜应用噻嗪类利尿剂及贮钾利尿剂，因此时疗效甚差。对严重肺水肿急性左心衰竭者，常需及时给予血液透析或持续性血液滤过，以免延误治疗时机。

（3）高钾血症的防治：当 GFR<25ml/min（或 Scr>3.5~4mg/dl）时，即应限制钾的摄入（一般为 1500 ~ 2000mg/d）。当 GFR<10ml/min 或血清钾水平>5.5mmol/l 时，则应严格限制钾摄入（一般低于1000mg/d）。在限制钾摄入的同时，还应及时纠正酸中毒，并适当应用襻利尿剂（呋塞米、布美他尼等），增加尿钾排出。

3. 高血压的治疗

对高血压进行及时、合理的治疗，不仅是为了控制高血压的某些症状，而且是为了积极主动地保护靶器官（心、肾、脑等）。ACEI、ARB、钙通道拮抗剂（CCB）、襻利尿剂、β-阻滞剂、血管扩张剂等均可应用，以 ACEI、ARB、CCB 的应用较为广泛。透析前慢性肾衰竭患者的血压应<130/80mmHg，维持透析患者血压一般不超过 140/90mmHg。当蛋白尿>1g/24h 时，血压应控制在 125/75mmHg 以下，若蛋白尿<1g/24h 则血压控制在 130/80mmHg 以下。

4. 贫血的治疗

应用重组人促红细胞生成素纠正贫血，可延缓肾功能不全的进展。如排除缺铁等因素，Hb<100 ~ 110g/L 或 HCT<30% ~ 33%，即可开始应用重组人红细胞生成素治疗。一般开始用量为每周每千克体重 50 ~ 100U，分 2 ~ 3 次注射（或 2000 ~ 3000U/次，每周 2 ~ 3 次），皮下或静脉注射，以皮下注射更好。对透析前 CRF 来说，目前趋向于小剂量疗法（2000 ~ 3000U，每周 1 ~ 2 次），疗效佳，副作用小。直至 Hb 上升至 120（女）~130g/L（男）或 HCT 上升至 33% ~ 36%，是为达标。在维持达标的前提下，每个月调整用量 1 次，适当减少 EPO 的用量。个别透析患者剂量可能有所增加（3000 ~ 4000U/次，每周 3 次），但不应盲目单纯加大剂量，而应当分析影响疗效的原因，有针对性地调整治疗方案。

在应用时，同时应重视补充铁剂。口服铁剂主要有琥珀酸亚铁、硫酸亚铁等。部分透析患者口服铁剂吸收较差，故常需要经静脉途径补充铁，以氢氧化铁蔗糖复合物（蔗糖铁）的安全性及有效性最好。

5. 低钙血症、高磷血症和肾性骨病的治疗

（1）高磷血症治疗：限制含磷食物摄入；应用磷结合剂；充分透析。当 GFR<30ml/min 时，除限制磷摄入外，可口服磷结合剂，以碳酸钙、Renagel（一种树脂）较好。口服碳酸钙一般每次 0.5 ~ 2g，每日 3 次，餐中服用。对明显高磷血症（血清磷水平>7mg/dl）或血清 Ca、P 乘积>65（mg^2/dl^2）者，则应暂停应用钙剂，以防加重转移性钙化，此时可给予不含钙、铝的新型磷结合剂盐酸司维拉姆、碳酸镧效果较好，可避免高血钙和铝中毒。

（2）低钙血症治疗：当肾小球滤过率（GFR）为 10 ~ 40ml/min 时，每日补钙 1.0 ~ 1.5g；当 GFR<10 ml/min 时，每日补钙 1.0 ~ 2.0g。补钙前控制血磷<1.78mmol/L，当血钙>2.62mmol/L 或钙磷乘积>65 时，应减量或暂停补钙（参考钱莹，陈楠. 重视慢性肾脏病中的代谢性骨病. 诊断学理论与实践，2011，10：214 ~ 217）。

（3）活性维生素 D 的应用：参考《活性维生素 D 在慢性肾脏病继发性甲旁亢中合理应用的专家共识》（修订版），根据 iPTH 水平，合理应用活性维生素 D。在应用过程中密切监测 iPTH、钙、

磷水平，调整药物剂量。参考美国国家肾脏基金会–慢性肾脏病临床实践指南（NFK-K/DOQI）的建议（表2）：

表2 不同 CKD 分期血全段甲状旁腺素、钙和磷的目标值

分期	iPTH/（pg/ml）（pmol/L）	钙/mmol/L（mg/dl）	磷/mmol/L（mg/dl）
CKD3 期	35～70（3.85～7.7）	2.1～2.37（8.4～9.5）	0.87～1.49（2.7～4.6）
CKD4 期	70～110（7.7～12.1）	2.1～2.37（8.4～9.5）	0.87～1.49（2.7～4.6）
CKD5 期	150～300（16.5～33.0）	2.1～2.5（8.4～10.2）	1.13～1.78（3.5～5.5）

1）小剂量持续疗法：主要适用于轻度继发性甲状旁腺功能亢进（SHPT）患者或中重度 SHPT 患者维持治疗阶段。用法：0.25μg，每天1次，口服。

2）大剂量间歇疗法（冲击疗法）：主要适用于中重度 SHPT 患者。

用法：iPTH 300～500pg/ml，每次1～2μg，每周2次，口服；iPTH 500～1000pg/ml，每次2～4μg，每周2次，口服；iPTH>1000 pg/ml，每次4～6μg，每周2次，口服。

（4）甲状旁腺次全切除术：经过规范的药物治疗仍不能控制的严重的 SHPT（iPTH 持续≥800 pg/ml），并且有顽固的高钙血症和（或）高磷血症，对治疗抵抗者，以及经同位素或超声检查证实存在甲状旁腺腺瘤或结节者，建议实施甲状旁腺次全切除术或甲状旁腺全切加自体移植术。

6. 防治感染

平时应注意防止感冒，预防各种病原体的感染。抗生素的选择和应用原则，与一般感染相同，唯剂量要调整。在疗效相近的情况下，应选用肾毒性最小的药物。

二、张琪诊治经验

（一）病因病机

张琪教授根据多年临床经验总结出，慢性肾衰竭病机主要在于脾肾两虚，湿浊瘀血潜留。由于此病是各种慢性肾病日久迁延不愈，发展而成。在慢性肾病阶段，临床表现不同，但疾病演变过程与肺、脾、肾功能失调，三焦气化失司密切相关，其中脾肾虚损是慢性肾病的病机关键。脾肾衰竭败，二便失司，气化功能严重障碍，浊毒难以从下窍而出，浊毒不降，或上犯脾胃，或蒙蔽心窍，或触动肝风，或入营动血，或水气上逆凌心犯肺，最后阳衰阴竭，阴阳不相维系而阴阳离决，常为本病之结局。因此，从慢性肾病发展到慢性肾衰竭，脾肾两虚贯穿始终。

脾虚运化失司，水湿内停，肾虚气化不利，浊不得泄，升清降浊之功能紊乱，湿浊内蕴，日久必化浊毒，湿浊毒邪内蕴日久致血络瘀阻为患，临床出现脘闷纳呆、食少呕恶、少寐烦热、舌苔垢腻或舌瘀斑等症，此为本病之邪实。张琪教授尤其强调慢性肾脏病发展至慢性肾衰竭阶段，大多已有湿浊郁久化毒，湿毒入血，血络瘀阻的病理改变。这些病理改变虽然源于正虚，但其留滞停蓄，又会进一步加重正气的耗损，使肾功恶化。湿浊瘀血是促使疾病加重的主要因素。

总之，脾肾两虚、湿毒内蕴、血络瘀阻、正虚邪实、虚实夹杂为 CRF 病机演变的基本特征。这种特征决定了 CRF 病势缠绵，证候多变，难以速愈。

（二）辨证论治

中医无尿毒症病名，但根据其临床表现可属于癃闭、关格、虚劳、水肿、呕吐、眩晕、腰痛等病范畴。

张琪教授认为，慢性肾衰竭病机主要在于脾肾两虚，湿浊瘀血潜留。脾肾两虚、湿毒内蕴、血络瘀阻、正虚邪实、虚实夹杂为慢性肾衰竭病机演变的基本特征。治疗扶正气重在补脾补肾；祛邪气重在化湿解毒泻浊，活血化瘀贯穿始终，重视调理脾胃。根据正虚邪实、虚实夹杂的主次，辨证用药。在辨证论治中当分别标本缓急，即急则治标，缓则治本，或标本兼治。具体辨证及用药如下：

（1）湿浊蕴热，阻于中焦

主症：胃脘胀满，恶心呕吐，口气秽臭，多有臊味。舌苔垢腻，舌质灰淡，舌体肥大，脉弦滑或沉滑。

治则：芳香化浊，苦寒泄热

方药：半夏泻心汤加减：

半夏20g 黄连15g 黄芩15g 陈皮15g 干姜10g 太子参15g 枳壳15g 厚朴15g 草果仁15g 紫苏15g 神曲15g 麦芽15g 甘草15g

水煎服，每日1剂，早晚分服。

方药分析：半夏泻心汤为《伤寒论》五泻心汤之一。方中半夏降逆和胃止呕；黄连、黄芩苦寒清胃热；干姜温脾除湿；太子参益气健脾；枳实、厚朴行气散满而除胀；草果仁、紫苏芳化湿浊；神曲、麦芽健脾；先诸药合之热清、湿除，脾气得以健运，胃气得以和谐，清升浊降。

病案举例

薛某，男，2013年2月27日。

主诉：倦怠乏力3年余，时有恶心2周。

病史：该患者3年前出现倦怠乏力，查尿蛋白3+，血肌酐200多μmol/L，高血压，诊断为慢性肾小球肾炎、慢性肾衰竭，未系统治疗。近2周恶心，纳差，体重下降，于我院查肾功能：尿素氮21.98mmol/L，血肌酐505.6μmol/L，尿酸538.9μmol/L，二氧化碳结合力18.0mmol/L。彩超：左肾8.4cm×4.2cm×3.9cm，右肾8.4cm×4.4cm×3.7cm，双肾弥漫性改变 双肾萎缩。为求系统治疗而来门诊。

初诊 现病人恶心，食纳尚可，大便稀，每日2~3次，大便中有泡沫，口中喜吐黏液，腹胀。舌质红，苔薄白、舌滑润，脉沉。

西医诊断：慢性肾小球肾炎、慢性肾衰竭。

中医诊断：虚劳（脾肾两虚，湿热中阻）。

治法：芳化湿浊，苦寒泄热，活血健脾。

方药：半夏泻心汤加减：

半夏20g 黄连10g 黄芩10g 干姜10g 砂仁15g 草果仁15g 紫苏15g 藿香15g 桃仁20g 赤芍20g 丹参20g 当归20g 柴胡15g 生地黄15g 水蛭10g 黄芪30g 太子参20g 白术20g 茯苓15g 甘草15g 麦芽30g 神曲15g 山楂15g

水煎服，每日1剂，早晚分服。

二诊 2013年3月13日。病人仍有恶心，近日痛风发作，食少纳呆，饮食后肠鸣，大便不成形，每日1~2次。舌质淡红，苔薄白、滑润，脉沉。肾功能：尿素氮15.94mmol/L，血肌酐400.6μmol/L，尿酸589.7μmol/L，二氧化碳结合力20.8mmol/L。方药：

半夏20g 黄连15g 黄芩15g 干姜10g 砂仁15g 草果仁15g 紫苏15g 藿香15g 大腹皮15g 厚朴15g 麦芽30g 神曲15g 山楂15g 苍术15g 丹参20g 赤芍20g 桃仁20g 当归20g 柴胡15g 生地黄15g 水蛭10g 黄芪30g 太子参20g 白术20g 茯苓15g 甘草15g 石斛20g

水煎服，每日1剂，早晚分服。

三诊 2013 年 4 月 10 日。恶心减轻，倦怠乏力，纳差，后背凉，腹胀，大便每日 2 ~ 3 次，不成形。舌质淡红，苔薄白，脉沉。肾功能：尿素氮 23.13mmol/L，血肌酐 419.3μmol/L，尿酸 577.7 μmol/L。方药：

半夏 15g　黄连 15g　黄芩 15g　干姜 10g　砂仁 15g　草果仁 15g　紫苏 15g　藿香 15g　大腹皮 15g　厚朴 15g　白术 20g　茯苓 20g　黄芪 30g　太子参 20g　丹参 20g　赤芍 20g　桃仁 20g　柴胡 15g　连翘 20g　葛根 15g　水蛭 10g　甘草 15g　玉竹 20g　巴戟 15g　山茱萸 20g　黄精 15g

水煎服，每日 1 剂，早晚分服。

四诊 2013 年 5 月 22 日。恶心好转，睡中多梦，饮食尚可，大便每日 2 次、质稀，腹胀减轻，近日痛风未发作，舌质淡红，苔白，脉沉。肾功能：尿素氮 15.10mmol/L，血肌酐 367.7μmol/L，尿酸 529.8μmol/L，二氧化碳 20.3 mmol/L。

方药：半夏 15g　黄连 15g　黄芩 15g　干姜 10g　砂仁 15g　草果仁 15g　紫苏 15g　藿香 15g　大腹皮 15g　白术 20g　茯苓 20g　黄芪 30g　太子参 20　丹参 20g　赤芍 15g　桃仁 20g　柴胡 15g　连翘 20g　葛根 15g　水蛭 10g　甘草 15g　玉竹 20g　巴戟 15g　山茱萸 20g　黄精 15g　厚朴 15g

水煎服，每日 1 剂，早晚分服。

按 慢性肾衰竭以脾肾两虚为本，脾虚运化失司，水湿内停，肾虚气化不利，浊不得泄，升清降浊之功能紊乱，湿浊内蕴，日久必化浊毒，湿浊毒邪内蕴，化热阻于中焦，出现胃脘胀满，恶心呕吐等消化系统症状。此时临证以急则治其标为主，方以半夏泻心汤加减，兼活血健脾补肾。张琪教授重视辨证论治，临证更重视顾护脾胃、调脾胃，调补后天之本，以资化源。本病人目前仍在治疗中，血肌酐稳定在 400μmol/L 以下。

（2）血络瘀阻，浊毒内蕴

主症：头痛少寐，五心烦热，搅闹不宁，恶心呕吐。舌光紫无苔，或舌有瘀斑，舌下静脉紫暗，脉弦或弦数。

治则：清热解毒，活血化瘀。

方药：解毒活血汤加减：

连翘 20g　桃仁 20g　红花 15g　甘草 10g　丹参 20g　赤芍 20g　生地黄 20g　当归 15g　葛根 15g　柴胡 15g　枳壳 10g

水煎服，每日 1 剂，早晚分服。

方药分析：本方以桃仁、红花、赤芍、生地黄活血散瘀，凉血清热；慢性肾衰竭的高凝状态，还必须用大黄、丹参、葛根治疗，葛根黄酮不仅活血扩张血管，同时有解毒作用，瘀血既是肾衰竭病理产物，同时又是一个致病因素，长期作用于机体，使病机复杂化，迁延难愈。大量病理实验证明，毛细血管内皮细胞增生、血小板聚集、纤维蛋白渗出、新月体形成均与瘀血有关，使用活血药确能改善肾实质内瘀滞，延缓病情发展，改善血液供应，抑制间质纤维化，延缓肾衰竭进展，甚至可以终止肾脏病变。

病案举例

林某，男，58 岁，2005 年 6 月 20 日。

主诉：腰痛，乏力 2 个月余。

病史：患者 2 个月前出现腰痛，乏力，检查尿常规：尿蛋白 2+，肾功能：血肌酐 400μmol/L，血红蛋白 70g/L，诊断为肾功能不全，对症治疗 2 个月，疗效不著。6 月 1 日因腹泻后少尿，病情加重，复查肾功能：血肌酐增至 680μmol/L，腰痛、乏力加重，并出现厌食，尿少等诸多症状。服龙胆泻肝丸 4 个月。

初诊 腰痛，乏力，厌食，尿少，咳嗽，痰中带血。舌质淡红，舌苔薄白，脉弦。实验室检查结果：肾功能：血肌酐908.1μmol/L，尿素氮31.25mmul/L。血常规：血红蛋白95 g /L，尿常规：尿蛋白+，潜血2+。

西医诊断：慢性间质性肾炎，慢性肾衰竭（肾衰竭期）。

中医辨证：浊毒内蕴，血络瘀阻。

治法：解毒活血，化浊泻热。

方药：解毒活血汤加味：

桃仁15g 红花15g 赤芍15g 生地黄20g 连翘20g 黄芩15g 黄连15g 大黄10g 草果仁15g 半夏20g 陈皮15g 金银花30g 甘草15g

7剂，水煎服，日1剂，2次服。

二诊 2005年6月28日。服药4剂，咳嗽、咳痰带血症状消失，尿量增多。继续服用3剂，诸症续好转，唯仍食欲不佳，舌质淡紫，舌苔白腻，脉滑。此乃浊毒上逆犯胃所致，仍以活血化瘀，加用半夏泻心汤以升清降浊。

方药：桃仁20g 赤芍15g 丹参20g 红花15g 半夏20g 黄连15g 黄芩15g 生姜15g 党参15g 陈皮15g 茯苓15g 甘草15g 大黄10g 草果仁15g

7剂，水煎服，日1剂，2次服。

三诊 2005年7月4日。两诊服药14剂病情明显好转，血肌酐下降。症见：腰痠，乏力，倦怠，大便日3次。舌质淡红，舌苔薄白，脉弦。实验室检查结果：血肌酐669.3μmol/L，尿素氮22.44mmol/L，血常规：血红蛋白89g/L，RBC 88×10^{12}/L。此乃标邪得减，本虚表现为主，治以补脾益肾、兼以化浊活血法。方拟六味地黄丸加减：

熟地黄25g 山茱萸20g 山药20g 茯苓15g 牡丹皮15g 泽泻15g 枸杞子20g 菟丝子15g 女贞子10g 巴戟天15g 肉苁蓉15g 首乌20g 桃仁15g 赤芍15g 丹参20g 黄连10g 大黄10g 草果仁15g 砂仁15g 半夏15g 白术20g 黄芩15g 柴胡15g 陈皮15g 甘草15g

14剂，水煎服，日1剂，2次服。

按 慢性肾衰竭是由肾病日久而致，各种肾脏病日久不愈，湿热毒邪内蕴，入侵血分，血络瘀阻，"久病多瘀"。可以说"血瘀"存在于慢性肾衰竭的整个病程中。因此，慢性肾衰竭的治疗，无论从中医的角度，还是从现代医学的角度，活血化瘀都是不可缺少的治法之一。即便在慢性肾衰竭早期，无明显"血瘀"征象，适当加入活血化瘀之品，也可使疗效得到一定的提高。张琪教授认为，在诸多活血化瘀方剂中，以解毒活血汤效果最佳。解毒活血汤乃王清任《医林改错》之方，原方主治"……，瘟毒烧炼，……，气血凝结，……，上吐下泻"，慢性肾衰竭与此证虽病因相异，但病机相同，故以此方加味治疗，大多有效。方中连翘、葛根、柴胡、甘草清热解毒；生地黄清热凉血；当归、赤芍、桃仁、红花活血祛瘀；气为血帅，气行血行，故复佐少量枳壳理气，以助活血之力。全方共奏清热解毒，凉血活血之效。

（3）湿热伤阴，浊邪蕴蓄

主症：口干，呕恶，不欲食，口中氨味，脘腹闷不舒、胀满，便秘或大便黏滞不爽，全身乏力，面色白。舌质红，苔腻，脉象沉滑。

治则：养阴清胃，化湿醒脾。

方药：加味甘露饮加减：

生地黄20g 熟地黄20g 茵陈20g 黄芩10g 枳壳15g 枇杷叶15g 石斛15g 麦门冬15g 紫苏15g 大黄10g 甘草15g 砂仁15g 丹参20g 草果仁15g

水煎服，每日1剂，早晚分服。

方药分析：加味甘露饮是在《太平惠民和剂局方》甘露饮的基础上化裁而成。方中生地黄、熟地黄、石斛、麦门冬滋养脾胃之阴，清虚热；阴亏又由热耗，黄芩、茵陈蒿既苦寒清热，又祛湿，以清热存阴；枇杷叶降逆气，枳壳行气和胃，共降气清上蒸之湿热。与甘寒药合用防其滋腻有碍脾之运化。草果仁、砂仁芳化湿浊。根据湿热浊毒之邪孰轻孰重，如便秘、口臭、舌苔厚腻热毒甚者应重用茵陈20 g、黄连15g、大黄15g，如湿邪偏重，则重用化湿浊之草果仁15g、砂仁15g、紫苏15g。

病案举例

姜某，女，49岁，2005年6月20日。

主诉：浮肿时轻时重5年，乏力时轻时重2年。

病史：患者5年前出现浮肿，时轻时重；2年出现乏力。2周前胸闷气短，不能平卧，当地医院诊断为慢性肾小球肾炎，慢性肾功能不全，心衰竭Ⅲ°，给予中药汤剂，纠正贫血，改善心肌供血，利尿消肿。1周前来医院。门诊以虚劳；慢性肾小球肾炎，慢性肾功能不全收入医院。萎缩性胃炎病史9年，乙肝病史9年，陈旧性前间壁心肌梗死。

初诊　症见乏力，胸闷，气短，咳嗽，咳白痰，恶心，呕吐，纳差，舌质红，苔白腻干，脉沉。实验室检查报告为肾功能：Scr377μmol/L。

西医诊断：慢性肾盂肾炎，慢性肾衰竭（失代偿期）。

中医辨证：湿浊化热，胃热阴亏。

治法：清胃热，养胃阴，化湿浊。

方药：甘露饮加减：

生地黄20g　茵陈蒿15g　黄芩15g　枳壳15g　枇杷叶15g　石斛20g　麦门冬15g　甘草15g　竹茹15g　黄连10g　砂仁15g　陈皮15g　白豆蔻15g　大黄10g　厚朴15g　半夏15g

21剂，水煎服，日1剂，2次服。

二诊　服用前方21剂后，气短、胸闷，乏力，无咳嗽、咳白痰，恶心，呕吐，身热，不欲饮，舌质红、干，苔白腻，脉沉。肾功能Scr313.6μmol/L，BUN13.71mmol/L，Hb 85/L，尿常规WBC 0~1个/HP，RBC 1~2个/HP，Pr 2+。治以养阴清热，益气活血，宽胸。

方药：石斛20g　麦门冬15g　黄芩15g　枳实15g　厚朴15g　黄连15g　大黄10g　柴胡15g　半夏15g　瓜蒌20g　薤白15g　黄芪30g　红参15g　桃仁15g　丹参20g　川芎15g　赤芍20g　甘草15g

水煎服，日1剂，2次服。

三诊　服用前方49剂后，乏力减轻，时有眼睑浮肿，难入睡，无恶心、呕吐，心慌，纳呆，舌红，苔白厚，脉沉。肾功能：Cr246μmol/L（44~110），CO₂24mmol/L（22~32），BUN 11.8mmol/L（3.2~7.8），血常规Hb 91g/L。药后热盛伤阴症状好转，治以健脾益气，清胃热，化湿浊，方以甘露饮加减：

生地黄20g　茵陈蒿15g　黄芩15g　黄连10g　枳壳15g　枇杷叶15g　石斛20g　麦门冬15g　砂仁15g　草果仁15g　白豆蔻15g　公丁香10g　黄芪30g　红参15g　白术15g　大黄10g　丹参20g　川芎15g　当归20g　车前子15g　五加皮15g　甘草15g

水煎服，日1剂，2次服。

服药后，病情稳定。

按　张琪教授治疗慢性肾衰竭注重调理脾胃，喜用养胃阴清胃热芳香化湿法。慢性肾衰竭脾的运化功能失常，胃阴亏耗，不能下行降浊，致使脾胃不和，运化受阻，升降失常，患者出现脾湿胃阴亏耗、湿热不得运行之症：口干，呕恶，不欲食，口中氨味，脘腹闷不舒、胀满，便秘或黏滞不爽，全身乏力，面色萎黄，舌质红，苔腻，脉象沉滑，一般不宜用甘寒药防其有碍脾之运化，方用加味甘露饮。加味甘露饮是在《太平惠民和剂局方》甘露饮的基础上化裁而成。

（4）脾胃虚弱，气血不足

主症：面色无华，眼睑口唇爪甲色淡，舌淡苔滑润，脘闷便溏，呕恶不欲食，倦怠乏力，贫血体征明显，脉弱。

治则：益气健脾，兼补血敛阴。

方药：归芍六君子汤加减：

人参 15g　白术 15g　茯苓 15g　甘草 10g　半夏 15g　陈皮 15g　当归 15g　白芍 20g

水煎服，每日 1 剂，早晚分服。

方药分析：慢性肾衰竭虽属脾胃虚弱，部分病人为脾胃阳虚者可用六君子汤，但临床观察属脾胃阴阳俱伤者较多，以发病日久多阳损及阴，此时用温补刚燥之药重伤其阴，往往格拒不受，出现诸如五心烦热、头痛、咽干、鼻衄、齿衄等症，此时若用甘寒益阴之品则阴柔滋腻，有碍阳气之布化，影响脾之运化功能，出现腹胀满、便溏呕逆诸症加重，因此刚柔之药皆不可用，唯气味中和之六君子汤补益助胃，滋助化源，益气血最为适宜。但此方人参甘温，白术苦温，半夏性偏干燥，虽配以茯苓之淡渗、陈皮及甘草甘平，仍嫌其燥，且重于补气，略于补血，故加入当归、白芍二药，当归为补血要药，且能润燥，白芍酸苦微寒，敛阴养血，柔肝理脾，二药一则可以调济六君子汤偏温燥，二则柔肝助脾胃之运化，三则补血与补气并重，用于肾性贫血颇为有效。

病案举例

申某，女，67 岁，2012 年 7 月 4 日。

主诉：倦怠乏力 5 年，腹泻、乏力加重 2 周。

现病史：患者 5 年前体检发现血糖升高具体数值不详，尿常规：尿蛋白 3+，血肌酐 170μmol/L，于个人诊所诊断为慢性肾衰竭，服中药治疗 1 年，病情稳定。因停药 1 年血肌酐逐渐上升至 300 多微摩尔/升，于我院就诊，诊断为糖尿病肾病、慢性肾衰竭，给予中西医结合治疗病情稳定。2 周前出现腹泻，乏力逐渐加重，查血肌酐 683.9μmol/L 而来诊。

初诊　现症见病人面色㿠白无华、乏力倦怠、食少纳呆，腹胀便溏，时有呕恶，腰酸，双下肢无力，手足心热，大便质稀，每日 1~2 次，口干，舌质淡舌体大，舌边有齿痕，脉沉细数无力。实验室检查：肾功能：尿素氮 48.861mmol/L，肌酐 683.9μmol/L，尿酸 574.5μmol/L；血细胞：白细胞 11.55×10^9/L，血红蛋白 50g/L，红细胞 1.89×10^{12}/L。

尿液分析+沉渣：蛋白 3+，潜血+。

中医辨证：脾肾虚衰，阴阳气血俱虚。

西医诊断：糖尿病肾脏疾病，慢性肾衰竭。

治法：健脾养血，补肾养阴。

处方：太子参 20g　白术 15g　茯苓 15g　甘草 15g　当归 20g　白芍 15g　半夏 15g　陈皮 15g　何首乌 15g　砂仁 10g　菟丝子 15g　巴戟天 15g　黄芪 25g　丹参 15g　赤芍 15g　桃仁 15g　生地黄 15g　麦门冬 15g　石斛 15g　黄芩 10g

水煎服，每日 1 剂。

二诊　2012 年 8 月 8 日。服上方 21 剂，呕恶消失，腹胀减轻，食纳转佳，大便仍稀，每日 1~2 次，双下肢轻度浮肿，腿软无力。舌质淡舌体大，舌边有齿痕，脉沉细无力。继续服上药。

处方：太子参 20g　白术 20g　茯苓 20g　甘草 15g　当归 20g　白芍 15g　半夏 15g　陈皮 15g　何首乌 15g　砂仁 10g　菟丝子 15g　巴戟天 15g　黄芪 30g　丹参 15g　赤芍 15g　桃仁 15g　生地黄 15g　麦门冬 15g　石斛 15g　茵陈 15g　土茯苓 30g　薏米 20g　五加皮 15g　猪苓 15g　附子 10g

水煎服，每日 1 剂。

三诊　2012 年 9 月 5 日。又服前方 21 剂，周身较前有力，食欲增强，面色较前转润，时有恶心，手足心热，舌质淡红，苔白，脉沉。实验室检查：肾功能：尿素氮 14.22mmol/L，肌酐 319.5μmol/L，尿酸 457.6μmol/L，血细胞分析：血红蛋白 80g/L，红细胞 2.8×10^{12}/L。

尿液分析+沉渣：蛋白3+，潜血+，红细胞2~4个/HP。

处方：太子参20g　白术20g　茯苓20g　甘草15g　紫苏15g　竹茹15g　半夏15g　陈皮15g　何首乌15g　砂仁15g　菟丝子15g　巴戟天15g　淫羊藿15g　丹参15g　赤芍15g　桃仁15g　生地黄15g　麦门冬15g　石斛15g　枳壳15g　麦芽30g　神曲15g　山楂15g

21剂，水煎服，日1剂。

按　张琪教授认为，在慢性肾衰竭的治疗过程中，通过调理脾胃使胃纳脾运的功能得以恢复，可以后天补先天，促进脾肾功能的恢复，而且脾胃功能正常，可使气血生化有源，使贫血状况得以改善，同时脾胃健也能够更充分地发挥药效，为慢性肾衰竭治疗提供重要保证。方用归芍六君子汤加减益气健脾、养血敛阴，主要用于慢性肾衰竭以贫血表现为主者。症见面色无华，体倦乏力，气短懒言，纳少腹胀，腰酸膝软，舌淡嫩有齿痕，脉象沉弱。或口淡不渴，大便不实，夜尿清长。本方即常用方药六君子汤加当归、白芍、何首乌、砂仁而成。张琪教授以多年临床经验认为，慢性肾衰竭病位虽在肾，然以阴阳俱虚者居多，此时用温补刚燥之药，则使阴虚愈甚，临床出现诸如五心烦热、咽干鼻衄等症。此时若纯用甘寒益阴之品，则阴柔滋腻，有碍阳气之布化，影响脾之运化功能，腹胀满、便溏、呕逆诸症亦加重，且脾胃受损则药难达病所。此时只有抓住健运脾胃，升清降浊，调理阴阳这个关键环节。因此选用气味中和之六君子调理脾胃，资助化源，补益气血，最为适宜。但此方人参甘温，白术苦温，虽有茯苓之淡渗，甘草之甘平，但仍偏于燥，且重于补气．故于原方加入当归、白芍二药，白芍酸苦微寒，敛阴养血，当归为补血润药，二药一则可以调剂六君子汤之偏于燥，二则助六君子以补血，使补血与补气并重，脾胃得以调动。进食增加，营血化源得复，体现了张琪教授善用"欲求阴阳和者，必求之于中气"，临床颇见效验。用何首乌以助归、芍益精血，用砂仁以温运健脾。病人口干、手足心热伴有胃阴不足，方中加生地黄、麦门冬、石斛养胃阴。

（5）脾肾气阴两虚

主症：倦怠乏力，气短懒言，腹胀便溏，食少纳呆，腰痛膝软，手心热，少便清长，夜尿多，面色少华，脉弱舌淡。

治则：健脾补肾。

方药：参芪地黄汤加减：

人参15g　黄芪30g　熟地黄20g　茯苓15g　山药20g　山茱萸15g　茯苓15g　牡丹皮15g　泽泻15g　土茯苓50g　薏苡仁20g　菟丝子20g　当归15g　枸杞子20g　甘草10g

方药分析　参芪地黄汤出自清·沈金鳌《沈氏尊生书》。本方以补益为主要功效，主要药物为人参、黄芪加六味地黄汤。"脾为后天之本，肾为先天之本"，先天之本有赖于后天之本的滋养，慢性病日久脾肾两虚，故选用本方加味治疗。方中党参、黄芪健脾益气；六味地黄汤滋补肾阴。

病案举例

李某，男，61岁，2007年4月11日。

主诉：消瘦、乏力、时有恶心5天。

现病史：高血压病病史30年，2006年11月因腹胀而发现双肾缩小，肾功能异常，未系统治疗。近5日消瘦、乏力、时有恶心。查肾功能：肌酐614μmol/L而来就诊。

初诊　现乏力，时有恶心，舌淡紫，苔白厚干，脉沉。实验室检查：肾功能：肌酐614μmol/L尿素氮14.97 mmol/L二氧化碳结合力20.7 mmol/L。尿常规：蛋白2+，潜血+。血红蛋白120g/L。B超：左肾6.5cm×3.7cm，右肾6.7cm×3.5cm，双肾血流差。

中医辨证：脾肾两虚，瘀血内停。

西医诊断：原发性高血压，良性小动脉性肾硬化症，慢性肾衰竭。

治则：补脾肾，活血化瘀解毒。

处方：熟地黄25g 山茱萸20g 山药20g 茯苓20g 牡丹皮15g 泽泻15g 黄芪30g 太子参20g 枸杞子20g 女贞子20g 菟丝子20g 白术20g 陈皮15g 桃仁15g 赤芍20g 丹参20g 川芎15g 红花15g 大黄10g 黄连15g 甘草10g

水煎服，每日1剂。

二诊 2007年5月16日。乏力，易恶，有时便干，有时腹泻，现大便1~2次/日，舌淡紫，苔薄白。

肾功能：肌酐488.5μmol/L，尿素氮20.56 mmol/L，二氧化碳结合力21.1 mmol/L。

尿常规：尿蛋白3+，潜血+，红细胞3~5个/HP，血红蛋白109g/L。

处方：熟地黄25g 山茱萸20g 山药20g 茯苓20g 牡丹皮15g 泽泻15g 黄芪30g 太子参20g 枸杞子20g 菟丝子20g 女贞子20g 白术20g 陈皮15g 桃仁20g 赤芍20g 红花15g 丹参20g 川芎15g 黄连15g 大黄10g 甘草15g 葛根20g

水煎服，每日1剂。

三诊 2007年8月29日。8月28日尿常规：蛋白3+，潜血+，红细胞2~4/HP；肾功能：尿素氮16.81 mmol/L，肌酐497.6μmol/L；血常规：红细胞3.9×10^{12}/L，血红蛋白119g/L。现乏力，肢软，食纳佳，大便2次/日，舌紫苔白。

处方：熟地黄25g 山茱萸20g 山药20g 茯苓20g 牡丹皮15g 泽泻15g 黄芪30g 党参20g 枸杞子20g 菟丝子15g 女贞子20g 白术20g 桃仁20g 赤芍15g 红花15g 丹参20g 川芎15g 黄连10g 大黄10g 葛根15g 何首乌20g 玉竹20g 甘草15g

水煎服，每日1剂。

四诊 2007年7月24日。肾功能：肌酐451μmol/L，尿素氮19.71 mmol/L。血常规：血红蛋白105 g/L，红细胞压积0.316，红细胞3.8×10^{12}/L。尿常规：蛋白2+，潜血+，红细胞1~2个/HP。现乏力、易饥，大便日2次，便成形，舌紫，苔薄白，脉沉。

处方：熟地黄25g 山茱萸20g 山药20g 茯苓20g 牡丹皮15g 泽泻15g 黄芪30g 党参20g 枸杞子20g 菟丝子20g 女贞子20g 白术20g 桃仁15g 赤芍15g 红花15g 丹参20g 川芎15g 黄连10g 大黄10g 葛根15g 甘草15g 何首乌20g 玉竹15g

水煎服，每日1剂。

按 本案病程日久，脾肾两虚，久病入络，双肾萎缩，双肾血流差，为伴瘀血之象，予参芪地黄汤加活血化瘀药。三、四诊加何首乌、玉竹补血。

（6）脾肾阳虚证

症状：面色苍白，腰膝酸痛，小腹冷痛，腹泻不止，畏寒肢冷，夜尿频多，余沥不尽，呕吐，腹胀、颜面及四肢浮肿，舌淡胖而有齿痕，苔白滑，脉沉细迟弱。

治则：温补脾肾。

方药：脾肾双补方：

黄芪30g 党参20g 白术20g 当归20g 远志15g 首乌20g 五味子15g 熟地黄20g 菟丝子20g 女贞子20g 山茱萸20g 淫羊藿15g 仙茅15g 枸杞子20g 丹参15g 山楂15g 益母草30g 山药20g

水煎服，每日1剂，早晚分服。

方药分析：方中参、芪、术、山药健脾益气，首乌、淫羊藿、仙茅、菟丝子温补肾阳而不燥，枸杞子、山茱萸、熟地黄、五味子滋助肾阴与参术合用既不妨碍脾之运化功能，且与温补肾阳相伍，使阴阳调济以助肾气，而恢复肾之功能，助化源益气补血。慢性肾衰竭其病本在于脾肾两虚，此方为固本三药，妙在又加入丹参、当归、益母草、山楂活血之品，使其改善肾之血流量，补与消合用。

此类型切忌大黄苦寒泻下伤脾，所以一见肾衰竭，既认为大黄为降肌酐、尿素氮之要药，不知苦寒伤脾，愈用愈促使病情恶化，愤事者甚多，宜引起重视。

病案举例

谢某，男，61 岁，2013 年 4 月 17 日。

主诉：乏力 3 年余。

现病史：病人于 3 年前乏力、肢体活动不利，诊断为脑梗死，住院治疗，住院期间发现血肌酐 320μmol/L，无浮肿，血压高，未引起重视。近 2 周乏力加重，出现尿频，查尿蛋白 3+，血压 160/100mmHg，肾功能：血肌酐 365μmol/L，尿素氮 16.41mmol/L，为求系统治疗而来就诊。

初诊　面色晦暗无华，倦怠乏力，大便日 2～3 次，腰痛膝软，畏寒，四肢发凉，夜尿频多，舌质淡紫，脉沉弱。实验室检查：尿常规：尿蛋白 3+，红细胞 1～2 个/HP，潜血 2+。肾功能：血肌酐 365μmol/L，尿素氮 16.41mmol/L，尿酸 500.1μmol/L。血红蛋白 131g/L。血压 160/100mmHg。

中医辨证：脾肾阳虚，瘀血内停。

西医诊断：慢性小球肾炎，慢性肾衰竭。

治法：温肾健脾，活血化浊。

处方：黄芪 40g　太子参 20g　山药 20g　山茱萸 20g　白术 20g　当归 20g　何首乌 20g　菟丝子 20g　仙茅 15g　巴戟天 20g　淫羊藿 15g　桂枝 15g　熟地黄 25g　草果仁 15g　丹参 15g　红花 15g　赤芍 15g　水煎服，每日 1 剂。

二诊　服上药 14 剂畏寒减轻，体力增加，大便日 2～3 次，腰痛膝软，夜尿频多，舌淡紫，脉沉弱。续上方加减。

处方：黄芪 40g　太子参 20g　山药 20g　山茱萸 20g　白术 20g　当归 20g　何首乌 20g　菟丝子 20g　仙茅 15g　巴戟天 20g　淫羊藿 15g　桂枝 15g　熟地黄 25g　草果仁 15g　丹参 15g　红花 15g　赤芍 15g　肉桂 10g

水煎服，每日 1 剂。

三诊　经上方加减治疗 2 个月，全身有力，已无畏寒现象，四肢转温，尿频好转，脉沉。查尿蛋白 3+，血肌酐 280μmol/L，尿素氮 11.4mmol/L，嘱继续巩固治疗。

按　本病例辨证为脾肾阳虚，湿邪不化，耗伤气血，治宜温补脾肾以助化源，少佐活血化湿浊之品。张琪教授认为本病例属肾功能不全代偿期，临床上无明显慢性肾衰竭湿浊毒邪留滞的症状，仅表现为腰酸腰痛、乏力倦怠、夜尿频多、畏寒肢冷以及原发肾病如高血压、水肿等症。此期一般是以扶正治本为其原则，以补脾益肾为主，再结合他证兼以利湿消肿、活血化瘀等。此期重在恢复正气，扶正祛邪，使肾功能得以恢复，常用脾肾双补方治疗，使阴阳调济以助肾气，而恢复肾之功能，助化源益气补血。慢性肾衰竭其病本在于脾肾两虚，此方为固本之药，妙在又加入丹参、当归、桃仁、红花活血之品，使其改善肾之血流量，补消合用，其效颇佳。

此类型切忌用大黄苦寒泻下伤脾，所以一见肾衰竭，认为大黄为降肌酐、尿素氮之要药，不知苦寒伤脾，愈用愈促使病情恶化，愤事者甚多，宜引起重视。

（7）脾肾两虚、湿浊瘀血证

主症：倦怠乏力，气短懒言，恶心呕吐，面色晦暗，腰膝酸软，脘腹胀满，食少纳呆，肌肤甲错，舌苔厚腻，舌质紫暗或有瘀点瘀斑。

治则：补脾肾，泻湿浊，解毒活血。

方药：肾衰竭保肾方：

党参 15g　白术 15g　茯苓 20g　熟地黄 20g　菟丝子 20g　淫羊藿 15g　大黄 10g　黄连 15g　草果仁 15g　半夏 15g　丹参 15g　赤芍 15g　桃仁 15g　红花 15g　甘草 15g

水煎服，每日 1 剂，早晚分服。

方药分析：本方以益气健脾补肾之品与大黄、黄连、草果仁泄热化浊，桃仁、红花、丹参、赤芍活血之品共融一方，扶正祛邪，消补兼施。补得消则补而不滞，消得补则泄浊作用益彰，临床屡用此方取效明显。一则可以转危为安，二则可以明显延缓病势进展，氮质血症期大多可以缓解。

病案举例

孙某，女，53 岁，2005 年 8 月 23 日。

主诉：周身乏力 2 年。

现病史：2 年前，劳累后出现乏力，查血常规：血红蛋白 60g/L，2004 年 7 月查肾功能：肌酐 780.9μmol/L，二氧化碳结合力 16.6mmol/L，诊断为肾功能不全。2005 年 8 月查肾功能：肌酐 710umol/L。为求中医治疗而来就诊。

初诊　现病人周身乏力，纳少，腰酸，颜面少华，唇白色淡，大便日一次。舌质淡，苔白，脉弦细。

化验检查：血常规：血红蛋白 97g/L；肾功能：肌酐 640.8μmol/L，尿素氮 20.96mmol/L B 超：双肾萎缩。

中医辨证：脾肾两虚，浊毒内蕴。

西医诊断：慢性间质性肾炎，慢性肾功能不全。

治法：补肾健脾，活血化浊。

处方：熟地黄 25g　山茱萸 20g　巴戟天 15g　肉苁蓉 15g　女贞子 20g　淫羊藿 15g　枸杞子 20g　山药 20g　白术 20g　茯苓 20g　黄芪 30g　党参 20g　鸡内金 15g　砂仁 15g　陈皮 15g　紫苏 15g　桃仁 20g　丹参 20g　川芎 15g　红花 15g　大黄 10g　黄连 15g　黄芩 15g　甘草 15g　当归 20g　生姜 15g

水煎服，日 1 剂。

二诊　服药 14 剂，仍倦怠乏力，无发热，胃纳尚可，偶有咳嗽，舌淡，苔白，脉细，BP115/70mmHg。症状缓解不明显，仍以化浊活血解毒为主。

处方：桃仁 20g　赤芍 20g　丹参 20g　川芎 15g　枳实 15g　厚朴 20g　大黄 15g　生地黄 20g　山茱萸 20g　枸杞子 20g　女贞子 20g　巴戟天 15g　肉苁蓉 15g　黄连 15g　黄芩 15g　金银花 30g　桔梗 15g　杏仁 15g　紫苏 15g　甘草 15g

水煎服，日 1 剂。

三诊　服药 28 剂，症状稍缓解，仍倦怠乏力，纳少，大便不畅日一次，舌淡，苔白厚，脉弦。尿常规：蛋白+。

处方：大黄 20g　芒硝 15g　枳实 20g　厚朴 15g　生地黄 20g　熟地黄 20g　肉苁蓉 20g　巴戟天 15g　苍术 15g　麻子仁 20g　郁李仁 20g　山茱萸 20g　枸杞子 20g　桃仁 15g　赤芍 20g　丹参 20g　黄连 15g　黄芩 15g　石斛 20g　金银花 30g　麦门冬 20g　甘草 15g

水煎服，日 1 剂。

四诊　服药 14 剂，仍有倦怠，乏力，食纳少，大便日一次，舌淡，苔白厚，脉弦细。肾功能：肌酐 618.6μmol/L；尿常规：蛋白+，糖+。

处方：大黄 20g　芒硝 15g　黄连 15g　草果仁 15g　砂仁 15g　厚朴 20g　枳实 15g　半夏 15g　陈皮 15g　姜黄 15g　茯苓 30g　泽泻 20g　黑牵牛子 20g　白牵牛子 20g　槟榔 30g　桃仁 20g　丹参 20g　赤芍 20g　金银花 30g　石斛 20g　山楂 15g　麦芽 30g　神曲 15g

水煎服，日1剂。

五诊 服药14剂，症状缓解，舌淡，苔白厚而干，脉弦，效不更方，略作加减，再服14剂，病情好转。

按 张琪教授辨证本案为慢性肾衰竭虚实夹杂、寒热交错，拟补脾肾、泻湿浊、解毒活血法，平补平泻。三诊患者症状稍缓解，但大便不畅，考虑毒邪壅滞、气血凝结，所以方继续予补肾清热解毒活血，并予《伤寒论》大承气汤行气通腑泻热，给毒邪出路。四诊大便日一次，苔白厚，说明虚而不受补，补则生热，脾胃被湿热所伤，饮食不得消化，停积于里，给予泻热导滞攻邪法用大承气汤和中满分消丸泻热导滞加活血药化裁治疗，病情好转。方中大黄、枳实、厚朴攻逐积滞；黄连、黄芩苦寒泻热，神曲消积滞；槟榔、二丑为下气通利的猛药，行气化滞，解除因积滞阻塞，气结不通的大便不畅。药后大便通畅，疾病缓解。

（三）治疗特色

1. 从脾肾论治

张琪教授根据多年临床经验，认为慢性肾衰竭病程日久，病机错综复杂，变化多端，虚实夹杂。虽临床表现各异，但其病机演变总与肺脾肾功能失调，三焦气化失司有关，而脾肾不足是其病机关键，脾肾两虚证也贯穿CRF患者病情发展的始终。临床上在肾功能不全代偿期和失代偿期，多无明显的湿浊瘀血潴留的邪实证候而出现倦怠乏力、气短懒言、腰膝酸软，腰痛、头晕、脘腹胀满，食少纳差等症状均为脾肾两虚证。肾为先天之本，脾为后天之本，脾肾有相互滋生助养的关系。"肾如薪火，脾如鼎釜"，脾之运化全赖肾中阳气之温煦蒸腾，如此方能精微得运，五脏得养；而肾所藏之精气亦必得脾所运化之水谷精微乃得充养，否则必致肾精匮乏，生化无源。古有"补脾不如补肾"与"补肾不如补脾"之争，实则二说俱不可偏废。脾肾亏虚，湿浊不化，邪壅三焦，更进一步影响脾胃升清降浊及肾之开阖，使湿浊无外泄之路，日久化为浊毒、郁热，故峻补脾肾反而易使邪气滞留不去。故选用轻灵之品，常选用太子参、白术、茯苓、山药等益气健脾；选用熟地、淫羊藿、肉苁蓉、枸杞子、女贞子、菟丝子、牛膝等补肾之药阴阳并补，振奋先后天之气，且补而不滞，无留邪之弊。

2. 大方复治

张琪教授认为慢性肾脏病病程日久大多病机错综复杂，复因治不得法，病情多变，疾病发展过程中常出现寒热错杂、虚实夹杂、兼夹证多等特点。虚实寒热夹杂、证候多变是慢性肾脏病缠绵难愈的主要原因。因此要辨明虚实的轻重，寒热之甚微、湿瘀之有无等，针对其病机特点张琪教授常用大方复治法治疗药味多达20几味寒热虚实正邪兼顾，谨守病机，上下表里寒热兼顾，阴阳调济[2]。再则当今中药野生者较少，多为人工种植，药力大不如前，故剂量较小则药力不足。由于病机复杂，涉及多个病理环节，药味少难以兼顾；选用大方多味药，药味多分治，对其多个环节各个击破，故疗效佳。中医治疗疾病的基本原则是辨证论治，体现的是整体观念，只有对疾病施以整体调控的治疗方法，针对患者的整体进行调整，使之阴阳平衡，达到药到病除。张琪教授经验如此，重症病机错综复杂非大方复治法不能奏效，处方药味多而不滥有序，条理清，相辅相成。

慢性肾衰竭往往以脾肾两虚、阴阳俱伤、湿毒贮留、虚实夹杂出现者居多，治应攻补兼施，正邪兼顾，必以补脾肾，泻湿浊，解毒活血，补与泻熔为一炉，扶正不留邪，祛邪不伤正。慢性肾衰竭失代偿期及肾衰竭期，临床以脾肾两虚、湿浊瘀阻者居多，治法以补益脾肾、活血泻浊，方中既用四君子汤益气健脾，又加菟丝子、熟地黄等补肾益精之品，同时又用连翘、大黄、黄连合草果仁、半夏以清热解毒化浊，桃仁、红花、丹参、赤芍活血化瘀，药味达 20 多种，但却多而不乱，有法可循，疗效甚佳。

3. 分期论治

张教授临床对慢性肾衰竭常常进行分期辨治，即按现代医学对慢性肾衰竭的不同分期进行辨证治疗。在慢性肾衰竭代偿期，临床上多表现为腰酸腰痛、乏力倦怠、夜尿频多等脾肾两虚证。此期重在恢复正气、扶正祛邪，以补脾益肾为主，常用脾肾双补法。在失代偿期及肾衰竭期，临床呈现倦怠乏力，腰膝酸软，腹胀呕恶，口中秽味，或舌淡紫苔厚，脉沉滑或沉缓等，辨证属脾肾两虚，阴阳俱伤，湿毒潴留，虚实夹杂。治应补泻兼施，正邪兼顾，以补脾肾、泻湿浊、解毒活血为法。尿毒症期，临床出现恶心呕吐、胃脘胀满、口气秽臭、头痛烦闷等湿浊瘀毒壅盛的表现，应以祛邪为急，常用化浊泻热法及清热解毒活血化瘀法。

4. 活血化瘀贯穿始终

慢性肾衰竭患者病程日久，缠绵难愈，久病入络，久病必瘀。《医林改错》："久病入络为血瘀"。临床上表现为头痛少寐、五心烦热、搅闹不宁、恶心呕吐，唇暗、舌质紫暗，舌边有瘀斑、面色晦暗、肌肤甲错或有出血倾向或有闭经等。张琪教授临床观察中发现，有些病例即使没有瘀血的体征，在治疗过程中，加入活血化瘀之品，亦可提高疗效，这也说明血瘀证不仅多见，而且贯穿慢性肾衰竭的全过程。张琪教授常用桃仁、红花、葛根、丹参、赤芍、川芎等活血化瘀药以及王清任《医林改错》中解毒活血汤，均有一定的疗效。现代研究已证实，活血化瘀中药可改善肾实质血液流变学改变，改善 CRF 患者血液高凝状态，延缓病情发展。

5. 重视调理脾胃

《内经》云："人以胃气为本，有胃气则生，无胃气则死"。《素问·平人气象论》："人无胃气曰逆，逆者死。"脾胃为后天之本，为气血生化之源，为人体气机升降之枢纽。《内经》云："胃为水谷之海，气血生化之源，脏腑经络之根。""五脏六腑皆禀气于胃"。张琪教授认为，在慢性肾衰竭治疗过程中，通过调理脾胃使胃纳脾运功能得以恢复，可以后天补先天，促进肾功能的恢复。而且脾胃功能正常可使气血生化有源，使贫血状况得以改善，同时脾胃健也能够充分发挥药效，为进一步治疗提供保证。另外，通过和胃降浊使尿素氮、肌酐得以下降，病人恶心呕吐等临床症状缓解，饮食增加，体力恢复，为进一步治疗提供时机。临证常用甘露饮加减、归芍六君子汤、半夏泻心汤治疗。